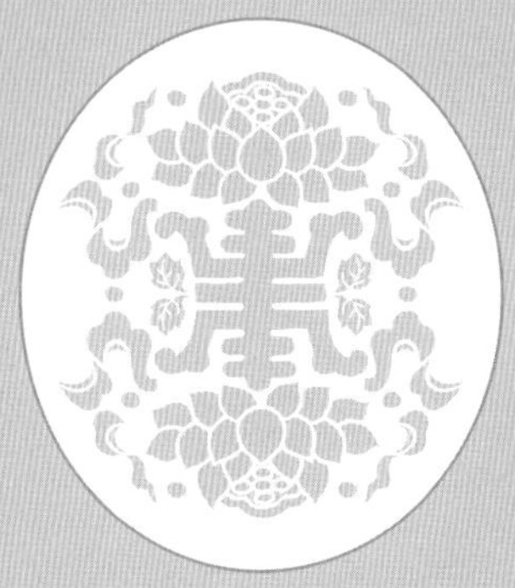

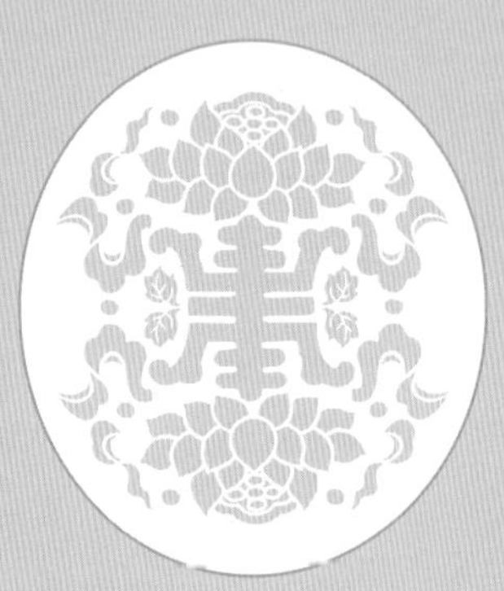

中老年自我治病

小偏方

1288例

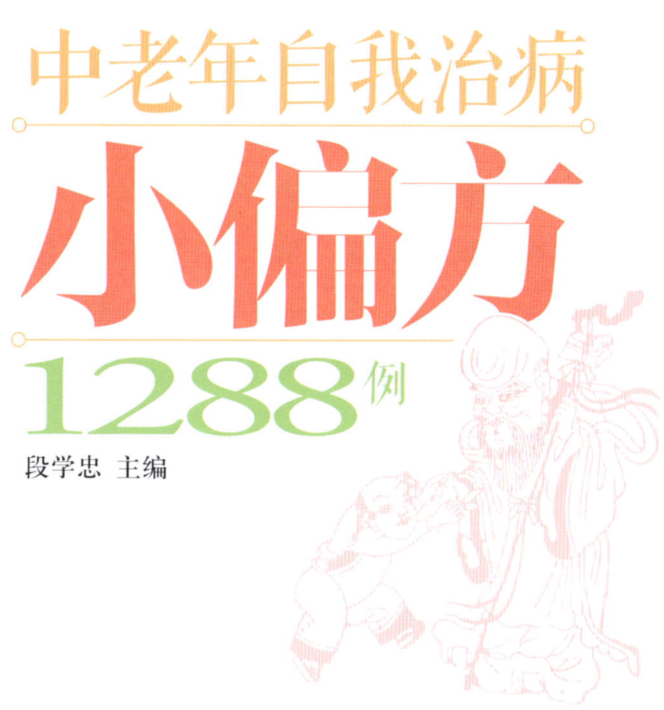

段学忠 主编

全国百佳图书出版单位

化学工业出版社

·北京·

全案策划：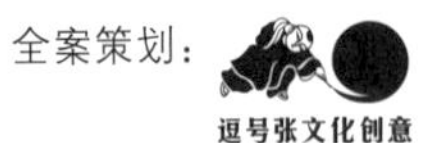

编写人员：马烈光　吴晓静　张　帆　朱叶琳　彭　茵
肖文静　姜舒文　安　杰　戴　玄　邵光远
夏晓燕　盘　静　吴　卫　何宪云　刘　瑜
代光聪　林莲春　刘菊华　许发兰　李正凯
王　涵　胡兴涛　卫昱锋　孙德伟　高凤芝
高卫国　陈浩淼　王殿宇　李武军　王晓彩
黄利珍　李天汉　张仕敏　陶　勇　周昀亮
刘文娟　邹　燕　龙　蔚　张腾方　张　冰
张秀平　张志庄　陈　勇　张志安
图片拍摄：陈浩渊　付大英　李　静　张路漫　李成雨
赵玉海

图书在版编目（CIP）数据

中老年自我治病小偏方1288例/段学忠主编.—北京：化学工业出版社，2014.11（2015.4重印）

ISBN 978-7-122-21925-1

Ⅰ.①中…　Ⅱ.①段…　Ⅲ.①中老年－疾病－验方－汇编②老年病－验方－汇编　Ⅳ.①R289.5

中国版本图书馆CIP数据核字（2014）第225603号

责任编辑：杨骏翼　高霞　　装帧设计：逗号张文化创意
责任校对：陈静

出版发行：化学工业出版社（北京市东城区青年湖南街13号　邮政编码100011）
印　　装：北京瑞禾彩色印刷有限公司
710mmx1000mm　1/16　印张16　字数300千字　2015年4月北京第1版第2次印刷

购书咨询：010-64518888（传真：010-64519686）　售后服务：010-64518899
网　　址：http://www.cip.com.cn
凡购买本书，如有缺损质量问题，本社销售中心负责调换。

定　　价：36.80元

前言

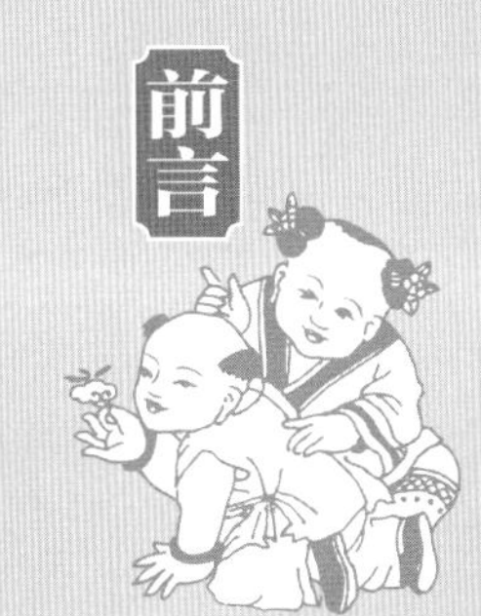

俗话说："人过四十天过午"。当我们走过人生黄金期40岁的时候，人体的生理功能和各器官、组织逐渐发生退行性变化，抵抗疾病的能力也变得越来越弱，各种疾病正在悄悄地向我们袭来。

此外，进入老年期后，一些在中年时隐匿的疾病，如高血压病、高脂血症、高黏血症、糖尿病、冠心病、慢性支气管炎、骨质疏松等病症纷纷开始"肇事"。这时的中老年人成了医院里的常客。很多中老年人身体本来就不好，更不愿意老去医院排着长长的队伍等待就医。这时，偏方就成为中老年人治病保健的另一种选择。

偏方以其药源易得、使用方便、价格低廉、疗效显著的优点，颇受中老年人的青睐。它虽然不是中医治病的主流，却常会给人带来意想不到的惊喜。如，中老年人常饮首乌酒可以让黑发长驻，一杯甘麦饮可以让中老年人度过恼人的更年期，菊花粥养胃又降压……这些偏方，看似简单，功效却是卓著的。

为了让中老年朋友远离疾病的困扰，我们参考了数十种医学期刊和百余种古今书籍，选取其中适合中老年人使用的偏方，汇编成了本书。

尽管偏方有着神奇的功效，我们也不能完全把它当作"救世主"，不能凡事都依赖于偏方，应该客观地对待身体的疾病，而不是盲从，更不能讳疾忌医。

现在，就让我们用客观的态度来走进偏方的大世界吧！

段学忠

2014年11月

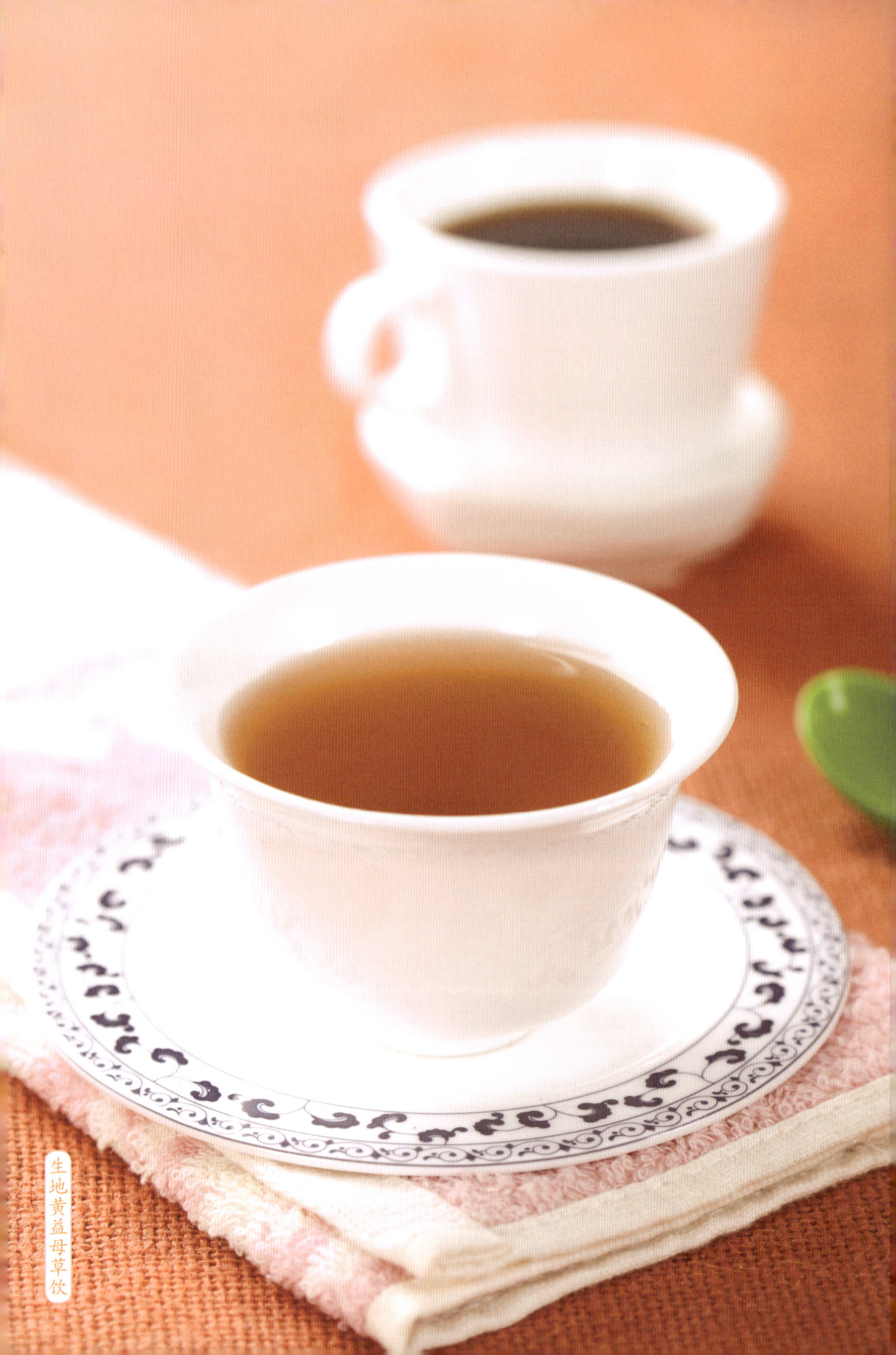

生地黄益母草饮

目录

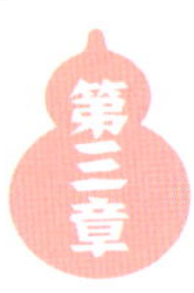

第三章 心脑血管疾病小偏方

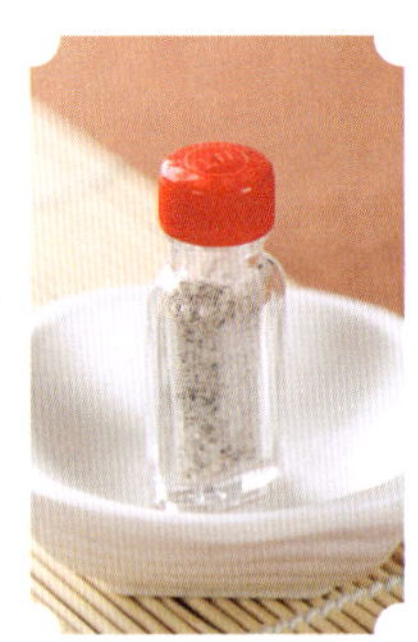

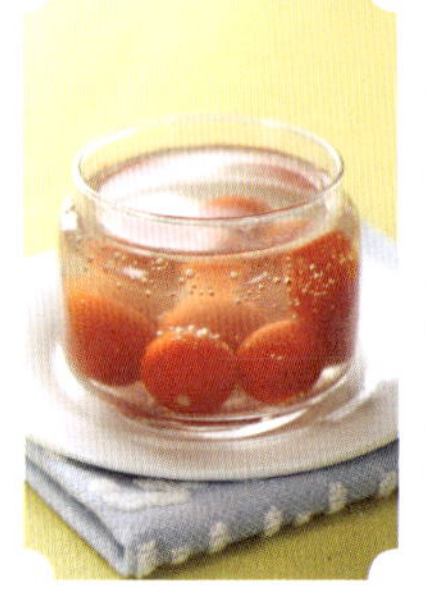

第四章 呼吸系统小偏方

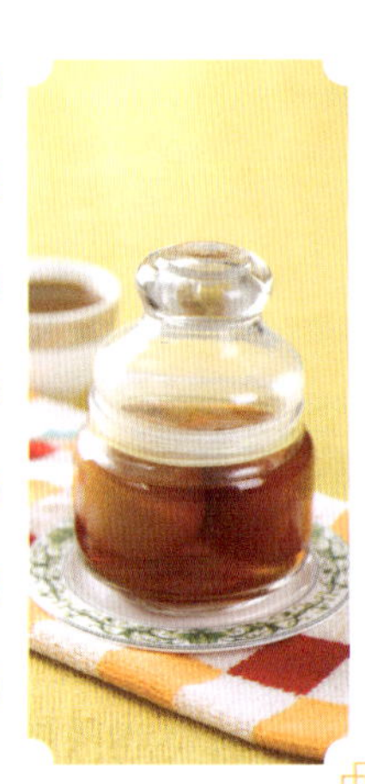

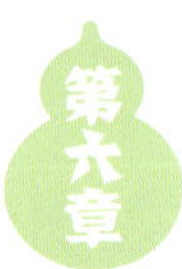

第六章 意外伤害小偏方

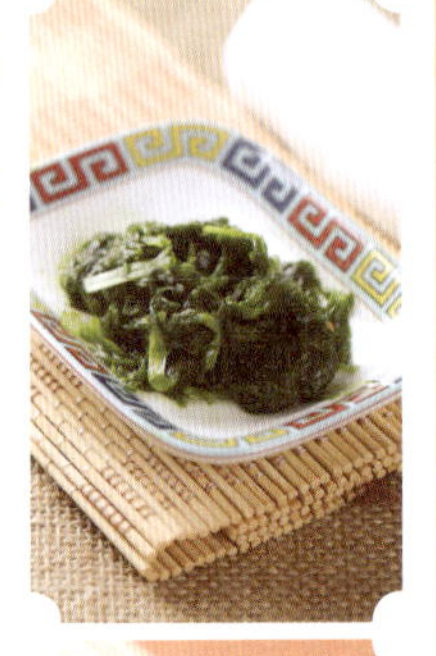

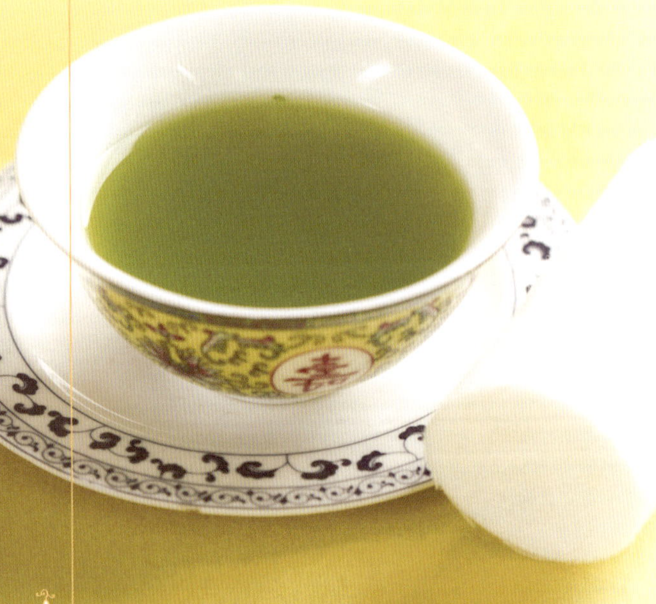

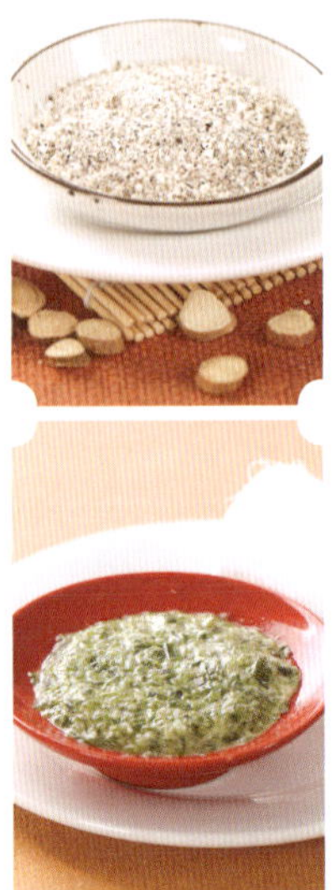

第七章 关节病小偏方

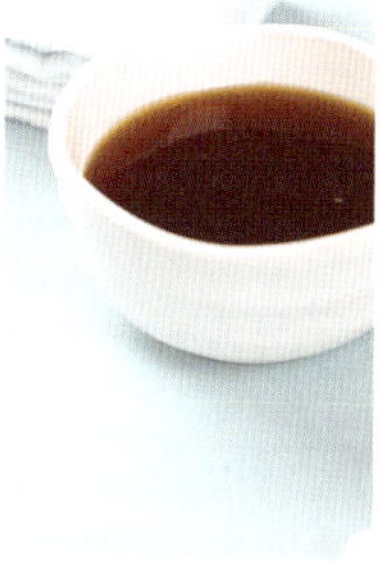

第八章 皮肤疾病小偏方

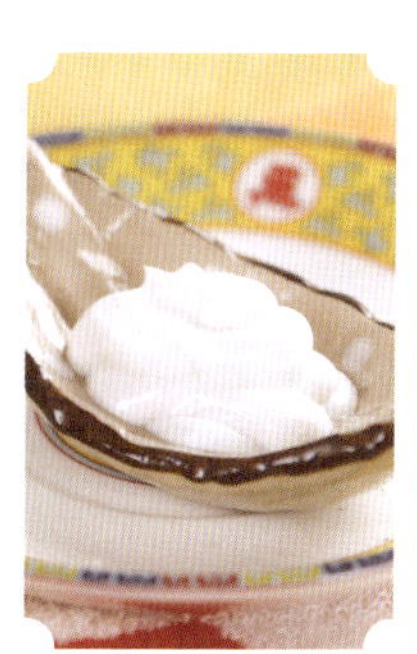

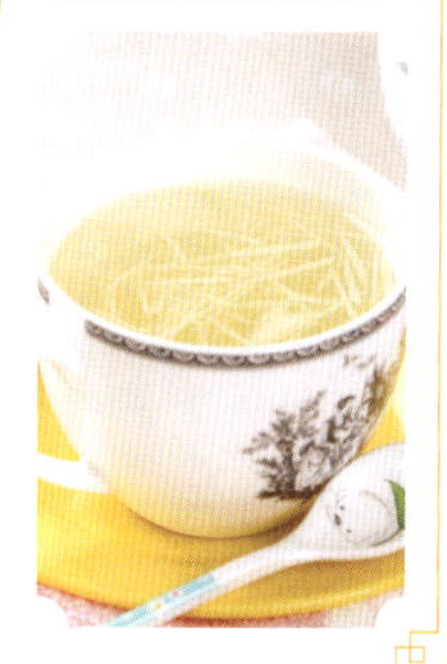

第九章 亚健康小偏方 神清气爽精神好

第十章 男女保健小偏方 让人生自信、生活和谐

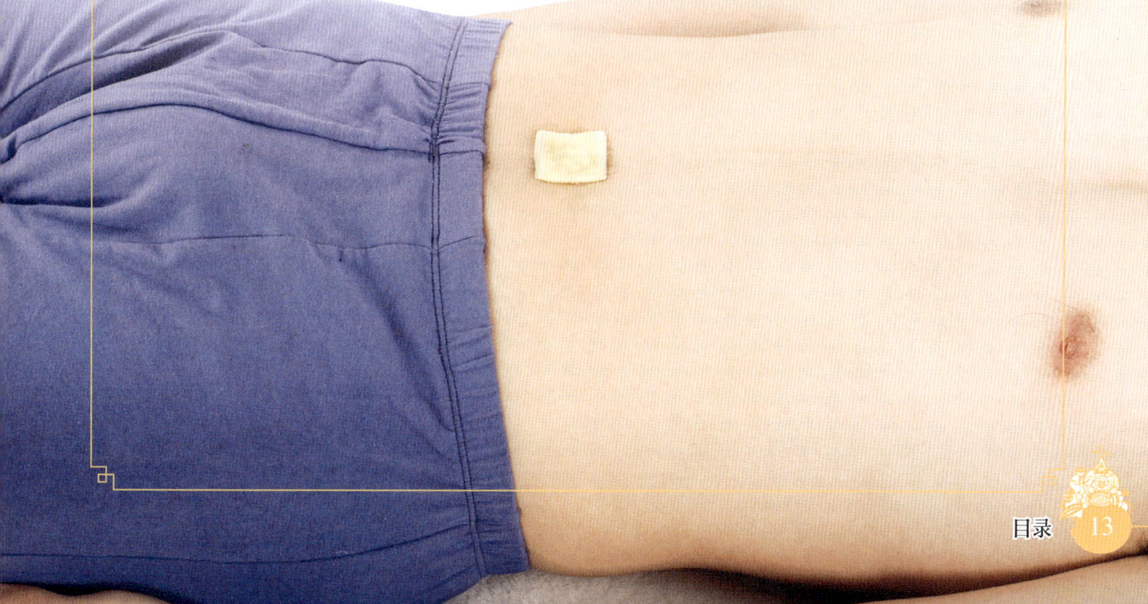

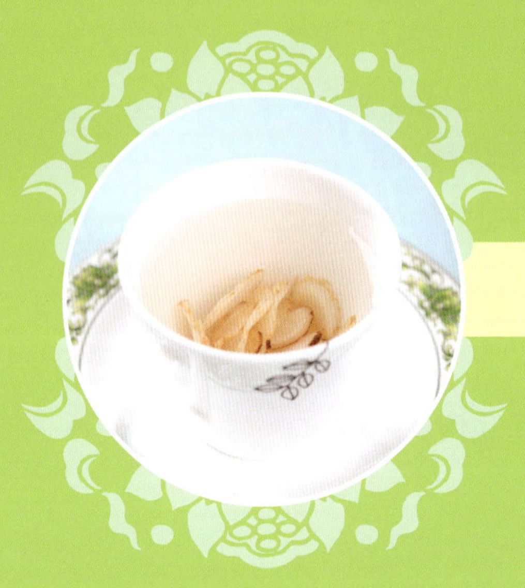

第一章

长寿小偏方

治疗各种“老年病”

影响人寿命的因素有很多，如有的人生活不规律，有的人工作压力大，有的人受疾病困扰等。每个人都希望自己能够健康长寿，尤其是身体开始走下坡路的中年人和已经步入晚年的老年人。各种医药书籍中都记载了能让人长寿的偏方，其中具有扶衰补弱、固本守元功效的不在少数，而且不乏具有治病效果的药方。正确使用一些偏方，改善年老体弱带来的“老年病”，中老年朋友是有可能达成这一愿望的。

早白头

首乌酒让你年轻10岁

何首乌是使白发变黑的重要药材。从现代医学角度来看，很多人过早出现白发（须发早白），多是因为内分泌失调、肝功能薄弱所致。而何首乌具有补益精血、补肝肾、解毒、润肠通便等特殊功用，对早白发者有调节和改善作用。

《本草纲目》记载：何首乌“气温，味苦涩。苦补肾，温补肝，能收敛精气，所以能养血益肝、固精补肾，健筋骨，乌须发，不寒不燥。功在地黄、天冬诸药之上”。

用酒浸泡何首乌，可借助酒的升提之性引药上行，使何首乌的药力迅速到达全身经脉，以增强活血通络、祛风散寒的作用。

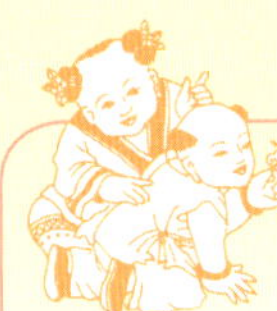

首乌酒

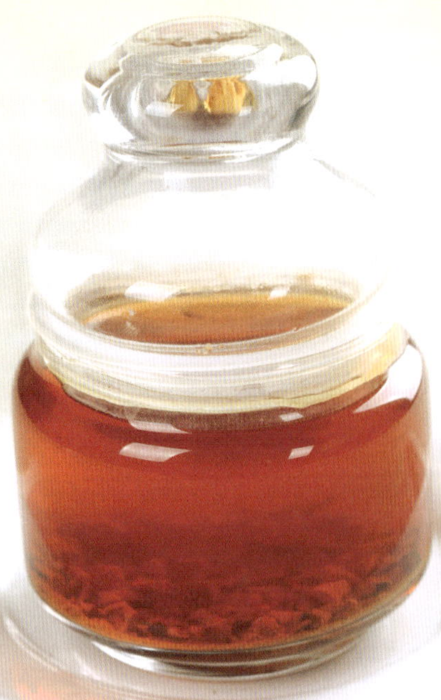

材料 制首乌、白酒各适量。

制法 ❶ 把制首乌切碎，装入酒坛子中。

❷ 按每500毫升白酒加制首乌60克的比例泡酒，密封酒坛。

❸ 每日摇动酒坛数次，密封5天后即可饮用。

服用方法 每日中午和晚上喝1~2次，每次饮用10~15毫升。

其他功效 ❶ 可治疗因肝肾两虚、精血不足所引起的头昏眼花、耳鸣重听、失眠健忘、腰膝酸软、梦遗滑精等症。

❷ 可治疗疟疾久发不止、气血虚弱之证。

服用禁忌 ❶ 脾虚泄泻和痰湿较重的人要慎用何首乌。

❷ 饮用首乌酒时不能同时食用各种动物血、无鳞鱼以及葱、蒜、萝卜等。

【特效小偏方】

乌须方

治须发早白

原料：枸杞子（10月份采，捣破）64克，鲜地黄12克，白酒1000毫升。

做法：❶ 将鲜地黄绞汁，备用。

❷ 将枸杞子与白酒一同放入瓷器内，密封21天。

❸ 开封，加入鲜地黄汁搅匀，密封，在立春前30天启用。

用法用量：每次饮1杯（20毫升），每日服用2次。

芝麻何首乌糊

让白发变黑

原料：黑芝麻粉、何首乌粉各15克，白糖适量。

做法：❶ 锅中加入清水600毫升和何首乌粉，煎数沸。

❷ 再加入黑芝麻粉、白糖，熬成糊状，装入容器中备用。

用法用量：开水冲服，每晚1剂，连服10日。

首乌大枣粥

养肝益肾，补血乌发，抗衰老

原料：制首乌50克，粳米100克，大枣5枚。

做法：❶ 制首乌放入砂锅中，加水适量，煎煮，去渣取汁，再加粳米、大枣，同入砂锅煮粥。

❷ 粥将熟时，加入红糖少许调味，再煮1~2沸即可。

用法用量：分2~3次服完。待微温时服用。

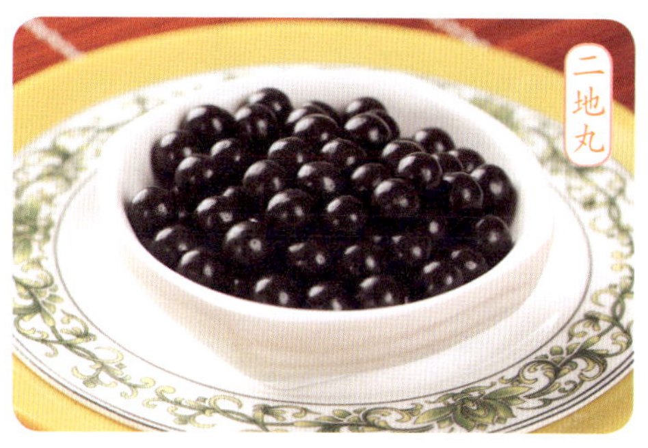

二地丸

适用于各年龄段的白发

原料：生地黄、熟地黄、白芍、五味子、丹参各60克，何首乌90克，羌活、木瓜各30克。

做法：上药共研细末过筛，炼蜜为丸，如梧桐子大。

用法用量：每次服30丸，日服2次。服药后2周始生新发。

柏叶散

清热凉血，补血黑发

原料：侧柏叶120克，何首乌、地骨皮、白芷各60克。

做法：❶ 将上述所有中药研成细末。

❷ 每次用药末15克和生姜10片，水煎5~7沸，去渣备用。

用法用量：每日晚上临睡前用此药汁洗头。

侧柏叶泡酒方

可乌发生发

原料：侧柏叶40克，医用酒精100毫升。

做法：❶ 将侧柏叶洗净，然后放入酒精中浸泡。

❷ 浸泡7天左右即可使用。

用法用量：用此药液涂擦头皮，每日2次，连用3个月。

帕金森综合征

天麻炖猪脑可缓解“抖抖病”

帕金森综合征又称帕金森病，俗称老年人“抖抖病”，是中老年人常见的神经退行性疾病之一。患者最突出的表现是肢体某一部分或全部肢体不能自主运动，手指及四肢颤动、振摇，肌肉僵直，给日常生活带来很大障碍。中医认为，本病的发生以虚为主，与肝、肾、脾等功能失调有密切的关系。治疗多以活血化瘀、息风止痉、补益气血、祛瘀通络，以及滋补肝肾、健脾除湿为原则。

以息风止痉、祛风通络的天麻，搭配滋阴润燥、益精补髓的猪脑，能很好地调理肝肾阴虚、髓失充养、头晕耳鸣等症，对帕金森综合征有很好的改善作用。

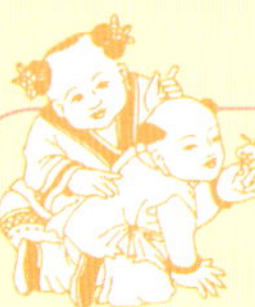

天麻炖猪脑

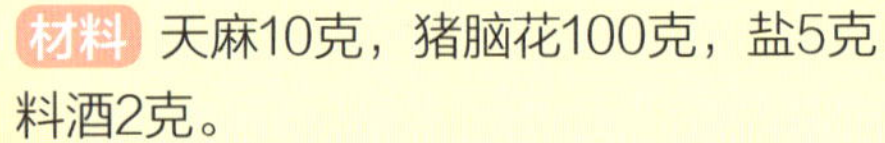

材料 天麻10克，猪脑花100克，盐5克，料酒2克。

制法 ❶ 天麻用淘米水浸泡，洗净，切薄片。

❷ 天麻放入锅内，加入适量的清水，用大火烧沸后，改用小火炖半小时，加盐少许。

❸ 锅内加入猪脑、料酒，煮熟即可。

服用方法 喝汤吃猪脑花，每日1剂，或隔日1剂。

其他功效 此方还可治肝肾阴亏，腰酸膝软，形瘦神萎，失眠健忘等症。

服用禁忌 ❶ 天麻炖猪脑胆固醇含量较高，所以中老年人不宜久服，适可而止。

❷ 凡病人见津液衰少、血虚、阴虚等，一定要慎用天麻。

【特效小偏方】

菊花白芷鱼头汤

祛风、通络、止痛

原料：鲤鱼头1个，白芷、川芎、夏枯草、葛根各10克，菊花6克，豆腐500克，料酒、姜、葱、盐各适量。

做法：❶ 将白芷、川芎、夏枯草、葛根、菊花装入纱布袋内，扎紧口，制成药包。

❷ 豆腐切块，鲤鱼头洗净去鳃。

❸ 将鱼头、豆腐、药包及适量料酒、姜、葱、盐等调料放入炖锅内，加入适量清水。

❹ 大火烧沸后用小火煮35分钟即成。

用法用量：此为1日剂量，分早、晚2次食用，食鱼喝汤。

龙眼肉赤豆饮

益阴宁神

原料：龙眼肉、赤豆各20克，红糖适量。

做法：❶ 赤豆清洗干净，与龙眼肉一同放入锅内。

❷ 加水适量，煮赤豆至烂熟，入适量红糖调味。

用法用量：每日1剂。

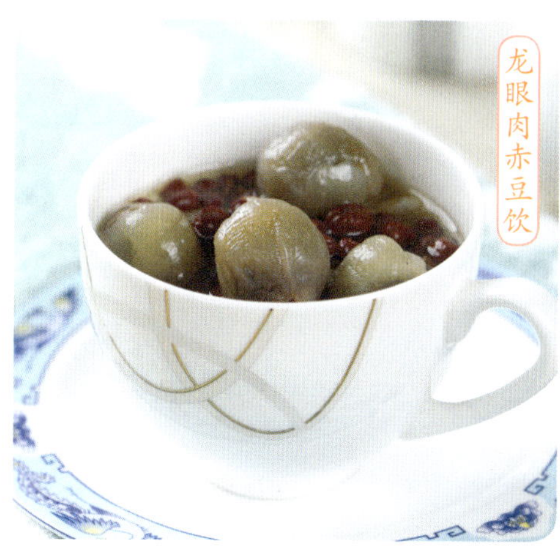
龙眼肉赤豆饮

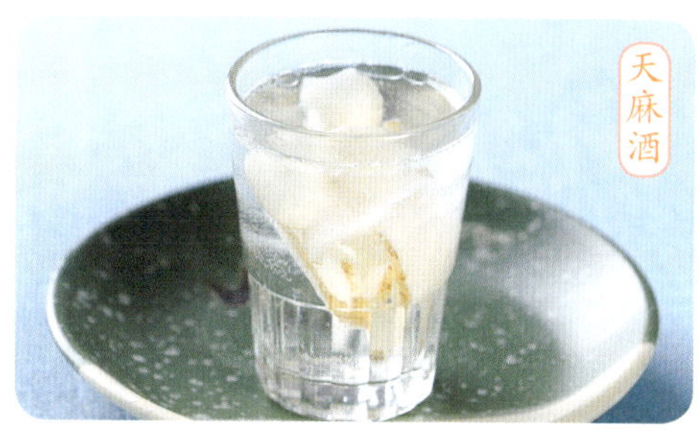
天麻酒

天麻酒

醒脑镇静，明目清心

原料：天麻30克，白酒500毫升。

做法：❶ 将天麻浸入白酒中。

❷ 泡1周左右即可服用。

用法用量：每次饮用10～20毫升，每日2～3次。

天麻炖鹌鹑

改善肢体麻木

原料：鹌鹑1只（也可用鸽子代），天麻10克。

做法：❶ 鹌鹑去毛及内脏，洗净将天麻填入肚内，用线捆住，加水炖熟，加食盐、味精，去天麻。

❷ 调入白蜜即可。

用法用量：吃肉喝汤，隔日1次，每周2～3次。

龙眼肉枣仁汤

补益气血

原料：龙眼肉、炒酸枣仁各15克，蜂蜜适量。

做法：❶ 将龙眼肉、炒酸枣仁放入锅内，加入适量清水。

❷ 先用大火烧开，再转为小火，水煎成浓汁，再加入蜂蜜调匀即可。

用法用量：此为1日剂量，分早晚两次服用。

老年性痴呆

远志菖蒲散可健脑、聪智

老年性痴呆（即阿尔茨海默病）通常发生在60岁以上的老年人，一般来说，年龄越大，越容易患痴呆。老年性痴呆的早期征兆主要是患者有持续性健忘，以短期遗忘为主。随着病情的发展，患者的记忆力会变得越来越差，患者的语言、定向、理解、识别能力都逐渐退化，并出现精神症状和行为异常。中医治疗本病多以化痰通窍为主。

远志菖蒲散对于老年性痴呆有很好的防治作用。方中远志可宁心安神、豁痰开窍；石菖蒲能辟秽开窍、宣气逐痰；茯苓可利水渗湿、益脾和胃、宁心安神。三者合用，共奏化痰开窍、健脑益智之功。老人适量服用，对防治早期老年性痴呆有不错的效果。

远志菖蒲散

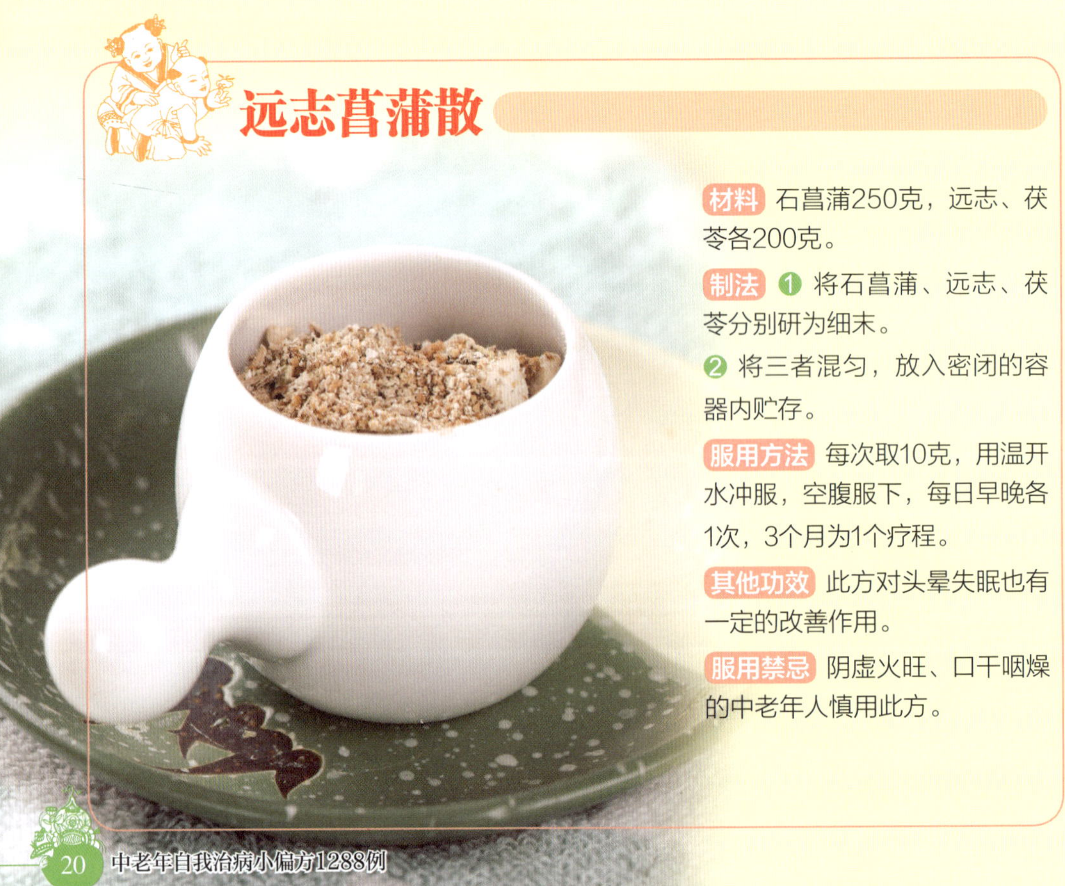

材料 石菖蒲250克，远志、茯苓各200克。

制法 ❶ 将石菖蒲、远志、茯苓分别研为细末。

❷ 将三者混匀，放入密闭的容器内贮存。

服用方法 每次取10克，用温开水冲服，空腹服下，每日早晚各1次，3个月为1个疗程。

其他功效 此方对头晕失眠也有一定的改善作用。

服用禁忌 阴虚火旺、口干咽燥的中老年人慎用此方。

臭豆腐

防止大脑老化

原料：臭豆腐1块。

用法用量：每日吃1块臭豆腐（维生素B_{12}缺乏是老年性痴呆发生的原因之一。发酵后的豆制品可产生大量维生素B_{12}，尤其是臭豆腐含量更高。根据各地区原料和制法不同，每100克臭豆腐可含维生素B_{12}1～10克，每人每日应从食物中摄取维生素B_{12}1～3毫克）。

牛骨髓芝麻粥

补脑益髓

原料：牛骨髓15克，黑芝麻15克，糯米100克，白糖适量。

做法：❶ 将芝麻、糯米分别洗净，与牛骨髓一起煮粥。

❷ 待粥熟时，加入白糖调匀即可。

用法用量：分早晚两次服用，1日内服完。

五仁健脑饭

益智健脑

原料：枸杞子、酸枣仁、核桃仁、大枣各10克，糯米250克。

做法：将上述食材一同放入盆或大碗中，加水适量，放入蒸笼中蒸熟即可。

用法用量：佐餐食。

百合枣仁蒸猪脑

有效预防老年痴呆

原料：猪脑1个，百合30克，酸枣仁10克，盐少许。

做法：❶ 将猪脑剔除筋膜，洗净；百合剥成片状，用温水泡软。

❷ 酸枣仁去壳，研粉，与猪脑、百合一同放入碗中。

❸ 加入适量清水及盐，放于笼屉上蒸熟即可。

用法用量：分早晚2次服食。

丹参菊红茶

行气活血，通窍健脑

原料：丹参20克，红花100克，菊花50克。

做法：将上药混匀焙干，研碎，用滤纸袋分装，每袋重15克，备用。

用法用量：每日泡饮2袋。

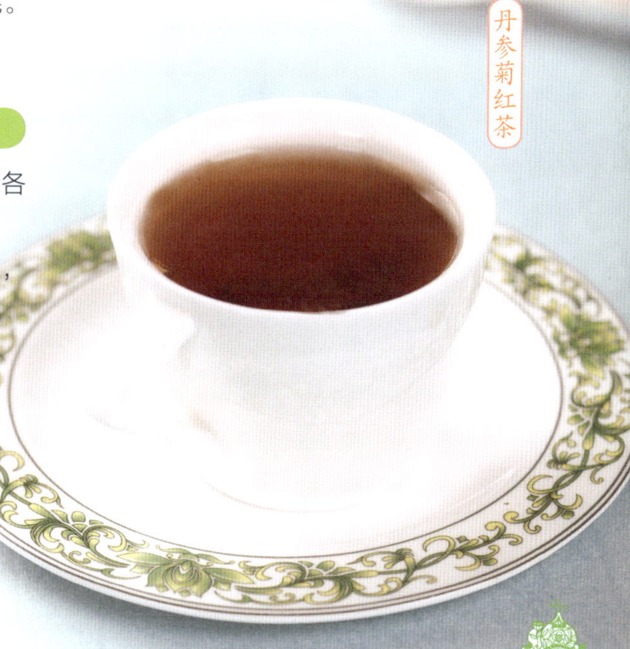

丹参菊红茶

老年性白内障

明目治障汤可益精明目

老年性白内障多因老年人肝肾不足、脾气虚衰或是心气不足、气虚火衰，致使精气不能上荣于目，眼的晶状体营养供给障碍而引起的。对此可以选用有平补肝肾作用的明目治障汤。

明目治障汤由枸杞子、谷精草、菟丝子、五味子组成。其中，枸杞子有滋补肝肾、强壮筋骨、养血明目的功效，可用于肝肾阴虚所致的头昏目眩、视力减退等症，尤其适宜于老年人服用；谷精草长于疏散肝经风热而明目退翳，是眼科常用的药物；菟丝子能补肾益精、养肝明目，适用于肝肾不足的腰膝筋骨酸痛、头晕眼花、视物不清等症；五味子善补虚劳、壮筋骨，专补肺肾，兼补五脏，益气生津。这几种药物合用，有肝肾同补、益精明目的功效。

明目治障汤

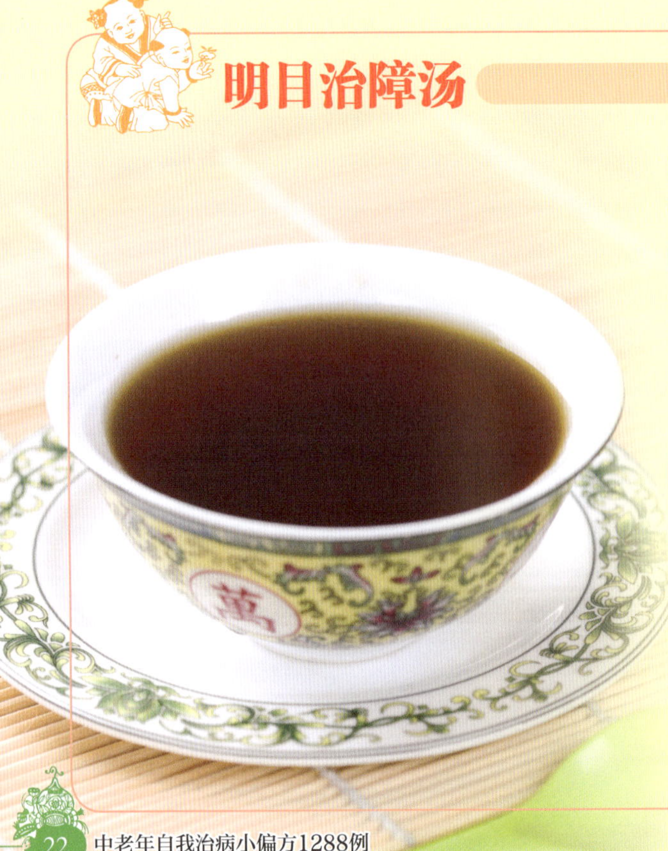

材料 枸杞子、谷精草各10克，菟丝子15克，五味子8克。

制法 ❶ 将上药放入砂锅内，加入适量清水，以淹没药材2~3厘米为宜。

❷ 先用大火烧开，然后转成小火，煎熬成1碗即可。

服用方法 每日服用1剂，分2次服用。

其他功效 补肝养肾，除早期老年性白内障外、对早期视神经萎缩、视疲劳症也有不错的疗效。

服用禁忌 脾虚便稀、感冒、发热、消化不良的中老年人，最好不要服用枸杞子。

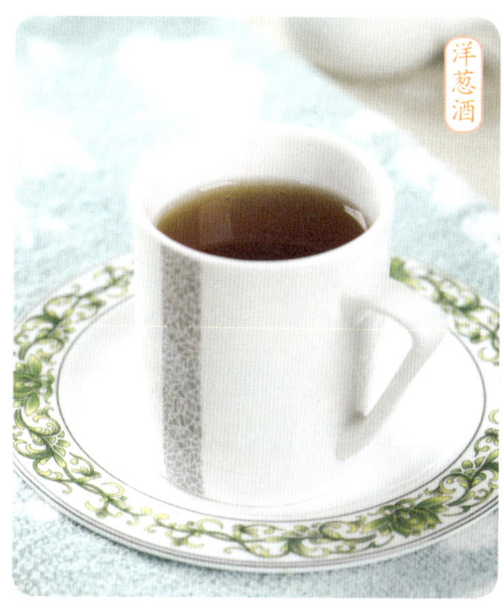

洋葱酒

消除视疲劳

原料： 洋葱1个，红葡萄酒400毫升。

做法： ❶ 将洋葱去皮、洗净，切成8等份，装入大玻璃瓶内。

❷ 加入红葡萄酒，盖好盖，密封，放于阴凉处6～8天。

❸ 将玻璃瓶内的洋葱用滤网过滤后，洋葱和汁分装入瓶中，放到冰箱中冷藏即可。

用法用量： 每次饮20毫升左右，每日1次。浸过的洋葱片也可以一起食用，效果更好。

珍珠末

主治老年性白内障

原料： 珍珠末适量。

用法用量： ❶ 口服，每次1克，每日3次，2周为1个疗程。

❷ 视力提高后再服2周，以后改为每次1克，每日1次，坚持服用半年。

四子饮

滋补肝肾、退翳除障

原料： 决明子、枸杞子、女贞子、菟丝子各5克。

做法： 上述原料共放入茶杯中，用沸水冲泡10分钟代茶饮。

用法用量： 每日饮一杯。最好同时配合配合口服维生素C、维生素E、核黄素、谷胱甘肽、仙诺林特药物，眼部滴用卡他林等眼药，疗效会更好些。

夜明砂蒸猪肝

养肝补肾，益精养血

原料： 夜明砂6克，猪肝100克。

做法： ❶ 将猪肝洗净，切成片。

❷ 猪肝片与夜明砂拌匀，蒸熟即可。

用法用量： 趁热服食。

石斛杞子茶

滋补肝肾，益精养血

原料： 石斛12克，枸杞子12克。

做法： 将石斛、枸杞子洗净，放入茶杯，用沸水冲泡即可。

用法用量： 代茶频饮。

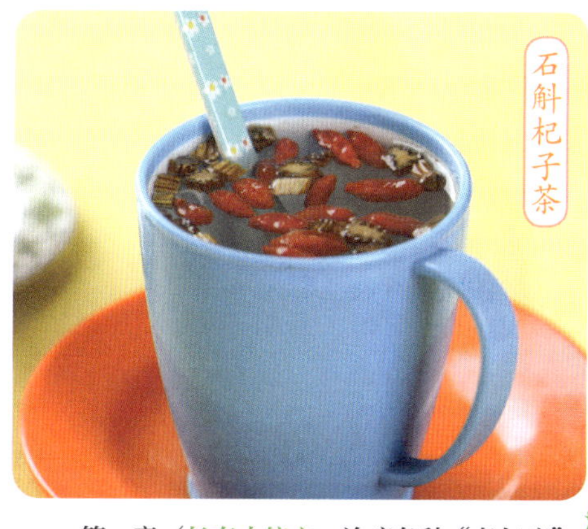

老花眼

枸杞子决明茶，降压又明目

老年人随着年龄的增长，肝之阴血的不足，可以导致视力逐渐下降而视物昏花，俗称“老花眼”。患老花眼的中老年人不妨试试最“养眼”的两味中药——枸杞子、决明子。

枸杞子有滋补肝肾，养血明目的功效。南宋大诗人陆游在老年时就出现了视物昏花的症状，后来他坚持每日吃一杯枸杞子羹，从而治好了花眼。为此，陆游还特意作诗一首：“雪霁茅堂钟馨清，晨斋枸杞子一杯羹。”

决明子也有清热明目的功效，能扩张末梢血管，改善视网膜的供血，消除视疲劳，防治老花眼。二者合用补肝明目效果非常好。

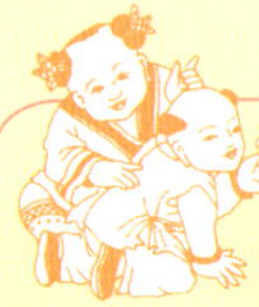

枸杞子决明茶

材料 决明子、枸杞子各12克。

制法 ❶ 决明子放入砂锅中，加入适量清水。

❷ 先用大火煮开，转用小火续煮15分钟。

❸ 加入枸杞子，续煮5分钟即可。

服用方法 分次频服，每日约300毫升。

其他功效 ❶ 除了明目外，还可改善肝气虚弱、头晕目眩等症。

❷ 上班族平时加班累了，感觉体力透支或经常熬夜的人也可以饮用，有助于消除疲劳。

服用禁忌 加少许甘草，效果更佳。决明子有润肠缓泻的作用，脾虚便稀、感冒、发热、消化不良的中老年人，应减量服用。

【特效小偏方】

枸菊桑枣饮

平肝明目

原料：枸杞子、黄菊花、桑葚各10克，大枣10枚，蜂蜜适量。

做法：① 将枸杞子、菊花、桑葚、大枣加水，煮沸30分钟，取头汁。

② 如上法，再取二汁。

用法用量：每日2次，头汁、二汁相隔3～4小时，分开服。服时加蜂蜜1匙，吃大枣。

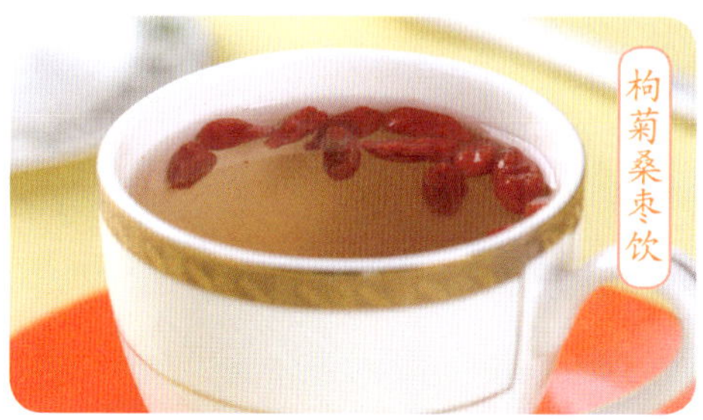
枸菊桑枣饮

桑麻糖

养肝、清热、明目

原料：黑芝麻240克，桑叶200克，蜂蜜60克。

做法：① 桑叶洗净，烘干，研为细末；黑芝麻捣碎，和蜂蜜加水煎至浓稠。

② 入桑叶末混匀，制成50颗小糖块。

用法用量：每次嚼食1颗小糖块，每日2次。

红肝丸

补血化瘀

原料：红花 10 克，猪肝 250 克，芡实粉少许。

做法：红花研末，猪肝剁为泥，再加芡实粉拌匀，蒸丸服。

用法用量：佐餐使用，1 日内吃完。每周可食 2~3 剂。

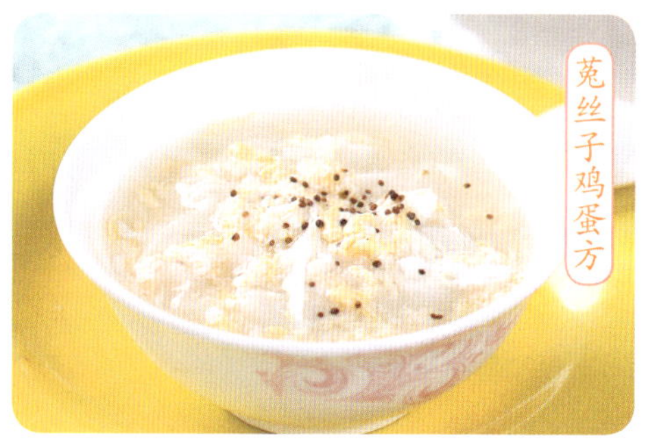
菟丝子鸡蛋方

菟丝子鸡蛋方

补肾益精、养肝明目

原料：鸡蛋1只，菟丝子10克。

做法：① 将菟丝子研为末。

② 打入鸡蛋搅匀，加水适量煮至蛋熟。

用法用量：食蛋饮汤。

枸杞叶猪肝汤

补虚益精，祛风明目

原料：鲜枸杞叶100克，猪肝100～150克，盐、香油各适量。

做法：① 将枸杞叶、猪肝洗净，猪肝去臊腺，切片，与姜、盐、香油混匀。

② 先将枸杞叶加水煮开片刻，加入猪肝煮至沸，再加少许盐后吃用。

用法用量：做菜肴佐餐。炖服。不限量。可常食。

枸杞子黑豆酒

养阴补肾

原料：枸杞子50克，黑豆500克，白酒500毫升。

做法：① 把1000毫升水倒锅内烧热后，加入黑豆、枸杞子、白酒混合煮1小时。

② 捞出黑豆晾晒干备用。

用法用量：每日早晚各1次，每次吃黑豆50粒。

老年性癫痫

吴茱萸穴位贴敷可治癫痫

癫痫患者中约有1／4为老年人，60岁以上发生癫痫者称为老年性癫痫，每当发作时，患者会突然昏倒、意识丧失、四肢僵硬、手足剧烈抽搐、面部肌肉痉挛、两眼向上翻转、牙关紧闭、口唇青紫、口吐白沫；有时患者会将自己的舌头、口唇咬破，大小便失禁。一般数分钟后，抽搐逐渐缓解，患者进入昏睡状态，醒后自感全身疲乏无力，对发病前后的情况都不能回忆，常诉说头痛。有些癫痫的发作症状较轻，持续时间较短，称为癫痫小发作。

老年性癫痫在治疗上应以开窍化痰、平肝息风为主。应用吴茱萸膏外敷对于老年性癫痫有很好的改善作用。

吴茱萸性热，味辛、苦，有温中散寒、止痛燥湿、疏肝下气、降逆止呕的功效。

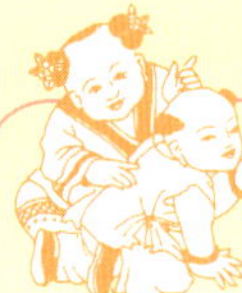

吴茱萸凡士林膏

材料 吴茱萸60克，生面粉、凡士林各适量，冰片少许。

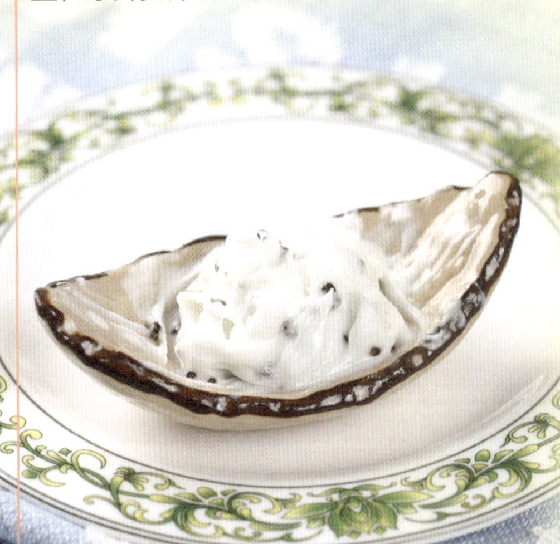

制法 ❶ 将吴茱萸研为细末，加入冰片、生面粉混合均匀。

❷ 凡士林放在铁制小勺上用火烤热，使之溶化，然后加入吴茱萸、冰片、生面粉的混合粉末中，略滴入几滴水，用小勺拌成膏状，备用。

使用方法 癫痫大发作患者，可用吴茱萸膏敷贴神阙穴；癫痫小发作患者，贴敷脾俞穴；精神运动性癫痫发作者，可用吴茱萸膏敷贴肝俞穴；如果是其他或混合发作型，可贴于神阙穴，另选肝俞穴和脾俞穴中的任一穴。隔天使用1次，每次贴12小时，1个月为1个疗程，连用12～16个疗程。

其他功效 此方还有散寒止呕的功效。

服用禁忌 皮肤过敏的中老年人慎用此法。

【特效小偏方】

半夏粉

治癫痫有奇效

原料：鲜半夏若干。

做法：① 秋天采挖鲜半夏若干，放入冷水中浸半个月。每日换水1次，去除上浮的泡沫。

② 放入砂锅内煮沸，立即取出以冷水冲洗淘净，连续煮沸3次。

③ 晒干研末后装入空胶囊内，每粒胶囊约含半夏粉1克。

用法用量：视病情及年龄，每日服2~3次，每次1~2粒。

青橄榄膏

清热化痰，止痉，镇静

原料：青橄榄适量。

做法：① 将青橄榄去核，捣烂，入锅内，加入适量的清水。

② 用小火煮2~3小时，去渣，继续熬至成膏状。

用法用量：每日早晚各服1汤匙，用白开水冲服。

制痫丸

对癫痫久病多虚改善效果显著

原料：升麻120克、贝母60克、田螺盖（焙干）60克、鲫鱼（焙干）1条（约60克重）。

做法：共为细末，炼蜜为丸，每丸重6克。

用法用量：早晚各服1丸。发病多年不愈或多日发作一次，如有痰或饮等证，先依证治疗，再用本方。

注意事项：此方久服方可获效。

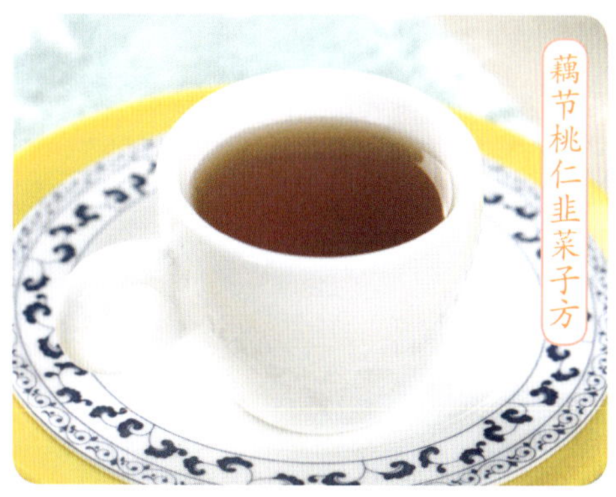

藕节桃仁韭菜子方

缓解癫痫症状

原料：藕节30克，桃仁15克，韭菜子10克。

做法：将上药入锅内，加入清水适量。先用大火烧开，再转为小火，水煎取汁。

用法用量：每日1剂，分2~3次服。

枸杞子炖羊脑

补肾益精，养血祛风

原料：枸杞子12克，羊脑600克，酱油、味精各适量。

做法：上述材料用小火炖煮，加酱油、味精各适量。

用法用量：1次吃完。常食对改善癫痫及血虚头痛、眩晕症有效。

白胡椒煮黄豆

祛风，镇静，止痉挛

原料：黄豆 500 克，白胡椒 30 克，干蚯蚓 60 克。

做法：黄豆提前浸泡 1 夜，再与白胡椒、干蚯蚓同放锅内，加水 1000 毫升，煎煮至水干，取出黄豆晾干，装瓶备用。

用法用量：每次食黄豆 20~30 粒，每日 2 次。

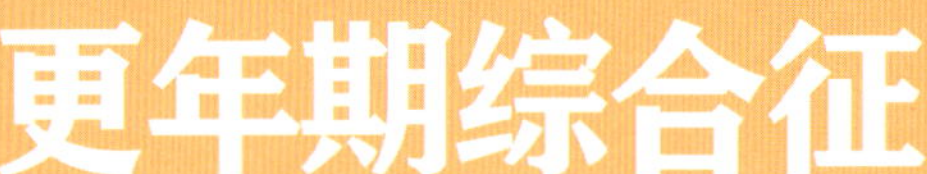

更年期综合征

一杯甘麦饮，解忧又去愁

人们往往把更年期看作是绝经期，实际上，更年期的涵义更为广泛，它包括了绝经前期、绝经期与绝经后期三个阶段。一般说来，绝经前期开始于45岁左右，持续2~4年即进入绝经期，绝经后期一般持续6~8年，卵巢分泌的激素日趋减少，直到最低量。对于个人来说，整个更年期一般在8~12年。

女性进入更年期的年龄阶段以后，并不是每个人都要发生更年期综合征。但具有神经质个性心理特征的人和遭受工作、生活意外打击的人易患更年期综合征。最明显的、也是最早出现的症状，就是潮热、出汗和心慌。

甘麦饮是中医调治更年期综合征的一首名方。方中小麦味甘，性凉，有养肝补心、除烦安神的功效；甘草味甘，性平，有补养心气、和中缓急的功效；大枣益气和中、润燥缓急。三药合用，可甘润滋补、养心调肝，共奏养心安神、和中缓急之功。适用于绝经前后伴有潮热出汗、烦躁心悸、忧郁易怒的中老年女性朋友。

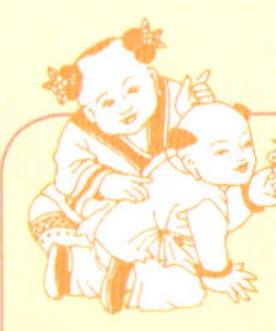

甘麦饮

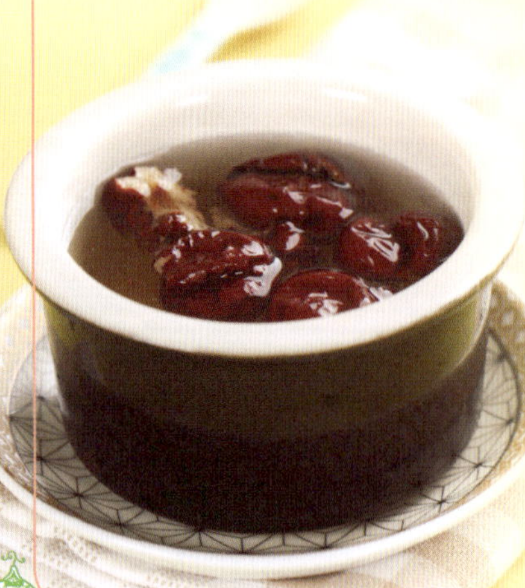

材料 炙甘草12克，小麦18克，大枣9枚。

制法 ❶ 将大枣洗净，去核。

❷ 把全部原料一同放进锅中，加水适量，小火煎煮约半小时，滤汁后加水再煎，取2次煎液混匀即成。

服用方法 每日早晚各温服1次。

其他功效 ❶ 还可以用作心阴不足型神经衰弱的食疗。

❷ 本方还有很好的养颜作用。

服用禁忌 ❶ 甘麦饮能助湿生痰，所以体内有痰的中老年朋友不宜服用。如何判断体内是否有痰呢？有一个非常简单的方法，即舌苔厚腻、自觉口中黏腻。

❷ 不可大量服用或小剂量长期服用。因为甘草有肾上腺皮质激素样作用，会引起水肿、血压升高。

核桃黄酒

治更年期综合征失眠

原料： 核桃仁20克，白糖50克，黄酒100毫升。

做法： ❶ 将核桃仁捣碎，与白糖一起放入锅中。

❷ 加入黄酒，用小火烧开，煮沸10分钟即可。

用法用量： 睡前1次服下，可常食。

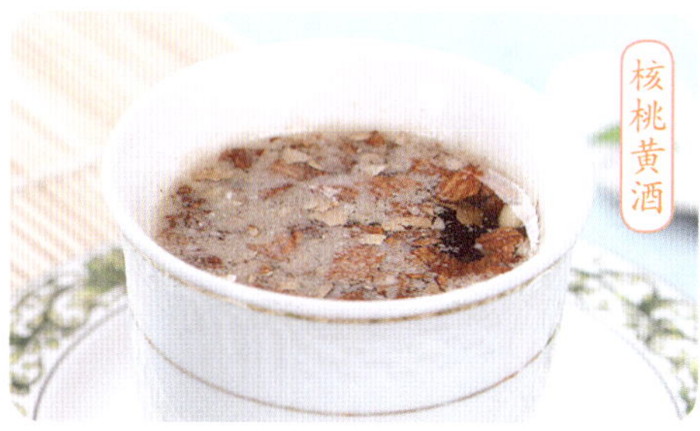

桑葚膏

补肝益肾，养血明目

原料： 鲜桑葚500克，冰糖200克。

做法： 鲜桑葚洗净，放入锅内加水煮至极烂，加入冰糖，用小火收膏。

用法用量： 每日服用2次，每次1匙，用开水冲服，可常食。

合欢花粥

安神解郁，活血悦颜

原料： 合欢花（干品）30克，大米50克，红糖适量。

做法： ❶ 将合欢花和大米分别洗净，然后一同放入锅内，加入水500毫升，煮粥。

❷ 待粥熟时，加入红糖煮片刻即可。

用法用量： 每日晚上临睡前1小时空腹温热食用，1次吃完。

莲子百合粥

养心益肾，清心安神

原料： 莲子40克，百合干、大米各30克。

做法： ❶ 百合干用刀背碾成粉状；莲子用热水泡软；大米淘洗干净，用冷水浸泡半小时。

❷ 锅中放水，先放入大米、百合大火烧开后，再放入莲子，改用中火继续熬煮至粥熟。

用法用量： 佐餐食，1次服完。

生地黄枣仁粥

滋阴养心，清热除烦

原料： 生地黄、酸枣仁各30克，大米100克。

做法： ❶ 酸枣仁捣碎，大米淘净。

❷ 生地黄、酸枣仁共同煎煮，去渣取汁。

❸ 大米入锅中，加入清水1000毫升，与药汁一起煮成粥。

用法用量： 每日1剂，分2次服完。

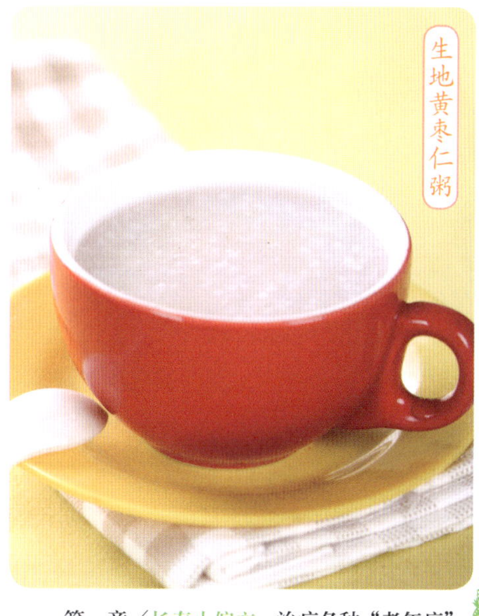

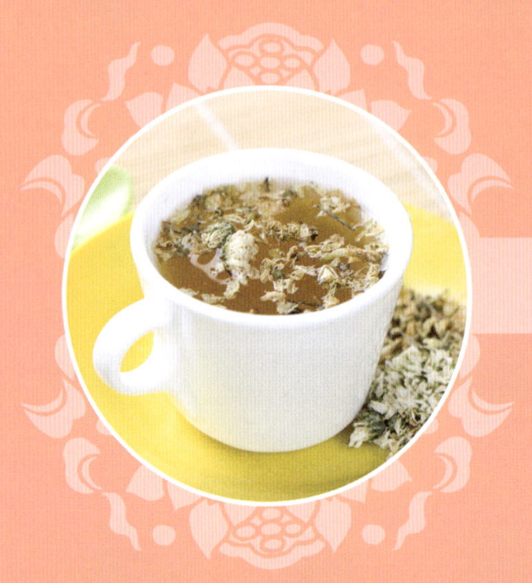

第二章

五高小偏方

培养健康的内环境

现代社会，随着人们家庭生活方式的改变和受错误的养生方式的影响，以“三高”（高血脂、高血压、高血糖）为典型代表的各种心脑血管疾病已如“旧时王谢堂前燕，飞入寻常百姓家”。而且，高尿酸血症和高黏血症患者也在逐年增加，已发展成为“五高”人群。其中，中老年朋友是“五高”的主要群体。对于“五高”人群来说，除了纠正不正确的生活习惯外，对症使用一些小偏方来调理，效果也是不错的。

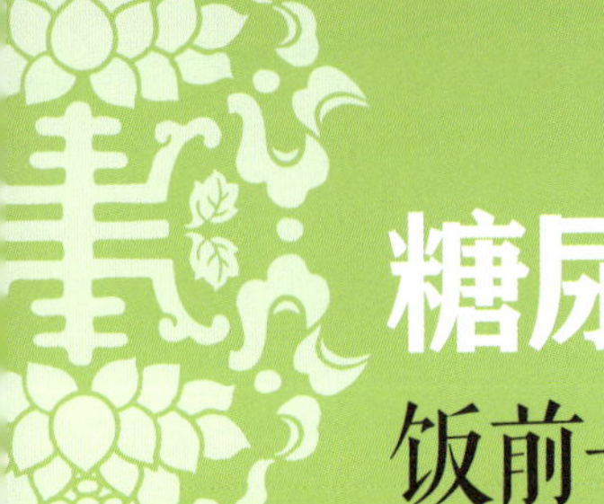

糖尿病

饭前一口苹果醋，胜过吃药来降糖

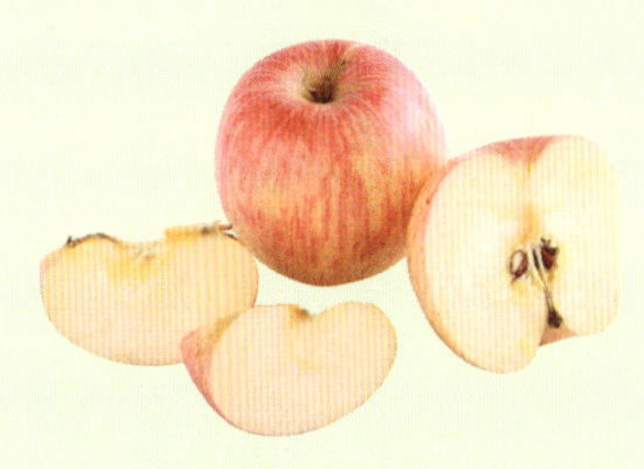

醋不仅是日常生活中必不可少的调味品，更是一种非常好的保健品，民间就有很多小偏方是跟醋分不开的。研究表明，醋有利于改善糖尿病患者的病情，尤其是初期糖尿病患者吃饭时，喝20毫升果醋的人比不喝的人餐后血糖要低35%，饥饿感也会下降。睡前喝上一点果醋，第二天早晨血糖浓度会降低4%。

苹果是营养最全面的一种水果，含有丰富的氨基酸、维生素、果胶和多种矿物质等人体必需的元素，与醋调和在一起，使得苹果醋中含丰富的酶和柠檬酸，能有效降低胆固醇，促进脂肪代谢，预防糖尿病、高血压等慢性疾病。所以苹果醋是一种既营养、又有效的降糖保健品。

糖尿病患者喝苹果醋有讲究，要注意以下三点。

1. 要喝果醋，如苹果醋、葡萄醋等，所喝的醋含醋酸量不低于5%。

2. 饮用苹果醋不能过量，每次饮用量控制在10~20毫升为宜。以饭前喝为佳。如果是无糖型的，可以喝15毫升。

3. 糖尿病患者的饮食控制不可废止。不可停止服用其他治疗糖尿病的药物，苹果醋毕竟不是药，不能替代正规降糖药。

小贴士

成品苹果醋可以喝吗

可以。如果你嫌自制的周期过长，可以选择苹果醋，需要注意的是，苹果醋只是一种保健品或调味品，可以拿来当小偏方使用，但不能代替降糖药，一些成品苹果醋宣传说可以代替降糖药，甚至彻底治愈糖尿病，是不负责任的。

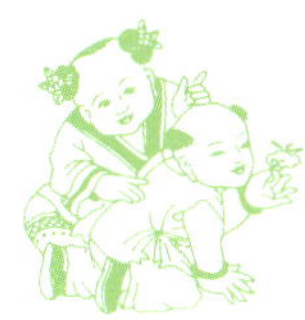

苹果醋

材料 苹果1000克，米醋300毫升，蜂蜜50克，可以密封的大玻璃瓶或大玻璃器皿1个。

制法 ❶ 苹果洗净擦干，不要去皮，用刀切成3毫米厚的薄片。

❷ 将蜂蜜和醋调匀，在大玻璃杯中铺上一层苹果片，浇上一层蜜醋，再铺上一层苹果片，如此重复。

❸ 全部放好后密封，注意一定要密封好，否则苹果就会腐烂。

❹ 再等1周后启封。

服用方法 饭前和睡前喝，饭前喝10毫升左右（大概1汤匙多一点），用温开水调匀直接饮用。睡前因为是空腹，所以要适当少喝一点以减少对肠胃的刺激，取5毫升左右用温水冲服。

其他功效 苹果醋的酸性成分具有杀菌功效，有助排除关节、血管及器官的毒素，常饮能调节血压、通畅血管、降脂、抗癌、减肥等。亦有助于治疗关节炎及痛风。

服用禁忌 ❶ 醋能促进胃酸分泌，胃壁黏膜较薄弱的人要避免空腹饮用。

❷ 有些人对醋的耐受度低，最好少喝或不喝。钾缺乏或者有骨质疏松的人不宜喝。

❸ 适量饮用苹果醋有不错的降糖功效，但糖尿病患者忌过多饮用。因蜂蜜中含有浓度较高的单糖，过量食用容易引起血糖急剧上升，影响对糖尿病病情的控制。

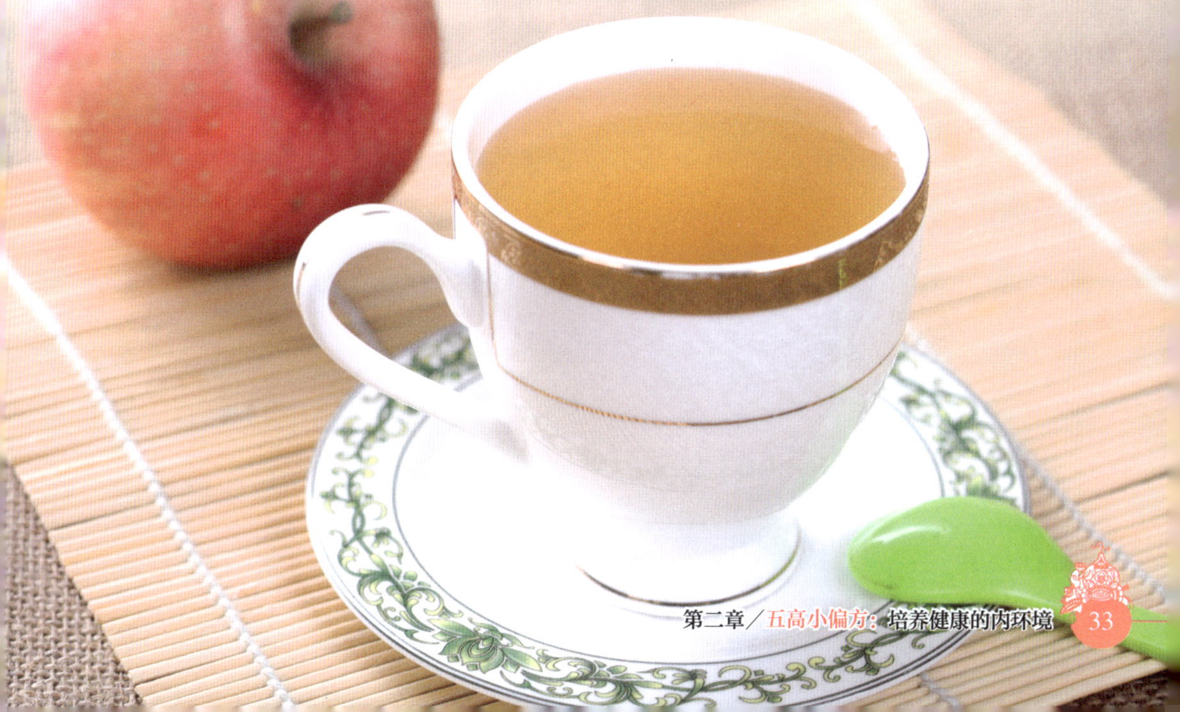

双粉猪胰

降糖止渴

原料：葛根粉、天花粉各30克，猪胰1具。

做法：将天花粉研末，将猪胰切片煎水，调入葛根粉、天花粉吞服。

用法用量：每日1剂，分3次服。

玉米须猪胰汤

利尿降糖

原料：猪胰1具，干玉米须60克，盐适量。

做法：❶ 猪胰洗净切块，用开水烫。

❷ 重新换上清水，加入猪胰和玉米须同煮20分钟即可。

用法用量：随餐1次服下，喝汤吃肉，每日1次，连服1周。

山楂麦芽饮

软化血管，消积滞

原料：生山楂、麦芽各10克。

做法：❶ 将山楂切片，麦芽炒至微黄。

❷ 将二者一同浸泡30分钟，煮15分钟即可饮用。

用法用量：代茶饮。

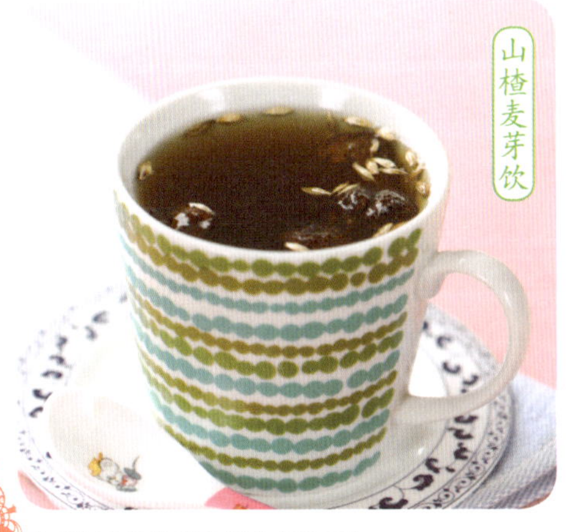

黄连丹参饮

降糖还能去心火

原料：黄连10克，天花粉15克，葛根12克，丹参12克。

做法：❶ 将上述药材放入砂锅中，加3碗水。

❷ 大火烧开，然后转成小火，3碗水熬成1碗即可。

用法用量：每日1剂，15天为1个疗程。

金银花野菊水

治疗糖尿病合并口腔感染

原料：金银花15克，野菊花、黄柏、荔枝核各10克。

做法：❶ 将上述药材用纱布包起来，放进砂锅，加3碗水。

❷ 大火烧开，然后转成小火，3碗水熬成1碗即可。

用法用量：每日用其漱口2～3次。

桑白皮茶

降压、降糖、利尿

原料：桑白皮若干。

做法：桑白皮洗净，然后切丝晒干。

用法用量：每日取50克开水泡，代茶饮。

五味子茶

改善口干、口渴

原料：西洋参3克，麦冬9克，五味子6克。

做法：❶ 将上述药先浸入少量开水中，浸泡1分钟。

❷ 再用500毫升80℃的开水冲泡药物，40分钟后即可。

用法用量：每日1剂，连服1个月。

灵芝山药汁

益气宁神

原料：灵芝12克，山药30克。

做法：❶ 灵芝洗净切成小块，山药去皮洗净切小块。

❷ 将两味一同入砂锅内，加入清水适量，煎煮至山药熟烂，滤取汁液即成。

用法用量：每日1剂，分2次饮汁。

霜桑叶茶

清热生津止渴

原料：桑叶适量（一定要选择冬天霜打过的桑叶，也就是冬桑叶，又称霜桑叶）。

做法：用90℃开水冲泡。

用法用量：每日10～20克，代茶饮。

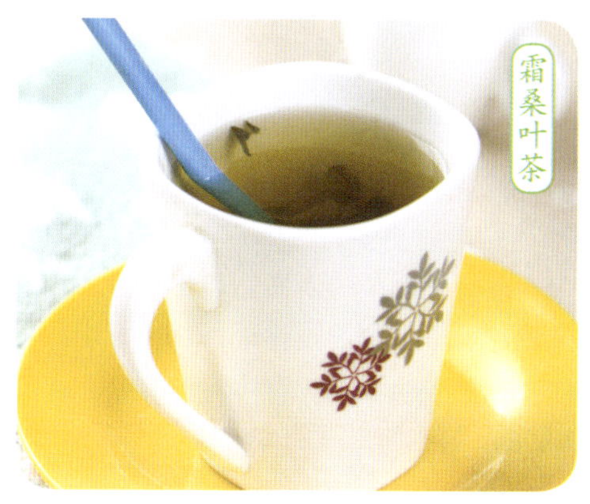

霜桑叶茶

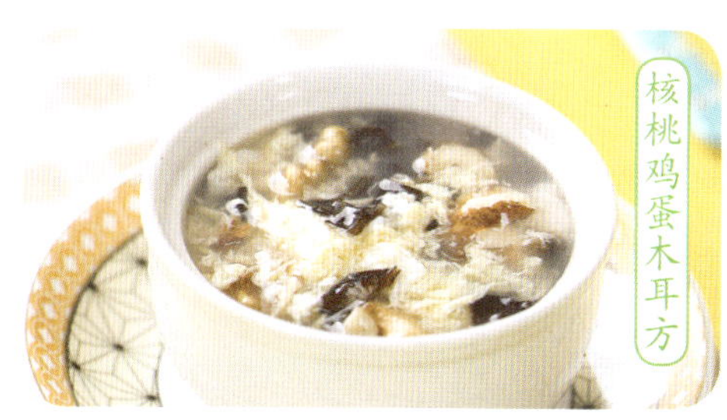

核桃鸡蛋木耳方

核桃鸡蛋木耳方

缓解糖尿病症状

原料：核桃2个，红皮鸡蛋2枚，黑木耳2朵。

做法：❶ 将核桃打碎取仁，黑木耳泡发切碎，放入碗内。

❷ 将鸡蛋打入碗内，搅拌均匀，加入适量的水，不加调料，上锅蒸熟。

用法用量：每日早晨空腹1次吃下。

石榴叶茶

适用于糖尿病性腹泻者

原料：鲜石榴叶60克，生姜15克，盐2克。

做法：❶ 取鲜石榴叶、生姜、盐一同炒黑。

❷ 水煎取汁。

用法用量：代茶饮。

苦瓜蚌肉汤

润燥止渴

原料：苦瓜250克，活蚌150克，香油、盐各适量。

做法：❶ 将活蚌放入清水中养2天，除去泥味，洗净后取出蚌肉。

❷ 苦瓜洗净，切厚片，与蚌肉一同煮汤。

❸ 待熟时加入香油、盐调味即可。

用法用量：饮汤食苦瓜、蚌肉，每日1次。

注意事项：脾胃虚寒或腹泻的中老年朋友不宜使用此方。

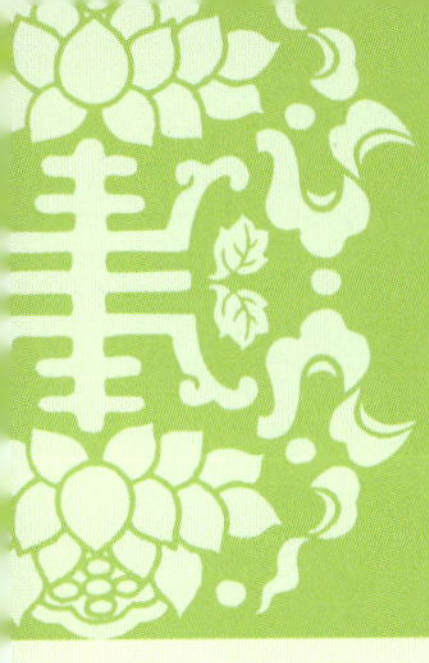

高血压病

粥里加几朵菊花，养胃顺带降血压

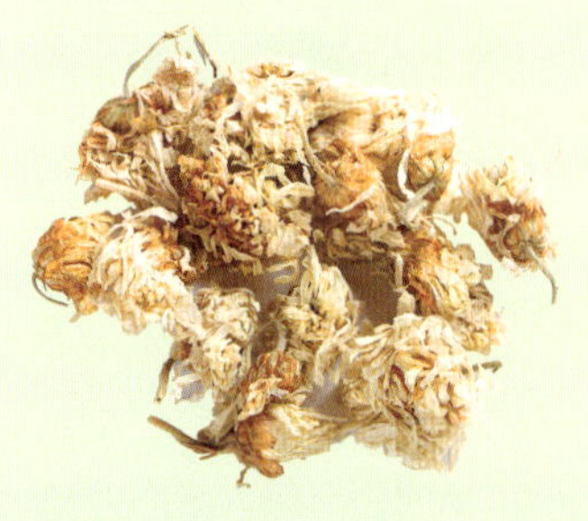

中医对高血压病的病情与治疗有着丰富的认识。根据高血压病的发病特点，中医从肝阳上亢、气血亏虚、肾髓不足、痰湿中阻等方面来分析高血压及其并发症的病机，由此发明了各种单方、偏方、验方来对症施治。具有降血压功能的中草药很多，菊花就是其中的一种。

菊花是中国十大名花之一，除具有观赏价值外，它还有很高的药用价值。中医认为，菊花味甘、苦，性微寒，归肺、肝经，有平降肝阳、明目解毒的功效，对外感风热疗效甚佳，对肝经风热或肝阳上亢所致的目赤肿痛、头痛眩晕等，也有明显的治疗作用。

中医认为，高血压病多为肝阳上亢、肾精不足所致，因此菊花粥特别适用于因高血压引起的头痛、头晕、眩晕的患者食用。

使用菊花时要注意：

1.菊花与野菊花不同，药性等各方面有很大区别，野菊花有微毒，大量服用可引起食欲缺乏、上吐下泻等，不可混用。

2.炎夏季节头昏脑涨、口干目赤时宜用白菊花。

3.痰湿型、血瘀型高血压病患者不宜用菊花。

菊花的食用方法很多，除了煮粥服用外，可制成菊花茶、菊花酱、菊花小吃用料。

小贴士

如何选择食用的菊花呢?

市场上的菊花质量参差不齐，购买时最好选择有花萼、花萼偏绿色的新鲜菊花；用手摸一摸，感觉松软、顺滑的菊花比较好。

有的菊花是用硫黄熏制的，这样的菊花颜色鲜艳、漂亮。如何鉴别呢？你可以用开水泡一下，如果泡出的茶是绿色的，且有股硫黄味，这多是用硫黄熏过的菊花。而正常的菊花泡水后的颜色应该是淡黄、透明的。贡菊泡出的水颜色多为浅绿色，而杭白菊、京白菊泡出的水颜色一般为浅黄。

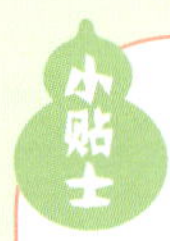

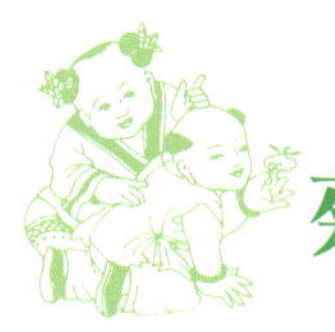

菊花粥

材料 菊花10克，大米100克。

制法 ❶ 菊花去蒂，上笼蒸后，取出晒干或阴干，搓碎，备用。

❷ 大米加水适量，用大火烧沸，改用小火慢熬。

❸ 粥将成时调入菊花碎末，稍煮片刻即可。

服用方法 早晚餐食用。

其他功效 ❶ 此粥还有清肝明目、健脾、养神的功效，还可用于冠心病、动脉粥样硬化等病症。

❷ 用眼过度的电脑族适当多吃此粥，可缓解眼睛疲劳。所选择的菊花应以白菊、黄菊为主，其中以杭白菊为最好。

服用禁忌 ❶ 菊花本身性微寒，气虚胃寒、食少泄泻的中老年人慎食菊花粥。

❷ 菊花粥也不宜长期喝，连续食用菊花粥不要超过2个月，如果期间出现大便变稀、脸色苍白，要立即停服。

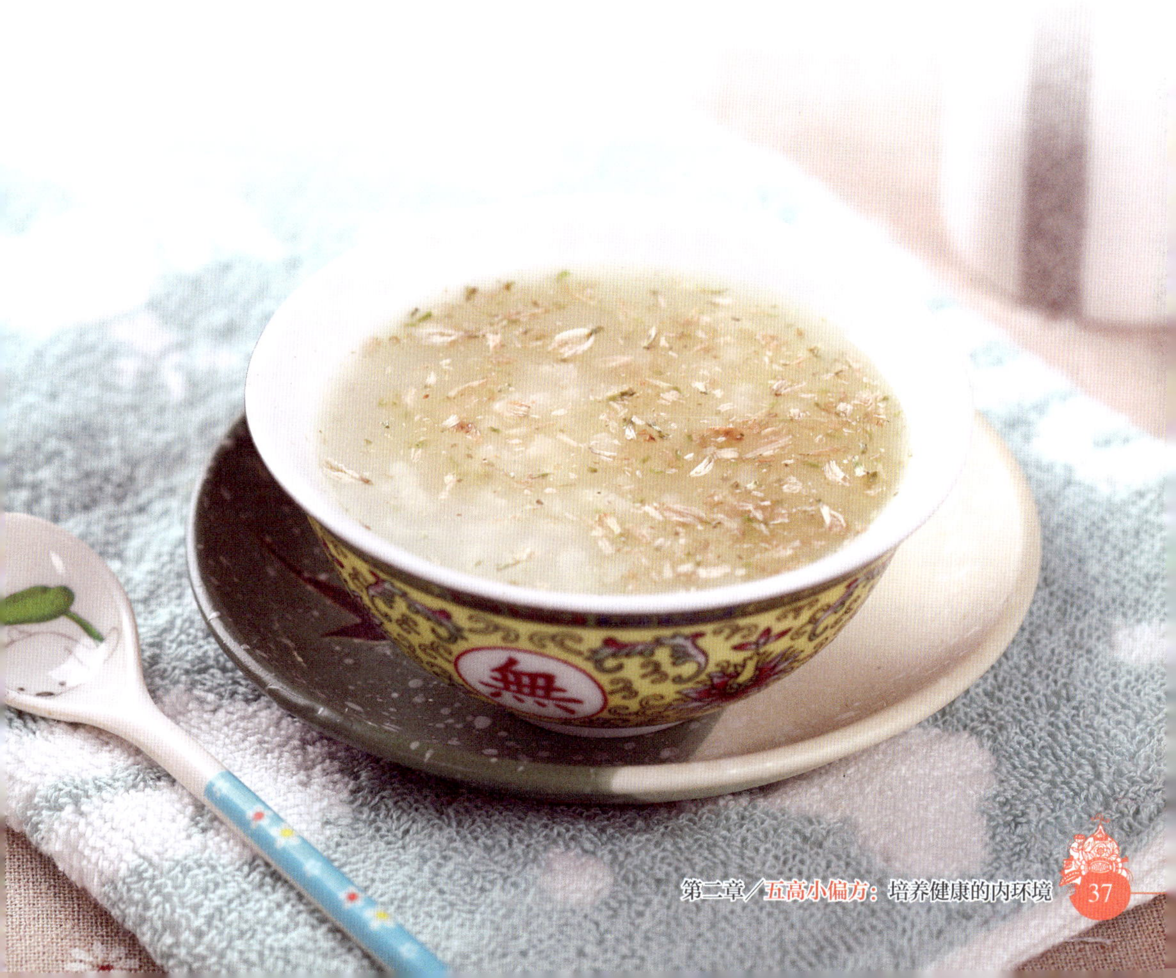

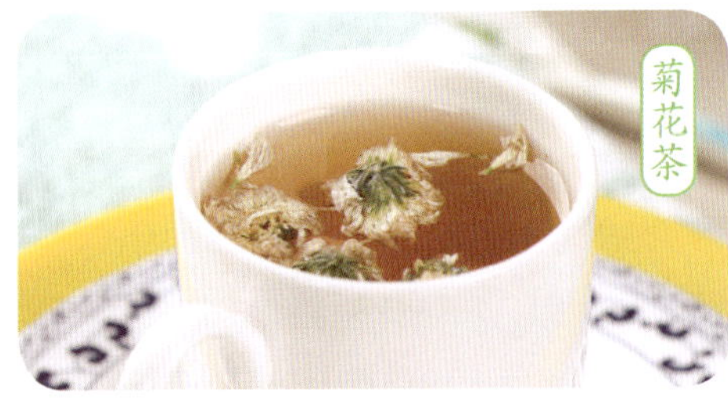

菊花茶

缓解头痛、眩晕

原料：白菊花、绿茶各6克。

做法：白菊花漂洗干净，与绿茶一同放入杯中，冲入开水浸泡即成。

用法用量：代茶饮，可常饮。

灵芝茶

对血压有双向调节作用

原料：灵芝片10克。

做法：将灵芝片放入茶杯中，冲入沸水，加盖闷15分钟左右即可。

用法用量：代茶频饮，冲淡为止。

银叶大枣绿豆汤

补心血，降血压，解暑热

原料：鲜银杏叶30克(干品为10克)，大枣10枚，绿豆60克，白糖适量。

做法：❶ 将绿豆拣去杂质，洗净；银杏叶洗净，切碎；大枣用温水浸泡片刻，洗净备用。

❷ 将切碎的银杏叶放入砂锅内，加水2碗，小火烧开20分钟，捞弃树叶，加入红大枣、绿豆、白糖，继续煮1小时，至绿豆熟烂(如水不足可中间加水)即可。

用法用量：当点心吃，每次1小碗（约150毫升），每日2次。

钩藤天麻饮

清热平肝，息风定惊

原料：钩藤6克，天麻5克，绿茶10克。

做法：❶ 将天麻、钩藤洗净后，加适量水煎煮1小时，去渣备用。

❷ 用其汁液冲泡绿茶，盖严浸泡5～10分钟即可。

用法用量：每日1剂，代茶饮用。

天麻猪脑羹

滋补精髓，平抑肝阳，止头痛

原料：猪脑1个，天麻15克。

做法：将猪脑放入锅内，加水适量，以小火煮至半熟时，再入天麻煮成稠羹汤。

用法用量：喝汤，吃猪脑，每日1剂，分午、晚2次食。

菊槐绿茶饮

治高血压引起的头晕头痛

原料：菊花、槐花、绿茶各3克。

做法：将上述三药用沸水冲泡，待茶色变浓即可饮用。

用法用量：代茶饮，可常饮。

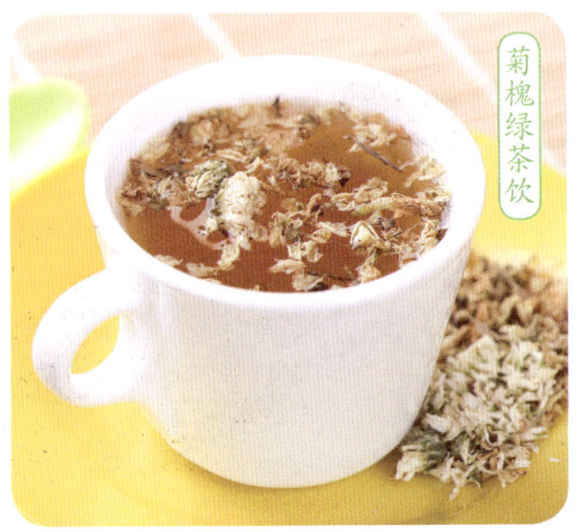

绞股蓝罗布麻叶汤

利尿降压

原料：绞股蓝15克，罗布麻叶10克，白糖适量。

做法：❶ 将绞股蓝、罗布麻叶水煎2次，每次15分钟，合并药汁1000毫升左右。

❷ 加入白糖调味即可饮用。

用法用量：每日1剂，分2次饮用。

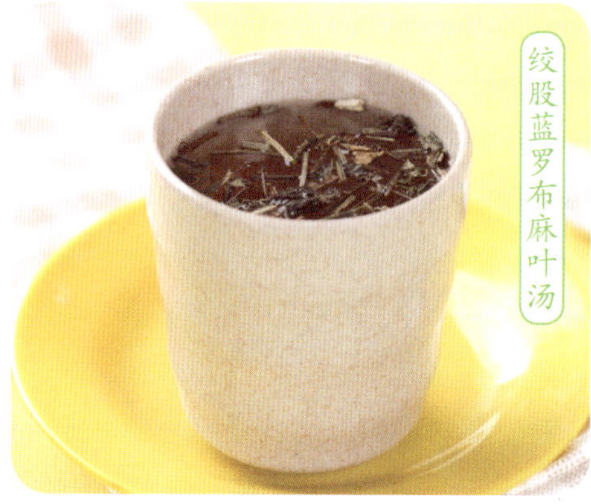
绞股蓝罗布麻叶汤

醋泡花生仁

降压降脂

原料：花生仁500克，食醋750毫升。

做法：将花生仁浸泡在食醋中1周以上，时间越久越好。

用法用量：可在每日晚上临睡前当零食食用，每次10~15粒，连服7天为1个疗程。

吴茱萸外敷

可缓解高血压性头痛

原料：吴茱萸20克，醋适量。

做法：吴茱萸研末，用醋调匀。

用法用量：睡前敷在双侧足底的涌泉穴上，然后用纱布固定好，第二天起床后去掉。

淫羊藿酒

降血压效果好

原料：淫羊藿100克，烧酒1500毫升。

做法：❶ 将晒干的淫羊藿放在烧酒里，浸泡2~3个月。

❷ 过滤后放在另外的瓶中。

用法用量：每日临睡前饮1杯（约30毫升左右），而后逐渐增加到3杯，无不良反应可连续服用，但每日不要超过3杯。

决明海带茶

适用于肝阳上亢型高血压病

原料：海带20克，决明子15克。

做法：❶ 将海带洗净，水泡发切块。

❷ 与决明子一同放入锅内，水煎至海带熟烂。

用法用量：每日1剂，食海带饮汤。

注意事项：脾胃虚寒及泄泻的患者都不宜饮用。

夏枯草炖猪肉

清肝明目，利尿降压

原料：猪瘦肉30克，夏枯草30克。

做法：❶ 猪瘦肉洗净切丝，备用。

❷ 将夏枯草入锅，与猪瘦肉丝一同煮，至猪肉熟烂，调味即可。

用法用量：佐餐食。每日2次，连用5~7天。

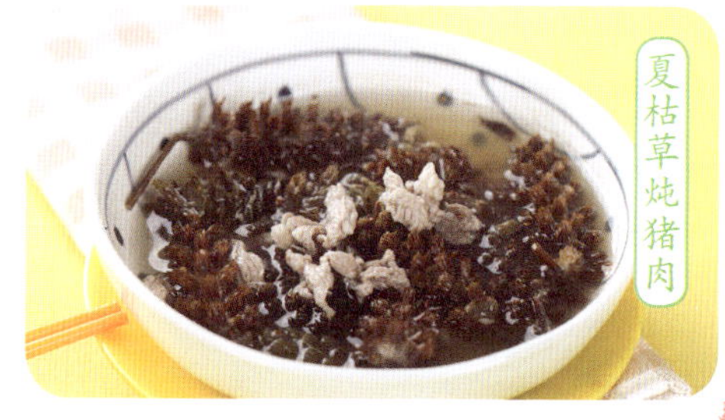
夏枯草炖猪肉

高脂血症

木耳海带熬成汤，滋阴养肺降血脂

随着人们饮食结构的改变，越来越多的人患有高脂血症（又称高脂蛋白血症）。过多摄入高脂肪（特别是动物脂肪）、高胆固醇食物是高脂血症发生的主要原因。此外，高血脂的发生与工作紧张、缺乏运动、生活饮食不规律也有深厚的渊源。

胃肠这个人体的仓库里，不仅仅储存着营养物质，也蓄积了大量的有害物质。如果不及时加以清理，有害物质就会越积越多，损害肠道和血液健康。

倒仓疗法是中医的一种疗病方法，就是通过大量服用某种特制的饮料（即倒仓剂）来清理胃肠，除去痰血污垢；恢复脾胃功能，达到祛病防病的目的。此外，许多食物也有清除体内垃圾的作用，黑木耳和海带就是其中最常见的两种。

黑木耳有“血管清道夫”的美誉，有抗血小板聚集、降低血脂和防止胆固醇沉积的作用。黑木耳还有抗脂质过氧化的作用，中老年朋友经常吃点黑木耳，可防治高脂血症，并可延年益寿。

海带具有软坚散结、利水降压、降低血脂的功效。海带中所含的海带素为多糖类，有消除血脂的作用。其所含的多种矿物质如碘和镁等，可有效减少动物脂肪在心脏、血管、肠壁上的沉积。

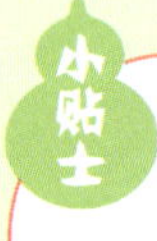

血脂高不一定要吃降脂药

有些老年人一听说自己血脂偏高，就自行购买降脂药服用。这种做法的危害甚至高于血脂偏高的健康损害。如果只是单纯血脂增高而没有合并高血压病、心脏病等心脑血管疾病，完全可以不必吃药，可通过改善生活方式和饮食习惯来调整血脂。如控制高脂肪高热量食物的摄取，适当多吃些粗粮、蔬果，戒烟限酒，坚持运动等，并持之以恒。在非药物治疗失败后，或已伴有高血压病等并发症时，才考虑使用降脂药，并应在医生的指导下用药。

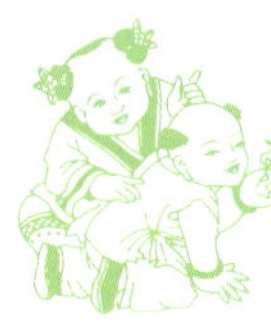

木耳海带汤

材料 海带、黑木耳各15克，猪瘦肉60克，味精、盐、淀粉各适量。

制法 ❶ 海带洗净切丝，黑木耳泡发洗净切丝。

❷ 猪瘦肉洗净切成丝或薄片，用淀粉拌好。

❸ 将猪瘦肉丝与海带丝、黑木耳丝一同放入锅内，加入适量的清水，一同煮沸。

❹ 加入适量味精和盐，搅匀即可。

服用方法 平时随意佐餐食。

其他功效 此菜还可补充钙质，滋阴补虚，软坚散结，对骨质疏松症、慢性关节炎、营养不良性水肿也有一定的疗效。

服用禁忌 吃完海带后不要马上饮茶，也不要立即吃富含维生素C的水果。

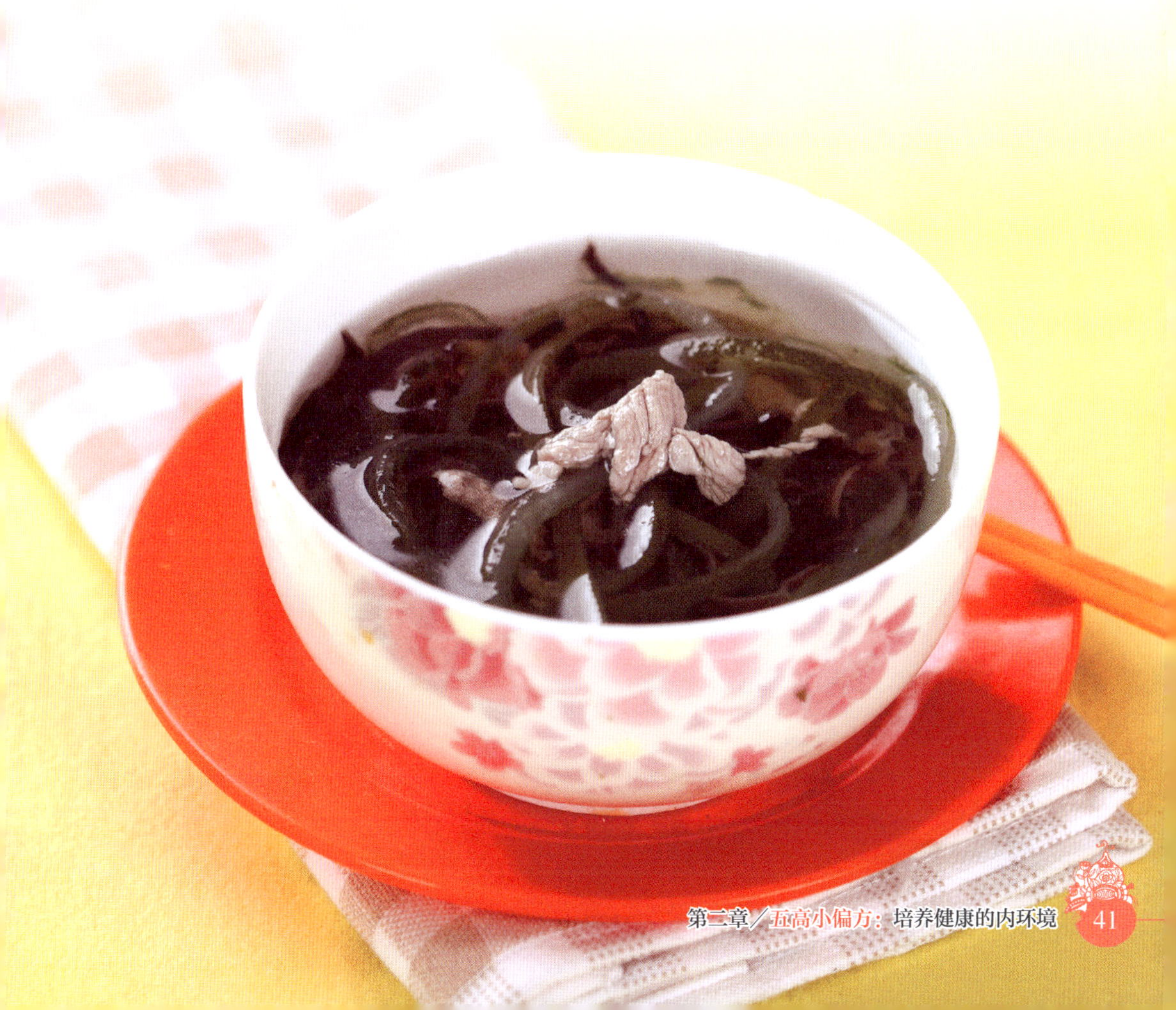

【特效小偏方】

决明子粥

润肠通便，降脂明目

原料：决明子20克，大米100克。

做法：❶ 将决明子微炒略有香气，水煎取汁100毫升。

❷ 加入大米，再加水400毫升，用大火烧开，再转用小火熬煮成稀粥。

用法用量：每日服1剂，分数次食用。

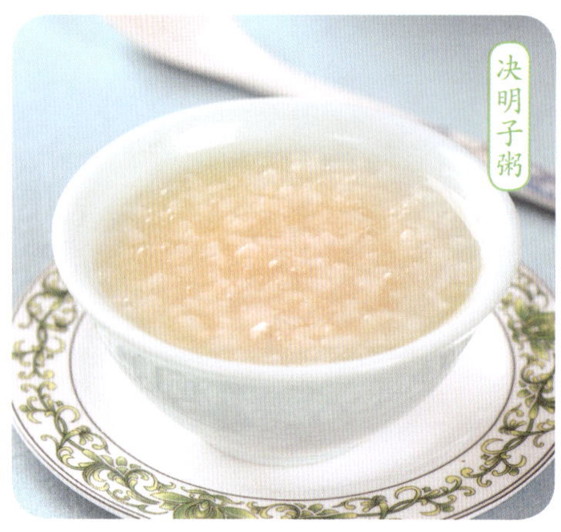
决明子粥

陈葫芦茶

利水除湿消肿

原料：陈葫芦15克，茶叶3克。

做法：❶ 将陈葫芦和茶叶一同研为末。

❷ 二者一同放入茶杯中，用开水冲泡。

用法用量：代茶饮。可常服。

菊花山楂茶

健脾，消食，清热，降脂

原料：菊花10克，山楂片25克，绿茶2克。

做法：❶ 菊花洗净，放入茶杯中，加入山楂片和绿茶。

❷ 然后加沸水400毫升闷泡5分钟。

用法用量：每日服1剂，分3次温饮。

荷叶薏仁山楂茶

降脂、降压

原料：干荷叶60克，生薏苡仁、生山楂各12克，橘皮5克。

做法：❶ 将上4味药物研成细末，混匀，装瓶备用。

❷ 晨起取药末放在杯中，沸水冲泡，浸渍20分钟即可。

用法用量：代茶服用，每剂可冲泡3次。可常饮。

苦瓜茶

降糖调脂

原料：苦瓜200克，绿茶3克。

做法：❶ 将苦瓜洗净，剖开去瓤。

❷ 然后装入绿茶，再接合，挂在通风处阴干。

❸ 饮用时连同茶叶切碎，每次取5~10克，水煮或沸水冲泡30分钟即可。

用法用量：代茶饮。可常服。

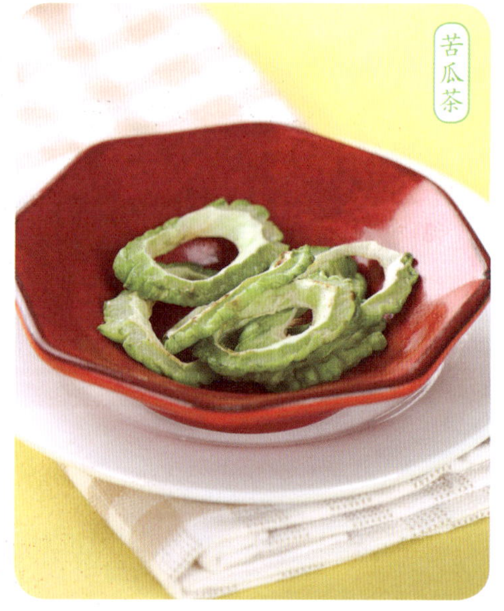
苦瓜茶

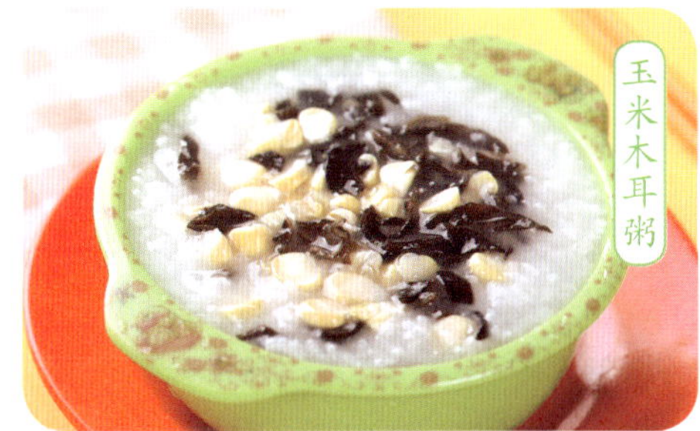

玉米木耳粥

让血脂归于平稳

原料：玉米粒150克，黑木耳10克，粳米50克，盐少许。

做法：❶ 黑木耳用冷水泡发，粳米淘洗后用水浸泡20分钟，玉米粒用压力锅加水800毫升煮至即将熟烂。

❷ 然后改用普通锅，将玉米粒与粳米、木耳一同煮为粥，加入盐调匀即可。

用法用量：每日早晚空腹服用。常食有效。

绿豆粉

清理血管中的垃圾

原料：绿豆适量。

做法：绿豆洗净，晒干，磨成细粉。

用法用量：每次取30克，每日早晚分2次开水冲服。

山楂枣糖酒

降脂养颜

原料：山楂片3000克，红糖、大枣各30克，米酒1000毫升。

做法：❶ 大枣洗净，与山楂片放入酒瓶中。

❷ 加入米酒，放入红糖，密封半个月，浸时每日摇动1次。

用法用量：每日1~2次，每次30~50毫升。

绿豆萝卜灌藕

健脾补虚，降低血脂

原料：藕4节，绿豆200克，胡萝卜125克，白糖适量。

做法：❶ 胡萝卜洗净，切碎捣成泥状；绿豆煮熟后捣泥，然后加入胡萝卜泥、白糖调匀。

❷ 藕洗净，用刀切开靠近藕节的一端，将绿豆胡萝卜泥塞入藕洞内，直到塞满为止，上笼煮熟。

用法用量：当点心食。可常食。

大枣芹菜根汤

降血脂，降胆固醇

原料：芹菜根10头，大枣10枚。

做法：❶ 将芹菜根洗净，捣烂。

❷ 与大枣一同入锅内，水煎取汁。

用法用量：分2次服，15天为1个疗程。

豆浆粥

高血脂患者的健康早餐

原料：豆浆500毫升，大米50克，盐少许。

做法：将上味一同放入砂锅内，煮至粥稠，表面上有粥油为度。

用法用量：每日早餐温热食。

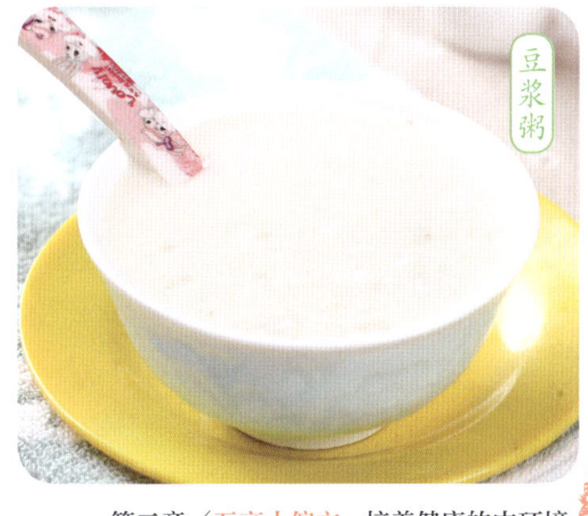

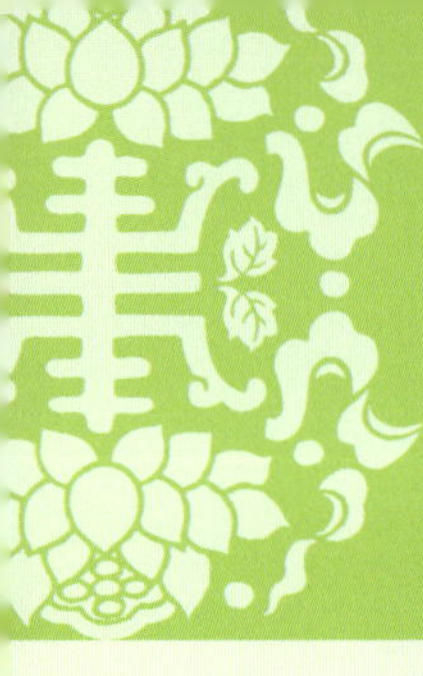

高黏血症

米醋泡生姜，血黏不用慌

患高黏血症的中老年人，因体内血液变得黏滞、流动性差，常感到眩晕、胸闷、心慌、气短、易倦，甚至肢体麻木，记忆力减退。高黏血症会引发高血压、动脉粥样硬化、冠心病等各种心脑血管疾病，千万不可小视。

米醋泡生姜可有效降低血液的黏稠度。

生姜里含有一种特殊物质，能减少中老年人身体内凝血酶的数量，从而减少血小板的聚集。米醋则能令血液和体液保持正常的弱碱性，可帮助降低血压及胆固醇。

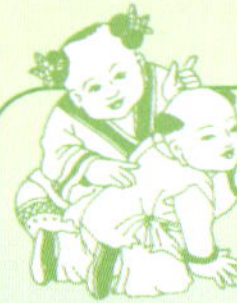

米醋泡生姜

材料 鲜生姜500克（洗净切成片），白米醋500毫升，冰糖250克，大口瓶1个。

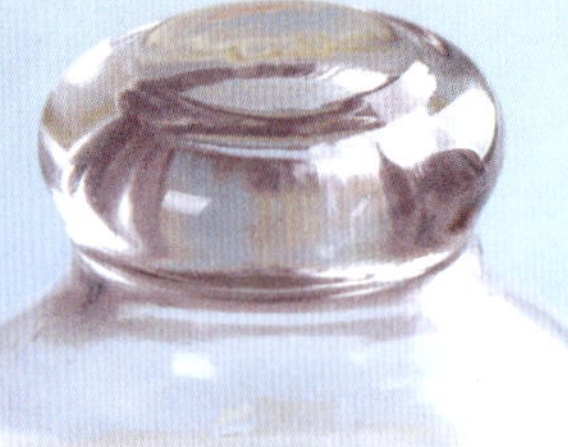

制法 ❶ 将生姜洗净，切成薄片，薄厚要均匀。

❷ 生姜装入大口瓶内，往瓶内放入冰糖，注入米醋。

❸ 将瓶口密封，放到冰箱的冷藏室里储存，1周后即可食用。

服用方法 每日早晨空腹吃5～8片姜，喝1小勺泡过姜的醋。

其他功效 ❶ 此方对于高血压、高血脂等症也有很好的疗效。

❷ 长期服用，还有益寿延年的作用。

服用禁忌 吃姜最好选择在早晨，因为到了晚上，人体的阳气逐渐收敛，阴气偏盛，这时如果吃姜就违反了生理规律，所以中医里还有“夜晚吃生姜，等于吃砒霜”之说。

【特效小偏方】

红花山楂泡酒

活血化瘀

原料：红花15克，山楂30克，白酒250毫升。

做法：将上药入白酒中浸泡1周。

用法用量：每日2次，每次10~20毫升。

麻油红花豆

降低血液黏稠度

原料：红花豆50克，香油10毫升，酱油5毫升，芥末少许。

做法：❶ 将红花豆放入锅内，加水适量，煮到熟软。

❷ 将红花豆放入盘内，加入酱油、芥末、香油即可。

用法用量：佐餐食。可随意食用，常食有效。

木耳降黏汤

降低血液黏稠度

原料：黑木耳6克，苹果1个，生姜5克。

做法：❶ 黑木耳用温水泡发，苹果洗净切片，生姜洗净切为粒。

❷ 锅内加水1碗，放入黑木耳和苹果片，煮沸，加入生姜粒，再煮3分钟即可。

用法用量：每晚临睡前饮汤，食木耳和苹果。

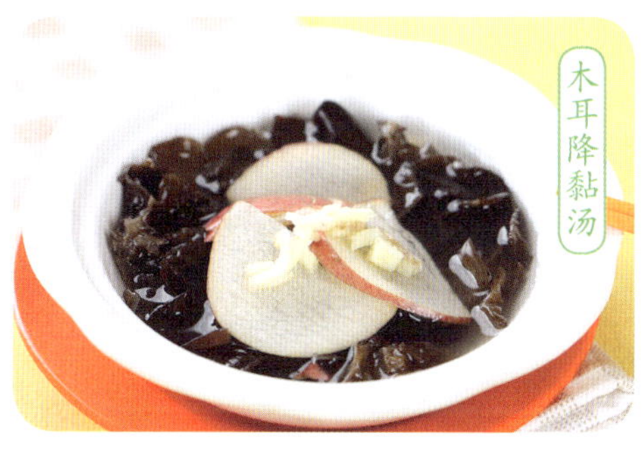

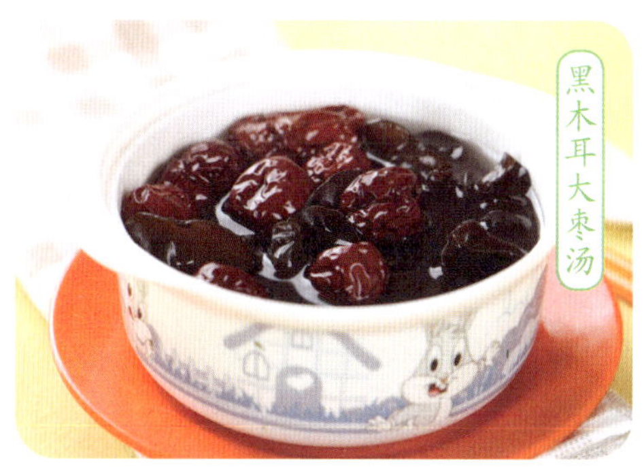

黑木耳大枣汤

健脾补气，活血行瘀

原料：黑木耳30克，大枣20枚（去核）。

做法：❶ 黑木耳泡发洗净，与大枣一起加水适量煮1小时。

❷ 入蜂蜜少许调味。

用法用量：每日早、晚各服1次。

藿香鲫鱼汤

降血脂，解血稠

原料：鲜藿香叶10克，鲫鱼150克，盐、姜片、胡椒粉各少许。

做法：❶ 藿香叶洗净，切碎；鲫鱼宰杀后清理干净。

❷ 油锅置火上，用小火将鲫鱼煎黄，加水适量煮沸，再加入姜片、藿香叶煮5分钟，加入盐、胡椒粉调味即可。

用法用量：每日1剂，食肉饮汤。

三七炖鸡蛋

活血祛瘀

原料：生三七3克，丹参10克，鸡蛋2枚。

做法：上述材料加水同煮，蛋熟后去壳再煮至药性尽出。

用法用量：每日1剂，食蛋饮汤。

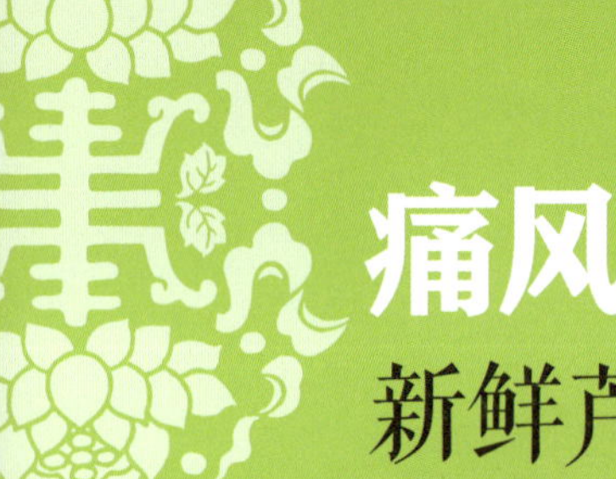

痛风

新鲜芦荟汁带来健康奇迹

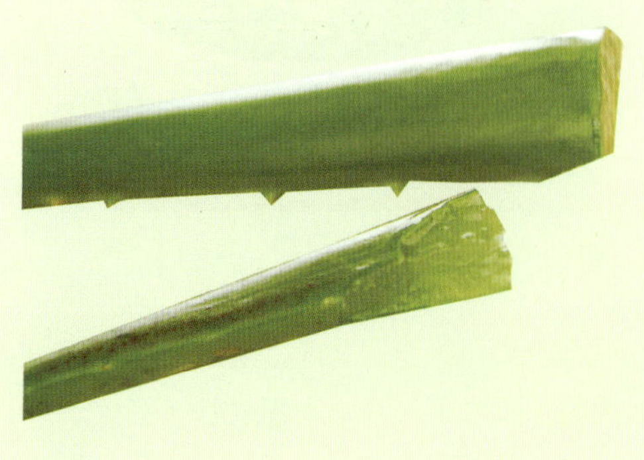

痛风是体内嘌呤代谢紊乱导致尿酸盐结晶沉积，血尿酸增高，而出现关节红肿、疼痛、变形等的一种疾病。其中男性患者的比例占99％以上，对于痛风症，控制饮食和减轻体重也是必要的。只要治疗得法，就能防止复发。但是，坚持长期治疗乃是必不可少的条件。中医多从驱除外邪、清热化湿解毒、活血止痛为治，而芦荟恰好具有这方面的功效。

从现代医学角度来看，芦荟治痛风是芦荟具有促进代谢、分解尿酸、碱化体液和镇痛的作用。此外，还可以扩张毛细血管，帮助净化血液。从中医角度来看，芦荟具有疏肝清热、活血通脉的功能。

服芦荟汁的同时，可将鲜芦荟叶剖开，取其汁液敷于关节痛处，再敷上塑胶纸，用胶布固定。敷后疼痛可得到缓解。

对于烧烫伤，芦荟也有很好的抗感染、助愈合的功效。它本身还富含铬，具其有胰岛素样的作用，能调节体内的血糖代谢，是糖尿病患者的理想食物。

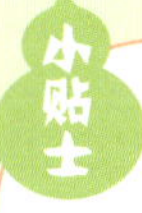

所有的芦荟都能吃吗?

全世界芦荟的品种有数百种，但大多数芦荟只是观赏型的芦荟，真正具有食用、药用价值的只有少数品种。据统计，药用芦荟大约有10多种（如好望角芦荟等），食用芦荟只有几种，目前我们较多食用的是库拉索芦荟（俗称美国芦荟）、斑纹芦荟（又名中国芦荟）。因此，我们不能什么芦荟都吃。

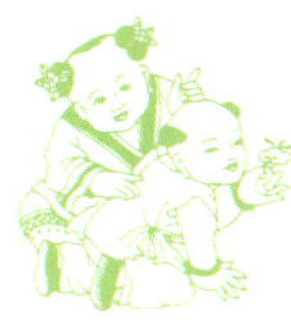

芦荟汁

材料 鲜芦荟适量，冰糖或蜂蜜少许。

制法 ❶ 将新鲜的芦荟洗净去刺后切成小片。

❷ 芦荟片放入砂锅内，水煎1小时。

服用方法 服用时取50毫升芦荟汁放入水杯中，加入开水调和，还可以放入冰糖或蜂蜜调味。每日1次，10天为1个疗程。

其他功效 ❶ 本方除了治痛风，还有泻下通便、清肝、杀虫的功效。

❷ 芦荟还有降血压、降血糖、美容护肤、杀菌消毒等作用。

服用禁忌 ❶ 不可空腹食用。

❷ 芦荟中含有蒽醌类化合物，可刺激大肠蠕动，如摄入量太大，可能引起较强的腹泻。

❸ 脾胃虚弱、食少便溏者及孕妇忌用。

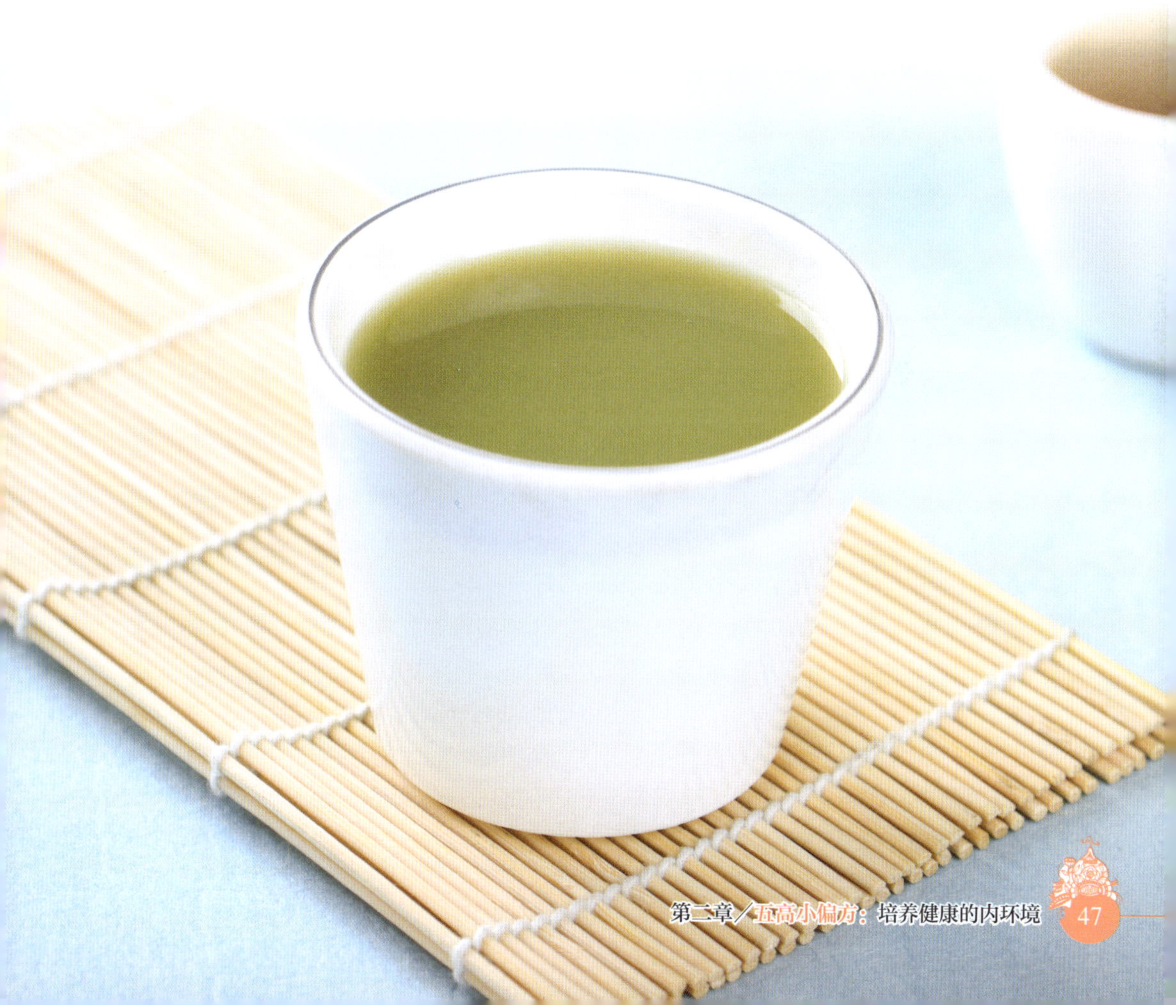

【特效小偏方】

蒲公英粥

适用于湿热蕴遏型痛风

原料： 鲜蒲公英30克，大米50克，冰糖适量。

做法： ❶ 鲜蒲公英连根洗净切细，水煎取浓汁200毫升。

❷ 然后加入淘净的大米一同煮粥，并加入冰糖调味温服。

用法用量： 每日2次，3~5天为1个疗程。

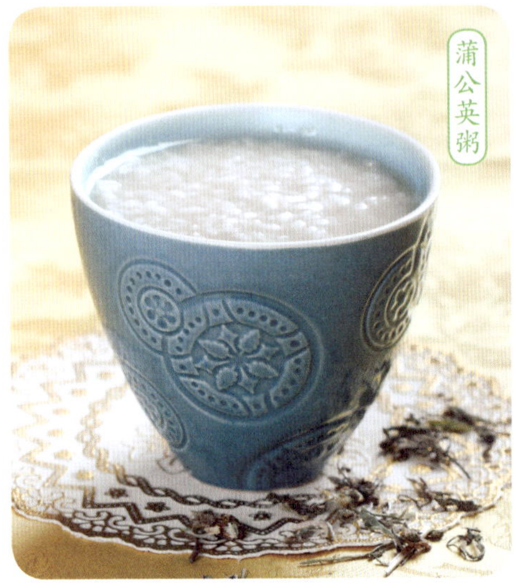
蒲公英粥

虎杖膏外敷方

缓解痛风关节疼痛

原料： 虎杖、樟脑、医用凡士林、50%乙醇各适量。

做法： ❶ 虎杖与樟脑、凡士林按100:16:280比例调配。

❷ 将虎杖研末过筛，樟脑用适量50%乙醇溶化后倒入虎杖粉中。

❸ 凡士林溶化后倒入，搅匀。

用法用量： 将药膏涂于敷料上2~3毫米厚，敷贴患处，隔日1次。

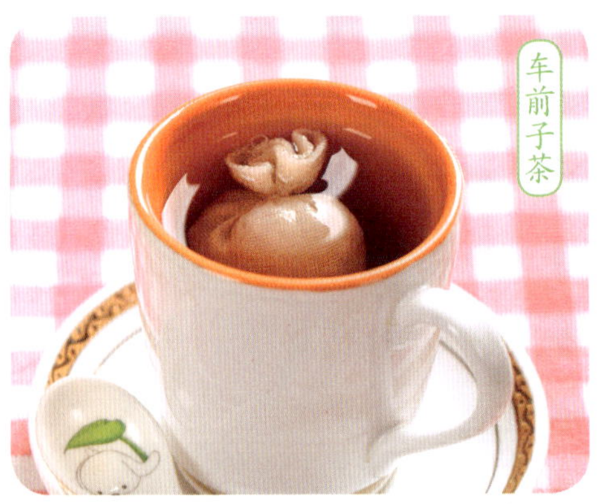
车前子茶

车前子茶

利尿，促进尿酸排泄

原料： 车前子30克。

做法： 车前子用布包好，加清水500毫升，浸泡30分钟后煮沸即可。

用法用量： 代茶饮，每日服用1剂。

仙人掌外敷方

适用于急性痛风性关节炎

原料： 仙人掌适量。

做法： 仙人掌洗净，放入罐中捣烂。

用法用量： 将捣烂的仙人掌敷于患处（厚1~2毫米），每日1次。

茯苓猪骨汤

适用于痛风热毒较重者

原料： 土茯苓50克，猪脊骨500克。

做法： ❶ 土茯苓洗净、切片，再用纱布包好，备用。

❷ 将猪脊骨洗净，放入锅中，加入清水，煨汤，煎至1000毫升左右，然后取出猪骨，撇去汤上层浮油。

❸ 将备好的土茯苓放入煎好的猪脊骨汤内再煮，煮至汤剩600毫升左右即可。

用法用量： 每日1剂，分2~3次饮用。

人参茯苓酒

益气渗湿，健脾化痰

原料：人参10克，茯苓50克，橘红30克，白酒1000毫升。

做法：❶ 将人参、茯苓、橘红放入酒中浸泡。

❷ 密封，浸泡7天以上。

用法用量：每日30毫升，睡前服用。常饮有效。

芙蓉膏

清热利湿，消肿止痛

原料：芙蓉叶、生大黄、赤豆各等份，凡士林适量。

做法：上药共研细末，按4:6之比例加入凡士林，调和为膏。

用法用量：每次20～30克，敷于患处。每日1次，10天为1疗程。

芹菜苹果汁

缓解痛风症状

原料：鲜芹菜250克，苹果150克。

做法：❶ 将鲜芹菜洗净，然后放入沸水中焯透，取出切碎。

❷ 苹果洗净，切块，与芹菜末一同放入榨汁机中绞汁。

用法用量：每次1杯，每日饮用2次。

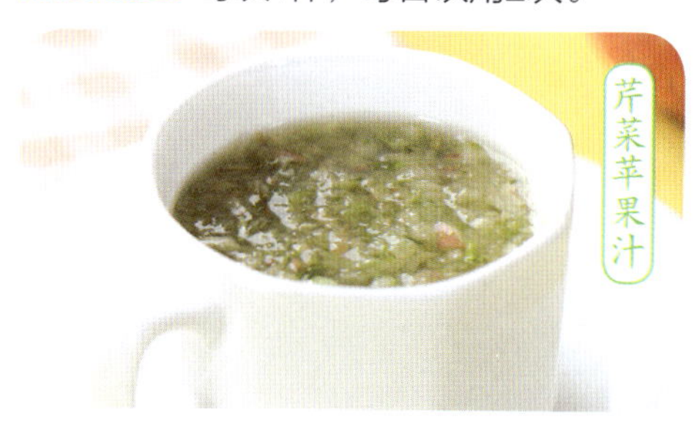
芹菜苹果汁

何首乌粥

适用于肝肾亏虚型痛风

原料：何首乌粉 10 克，大米 50 克，白糖适量。

做法：❶ 将大米洗净，入锅内加水煮粥。

❷ 粥煮至半熟时，加入何首乌粉，边煮边搅至黏稠时加入白糖调服。

用法用量：每日1剂，分2次服用。

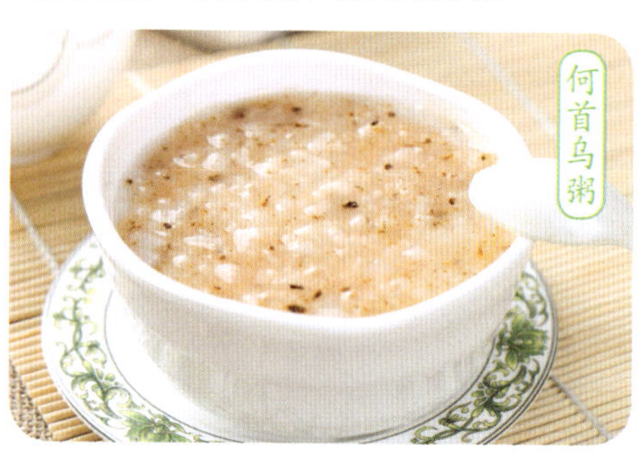
何首乌粥

防风薏仁粥

对湿热痹阻型痛风有效

原料：防风10克，薏苡仁30克。

做法：❶ 将薏苡仁洗净后，加入防风和500毫升的清水。

❷ 用小火煮至薏苡仁熟，滤渣取汁约200毫升即可。

用法用量：每日1剂，连服1周。

桃仁粥

对瘀血痰浊痹阻型痛风有效

原料：桃仁15克，大米150克。

做法：❶ 将桃仁捣烂如泥，加水研汁，去渣。

❷ 与大米一同入锅内，加水煮至米烂粥成。

用法用量：每日 1 剂。分早、中、晚 3 次服用。

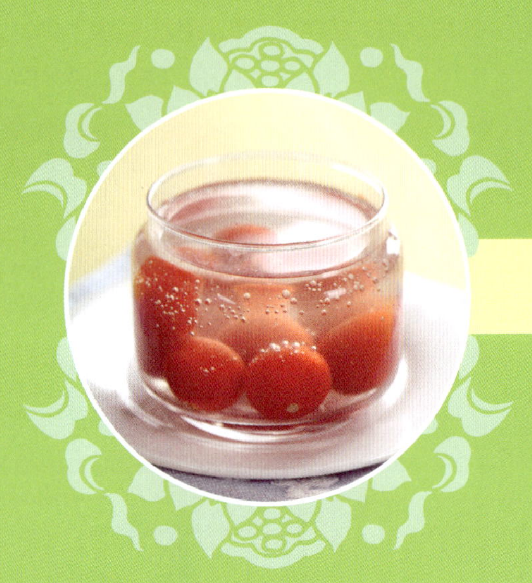

第三章

心脑血管疾病小偏方

保护好心脑血管是健康的前提

心脑血管疾病是一组严重威胁中老年健康的最为常见的疾病群。它以发病率高、致残率高、死亡率高、复发率高、并发症多即“四高一多”为主要特点。对于不严重的心脑血管疾病，我们可以对症使用偏方来预防和调理，以改善患者的生活质量，减轻疾病所带来的各种负担。

冠心病

每日一杯丹参饮，心脏保平安

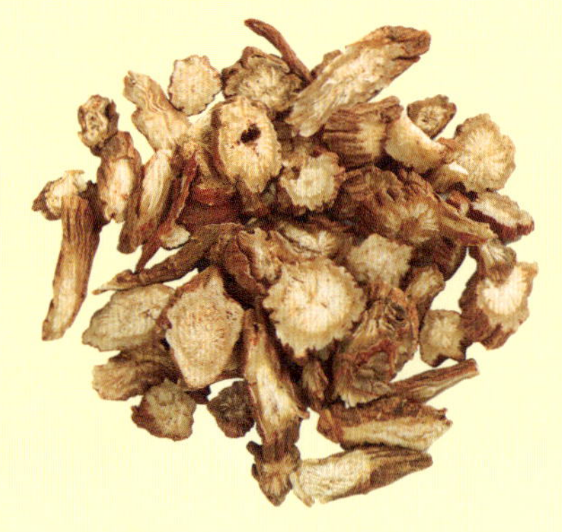

冠心病是中老年朋友最常见的疾病之一。冠心病的发生与年老体衰，肾气不足，饮食不节，思虑劳倦等因素有关。因此，冠心病人在治疗上应以扶正祛邪、标本兼治、涤痰逐瘀、活血通络、补益气血为主。

丹参有活血化瘀、养血安神的功效。现代医学研究认为，丹参可以抵抗血栓形成，降低血小板聚集，使血液黏滞度降低，让血流顺畅；丹参还有一定的扩张冠状动脉的作用，能增加心肌供血能力，减少心绞痛的发作次数。

檀香也是重要的中药材，中医认为，其味辛，性温，归脾、胃、心、肺经，具有行气温中、开胃止痛的功效，为理气要药，有“绿色金子”之美称。现常用于气滞血瘀型冠心病、心绞痛、高脂血症及各种胃痛、痛经、外伤胸痛等。二者合用，气血双调、活血行气、通络止痛力增强。

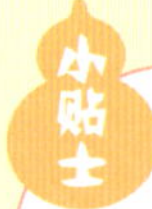

冠心病人注意防寒

寒冷是诱发冠心病的主要诱因之一。这是因为，寒冷的天气会引起体表小血管的痉挛和收缩，使血流速度缓慢，血液黏滞度也明显增高，加重心脏的负担，此时心肌缺氧加重，就容易出现胸闷、心绞痛等问题。

有的中老年朋友不把感冒当回事，然而，小小的感冒也会诱发冠心病。虽然患感冒与冠心病没有什么直接关系，但是如果感冒治疗不得法，可能引起病毒性心肌炎、心律失常等症，这对于患有冠心病的人来说，是非常不利的。

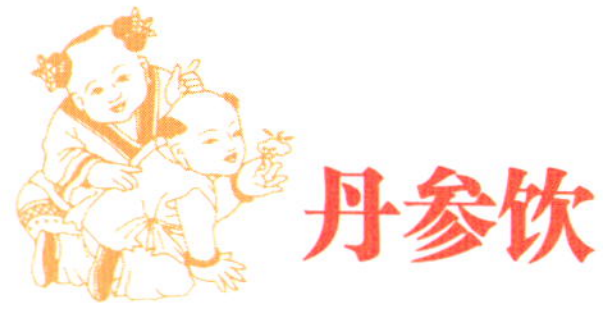

丹参饮

材料 丹参10克，檀香3克。

制法 ❶ 将丹参、檀香洗净后，放入锅内，加入适量的清水。

❷ 先用大火烧沸，然后转为小火煮45～60分钟，滤汁去渣即可。

服用方法 每日1剂，分3次服用。

其他功效 丹参饮还有行气活血、调经止痛、清营热除烦满的功效，平时月经不调、经期情志不舒的女性朋友也可以饮用此饮。

服用禁忌 ❶ 丹参有活血作用，而且用量也比较大，所以有出血性疼痛的人慎用。

❷ 阴虚火旺者、实热吐衄者、孕妇慎用檀香。

❸ 本方行气活血，因此不宜大量长期服用，否则易耗伤气血。

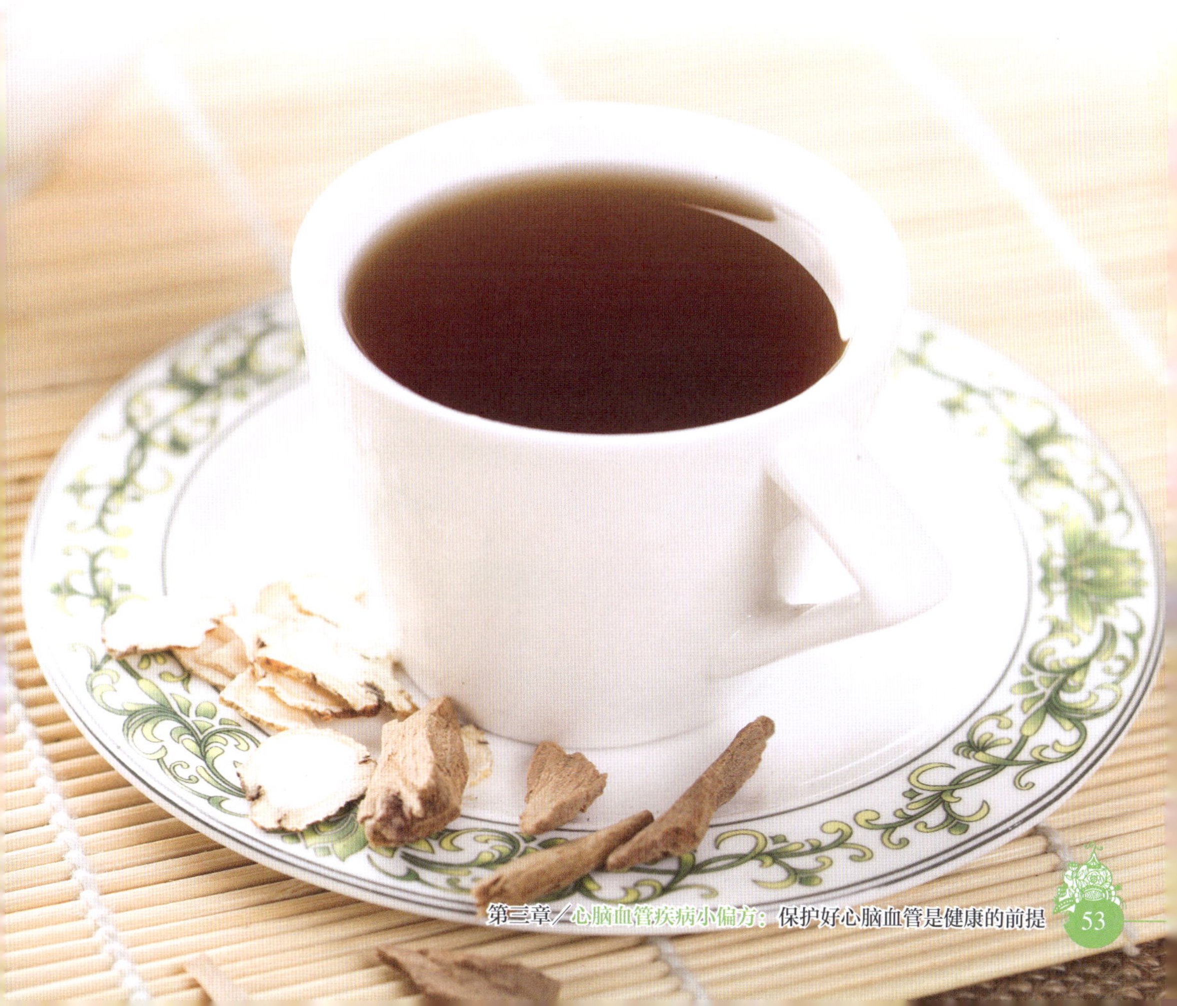

【特效小偏方】

山楂炖牛肉

补气血，祛瘀阻

原料：山楂15克，大枣10枚，红花、熟地黄各6克，牛肉、胡萝卜各200克，高汤1000毫升，料酒、葱、姜、盐各适量。

做法：❶ 山楂洗净、去核；熟地黄切片；红花洗净去杂质；大枣去核；牛肉洗净，用沸水焯一下，切大块；胡萝卜洗净，切块；姜拍松，葱切段。

❷ 把牛肉、料酒、盐、葱、姜放入炖锅内，加水1000毫升，用中火煮20分钟后，再加入高汤1000毫升，烧沸。

❸ 加入胡萝卜、山楂、红花、大枣、熟地黄，用小火炖煮50分钟即成。

用法用量：每次吃牛肉50克，随意吃胡萝卜，喝汤。每日1次。

玉竹燕麦粥

防治冠心病有效

原料：燕麦片100克，玉竹15克，蜂蜜适量。

做法：❶ 将玉竹用冷水泡发，煮沸20分钟后沥汁，再加入清水煮沸20分钟。

❷ 取2次汁水，加入燕麦片，用小火熬成粥，加入蜂蜜食用。

用法用量：每日食用1剂。

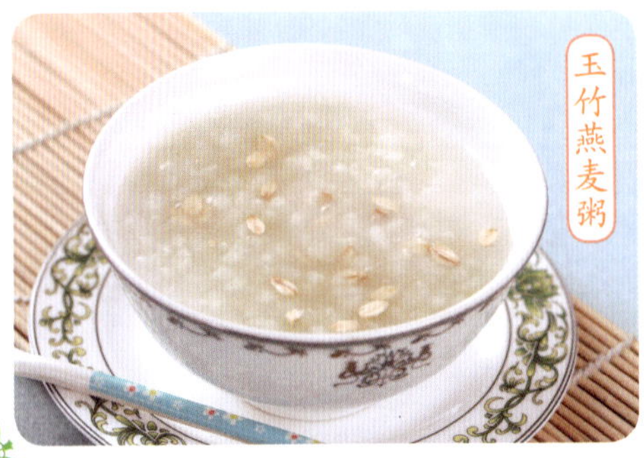

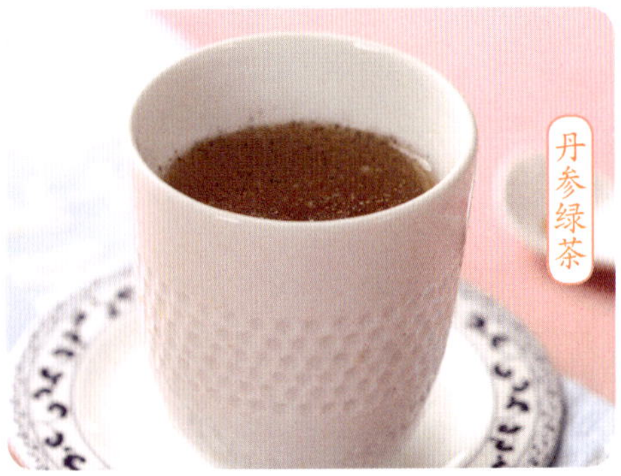

丹参绿茶

活血化瘀，宽胸止痛

原料：丹参10克，绿茶5克。

做法：❶ 丹参研成粗末。

❷ 与绿茶一同放入茶杯中，用开水冲泡5～10分钟即可。

用法用量：代茶饮。

人参三七炖鸡

益气活血

原料：人参、三七各9克，鸡肉100克，葱、盐各适量。

做法：❶ 三七碾末，葱洗净切段；鸡肉洗净切大块，汆汤去沫。

❷ 加入人参、葱段，用小火炖至鸡肉熟烂，再加入三七粉，用盐调味即可。

用法用量：每半月食用1次。

核桃仁膏

活血祛瘀，补肾纳气

原料：桃仁、核桃仁各1000克，红糖适量。

做法：❶ 桃仁去皮尖。

❷ 将桃仁、核桃仁捣烂和匀，加红糖搅成膏即可。

用法用量：用沸水冲服，每次服10克，每日服2次。

丹参灵芝酒

补虚弱，益精神

原料：丹参30克，灵芝15克，三七5克，白酒500毫升。

做法：❶ 将丹参、灵芝、三七洗净切片。❷ 将三者放入盛酒的大酒瓶内，密封好，浸泡15天，每天摇晃1次。

用法用量：每日1次，每次15~20毫升。

参芝三七饮

益气养阴，活血安神

原料：西洋参、三七各30克，灵芝60克，丹参50克。

做法：将上药一同研成细末。

用法用量：每次3克，用沸水冲泡后饮下，每日2次。

自制葡萄酒

预防冠心病和脑梗死

原料：紫葡萄5000克，白糖2500克，38°高粱酒2500毫升。

做法：❶ 把洗净晾干的紫葡萄放在酒坛中，先放进白糖，再放入38°度高粱酒，以泡过葡萄为度。

❷ 将坛放在凉爽处，塑料布封顶保存。南方地区埋在土里保存最好。

用法用量：每日1次，每次15~20毫升。

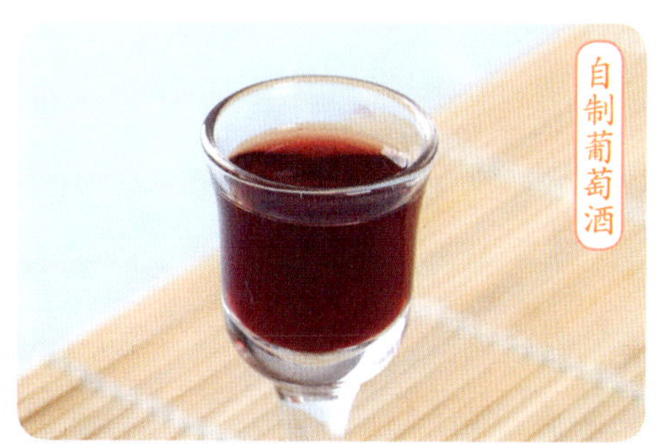

自制葡萄酒

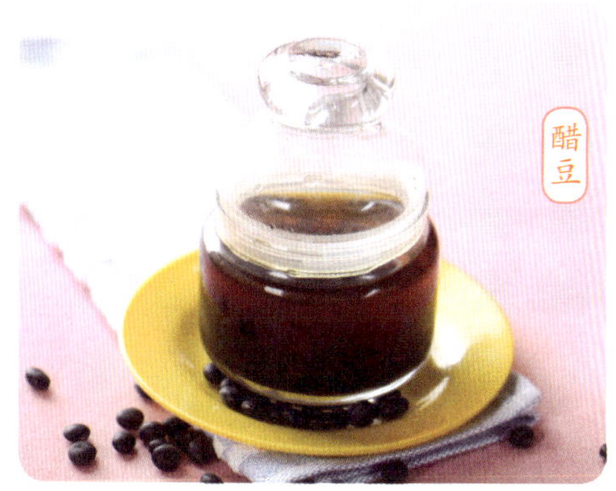

醋豆

醋豆

有效治疗冠心病

原料：黑豆（或者黄豆）500克，米醋1000毫升。

做法：❶ 黑豆，去除杂质、坏豆，洗净晒干，煮熟后放到玻璃罐头瓶或者小瓦罐里。❷ 以米醋浸泡黑豆，以液面完全没过黑豆为度，将瓶口封严，半个月后就可以吃了。

用法用量：每日三餐当菜吃。生吃黑豆口感不好，难以下咽，煮熟后再用醋腌制，就容易让人接受。

黑木耳散

软化血管，预防冠心病

原料：黑木耳100克。

做法：将黑木耳焙干为末。

用法用量：用白开水分次送服。常服有效。

薤白粥

宽胸止痛，行气散结

原料：薤白10克，砂仁3克，大米50克。

做法：❶ 将大米淘洗净，薤白去杂洗净。❷ 将米与薤白、砂仁一同放入锅内，加入水适量，先用大火煮沸，再用小火煮成粥。

用法用量：佐餐食。可常食。

低血压

陈皮配甘草，血压不会往下跑

动脉血压低于90／60毫米汞柱（约为12／8千帕）者，即为低血压。平常我们所说的低血压大多为慢性低血压。由于血压低，血液循环减缓，可造成体表和肢端毛细血管缺血。因输氧量减少，易导致二氧化碳及代谢废物堆积，抵抗力下降，身体虚弱。

低血压多与先天不足、后天失养、劳倦伤正、失血耗气等有关，治疗上应以温脾肾、升阳气为主。

在中草药中，甘草因其用途广泛，有药中“国老”的美誉。清代名医汪昂指出，甘草“有补有泻，能表能里，可升可降”。现代医学研究表明，甘草主要含有甘草甜素，可水解成甘草次酸，而甘草次酸可以使血压升高。陈皮有理气健脾、调中、燥湿、化痰的功效。陈皮、甘草、核桃仁三者合用，可以很好地补益心脾，升高血压，让血压恢复正常。

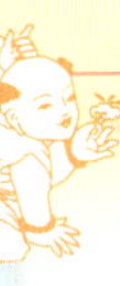

陈皮甘草桃仁饮

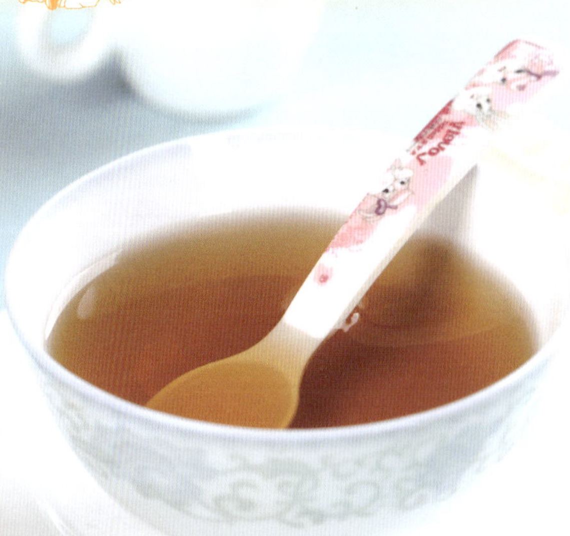

材料 陈皮15克，核桃仁20克，甘草6克。

制法 ❶ 将陈皮、核桃仁、甘草放入锅内，加入3碗水。❷ 大火烧开，然后转小火，3碗水熬成1碗即可。

服用方法 当茶饮，每日2次，10天为1个疗程。

其他功效 本方还可用于消化不良。

服用禁忌 阴虚燥咳、吐血及内有实热者慎用此汤。

【特效小偏方】

升压茶

温阳益气，升血压

原料：太子参9克，肉桂、炙甘草各3克。

做法：❶ 将太子参、炙甘草切成薄片；肉桂研为末。

❷ 将上述材料一同放入带盖的茶杯中，然后冲入沸水，加盖闷10分钟即可。

用法用量：代茶频饮，每日饮用1剂。喝完后再冲入沸水泡服，直至无味为止，太子参片也可嚼服。

山药肉桂末

调节血压

原料：山药40克，肉桂15克。

做法：将上药一同研成细末，备用。

用法用量：开水冲泡后温服。每次1~2克，每日2~3次。

沙参地黄饮

可治疗低血压

原料：沙参、生地黄、熟地黄各10克，蜂蜜适量，大枣20克。

做法：将上述原料一同放入碗中，加水适量，放入蒸笼上，隔水蒸1小时。

用法用量：每日服3次，连服20天。

高丽参甘草汤

适用于体位性低血压

原料：高丽参10克，炙甘草5克。

做法：❶ 将上述药材放入砂锅中，加入适量的清水。

❷ 大火烧开，然后转小火，水煎40分钟即可。

用法用量：顿服。连服15天。

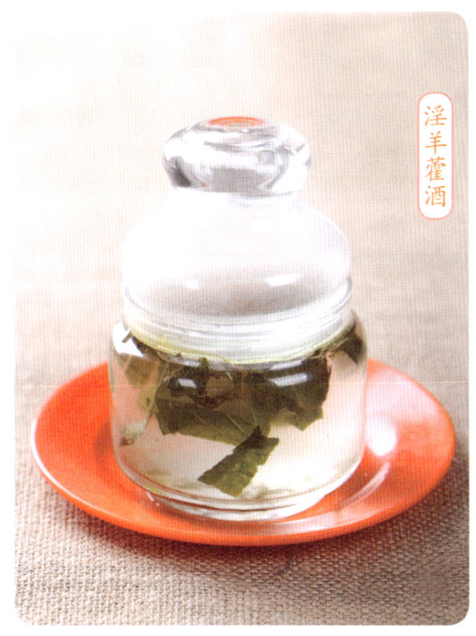

淫羊藿酒

淫羊藿酒

有效调节血压

原料：淫羊藿30克，白酒500毫升。

做法：将淫羊藿放入白酒中，密封，浸泡7天。

用法用量：每日早、晚空腹各饮用1次，每次15毫升左右，连服至血压升到正常或自觉症状消失以后，再续服1个月巩固疗效。

牛肉胶冻

适用于低血压眩晕者

原料：牛肉1000克，黄酒250毫升。

做法：❶ 将牛肉洗净，切成小块，放入大铝锅内，加水适量煎煮，每小时取肉汁1次，加水再煮，前后共取肉汁4次。

❷ 合并肉汁液，以小火继续煎熬，煮至肉汁稠黏时，加入黄酒，再熬至稠黏时停火，将稠黏液入盆内，冷藏备用。

用法用量：每次取牛肉胶冻3汤匙，每日3次，常食。

心律失常

人参莲心汤是救心良品

心律失常即心动节律和频率异常。心律失常见于多种疾病过程中。心律失常时心脏泵血功能发生障碍，影响全身器官的供血。

中医认为，心律失常多由于脏腑气血阴阳虚损、内伤七情、气滞血瘀交互作用致心失所养、心脉失畅而引起，治疗上应以养心安神定志为主。

莲子心用于心血管疾病的调理，效果十分显著。莲子心所含的甲基莲心碱能显著对抗心律失常，其所含的莲心总碱能扩张血管，减少心肌耗氧。

人参具有降血脂、抗动脉硬化、抗心律失常、保护心肌、抗凝血等功能，能防治心血管疾病，常用于治疗气虚所致的心动过缓、血压偏低等。

不过，偏方治疗心律失常应以治疗原发疾病为妥，偏方的选择也应慎重。

人参莲子汤

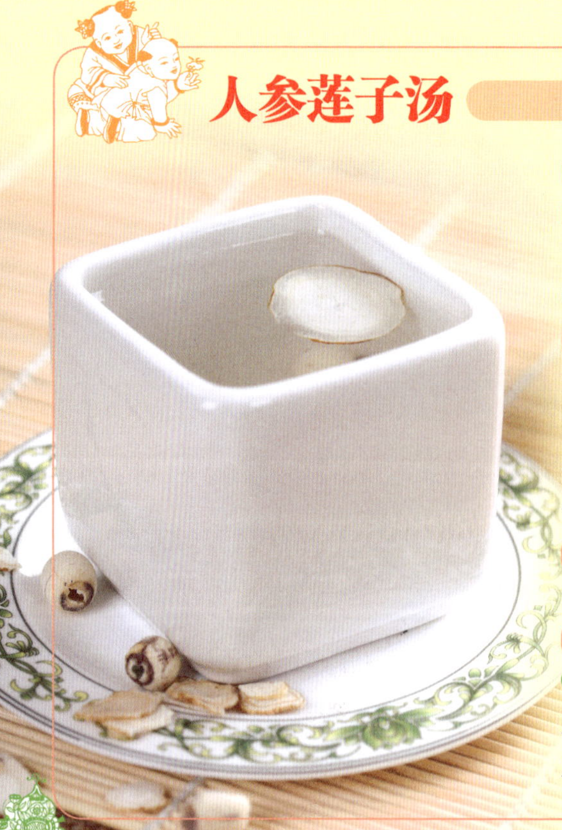

材料 莲子（连心）12克，人参5克。

制法 ❶ 将人参、莲子放于碗内加水适量泡发。

❷ 放入蒸锅内，隔水蒸1小时左右即可。

服用方法 吃莲子和人参，饮汤。人参可连续使用3次，第二天再加莲子和水，如上法蒸服，第3次可连人参一并服用。遇有心律失常时宜连续服用1周，视疗效和病情决定是否继续服用此方。

其他功效 此汤还可以用于体虚脾弱的高血压者。

服用禁忌 ❶ 大便燥结者不要饮用此汤。

❷ 凡外感前后、疟疾、黄疸、疳积、痔，及气郁腹胀、尿赤便秘、消化不良者皆忌用此汤。

【特效小偏方】

毛冬青根煎

减轻或消除心律失常

原料：鲜毛冬青根100～150克。

做法：水煎服。

用法用量：每日1剂，分3次服。

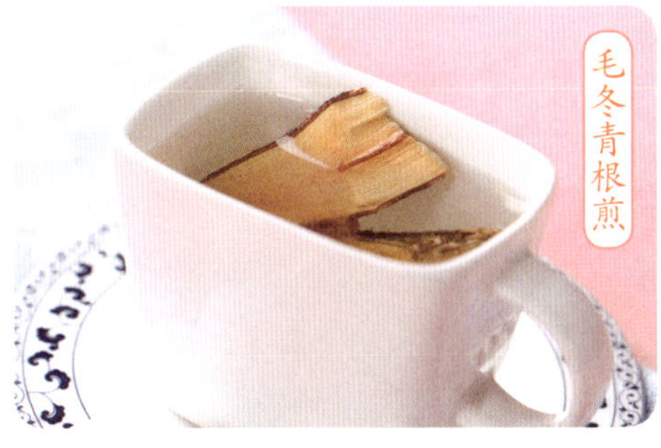

龙眼肉西洋参粥

适于无器质性病变的心动过速

原料：龙眼肉30克，西洋参10克，大米60克，白糖少许。

做法：① 将大米淘洗干净，备用。

② 龙眼肉、西洋参与大米一同放入锅内，煮成粥。

用法用量：佐餐食。西洋参，龙眼肉可一起嚼食。10天为1个疗程。

莲子龙眼肉粥

用于心血不足型心律失常

原料：莲子、龙眼肉各15克，大枣15枚，糯米50克，白糖少许。

做法：① 将莲子去皮去心，大枣清洗干净后去核。

② 糯米淘洗干净放入锅中，然后加入莲子、龙眼肉、大枣和适量清水，熬煮至烂熟即可。

用法用量：佐餐食。每日2次。

酸枣仁茶

用于阴虚火旺型心律失常

原料：酸枣仁6～15克。

做法：酸枣仁洗净，放入茶杯中，用开水冲泡。

用法用量：代茶饮。每日1次，1周为1个疗程，可连服数个疗程。

柏子仁炖猪心

安神补心，改善心律失常

原料：柏子仁10~15克，猪心1个。

做法：纳柏子仁于猪心内，隔水炖熟。

用法用量：午饭佐餐服食。每日1剂。

桑寄生饮

通经络，养血脉，抗心律失常

原料：桑寄生20克。

做法：① 将桑寄生放进砂锅，加3碗水。

② 大火烧开，然后转成小火，3碗水熬成1碗即可。

用法用量：每日早晚各1次。

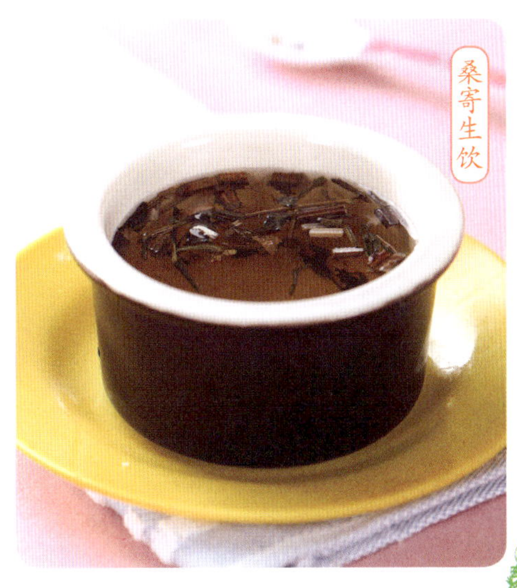

心绞痛

罗布麻膏让心不再“痛”

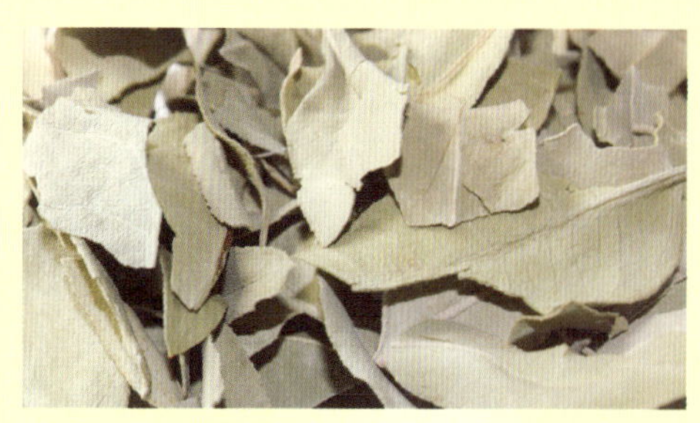

心绞痛是在心肌短暂缺血缺氧的情况下发生的一种疼痛症状，主要由冠心病引起。另外，贫血、主动脉狭窄及甲状腺功能亢进等，也会导致心绞痛。中老年男性的发病率要明显高于中老年女性。诱因常为劳累、生气、饱食。其发作很突然，在活动时极为明显，停止活动则可缓解。心绞痛发作时，有时还会伴有呼吸困难、出汗、恶心及眩晕等症状。

中医认为，心绞痛属“胸痹”“心痛”的范畴，病在心，与脾、肝、肾三脏有关。《黄帝内经》载：“心病者，胸中痛，胁支满，胁下痛，膺背肩胛间痛，两臂内痛……”而这些心绞痛所涉及的胸、胁、背、肩、臂等部位，也正是肝胆经络循行之处。所以，肝阳气机不舒，肝胆疏泄失常，必致肝郁气滞，郁久又必由气及血，从而形成气血的闭阻局面。因此心绞痛的治疗应从健脾化痰、活血化瘀、疏肝理气入手。从中医角度来看，罗布麻叶有平肝安神、清热利水的功效。

现代医学认为，罗布麻叶含有的黄酮成分可以通过清除氧自由基起到抗心律失常、抗心肌缺血、缓解心绞痛和改善心功能的作用，并有助改善脑缺血，提高大脑供氧能力，从而对心血管疾病有一定的治疗作用。

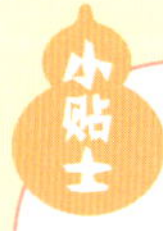

用罗布麻叶直接泡茶可以吗?

有的人平时喜欢用罗布麻叶直接泡水喝，这样的做法是不对的。罗布麻叶对我们身体的伤害主要表现在对肝肾的损害，而且这种损害是不可逆的，特别是肾。如果我们把没有加工过的罗布麻叶当作茶一样长期泡水饮用，反而对健康有害。

因此，我们要分清罗布麻叶和罗布麻茶的区别，购买正规厂家生产的罗布麻茶饮用，不要贪图便宜买罗布麻叶当茶长期饮用。

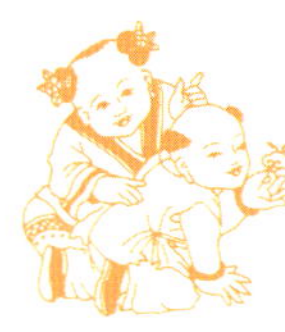

罗布麻膏

材料 罗布麻叶、白糖各500克。

制法 ❶ 将罗布麻叶洗净，放入锅内，加水煎煮。过 20 分钟后取液 1 次，加水再煮，一共煎 3 次。

❷ 去渣，合并药液，再继续用小火煎煮浓缩到将要干锅时停火。

❸ 待药快凉时，加入白糖把液吸净，拌匀，晒干，压碎，装入瓶中，备用。

服用方法 每次服用10克，每日服用3次，以沸水冲化代茶饮，连服3剂。

其他功效 本方还有清火平肝、杀菌消炎、定痛的功效。罗布麻还含有芸香苷，类似于维生素P的活性，能增强血管的柔韧性和弹性，降低血清胆固醇，防止脂肪在血管壁中沉积。

服用禁忌 脾胃虚寒者慎用此方。

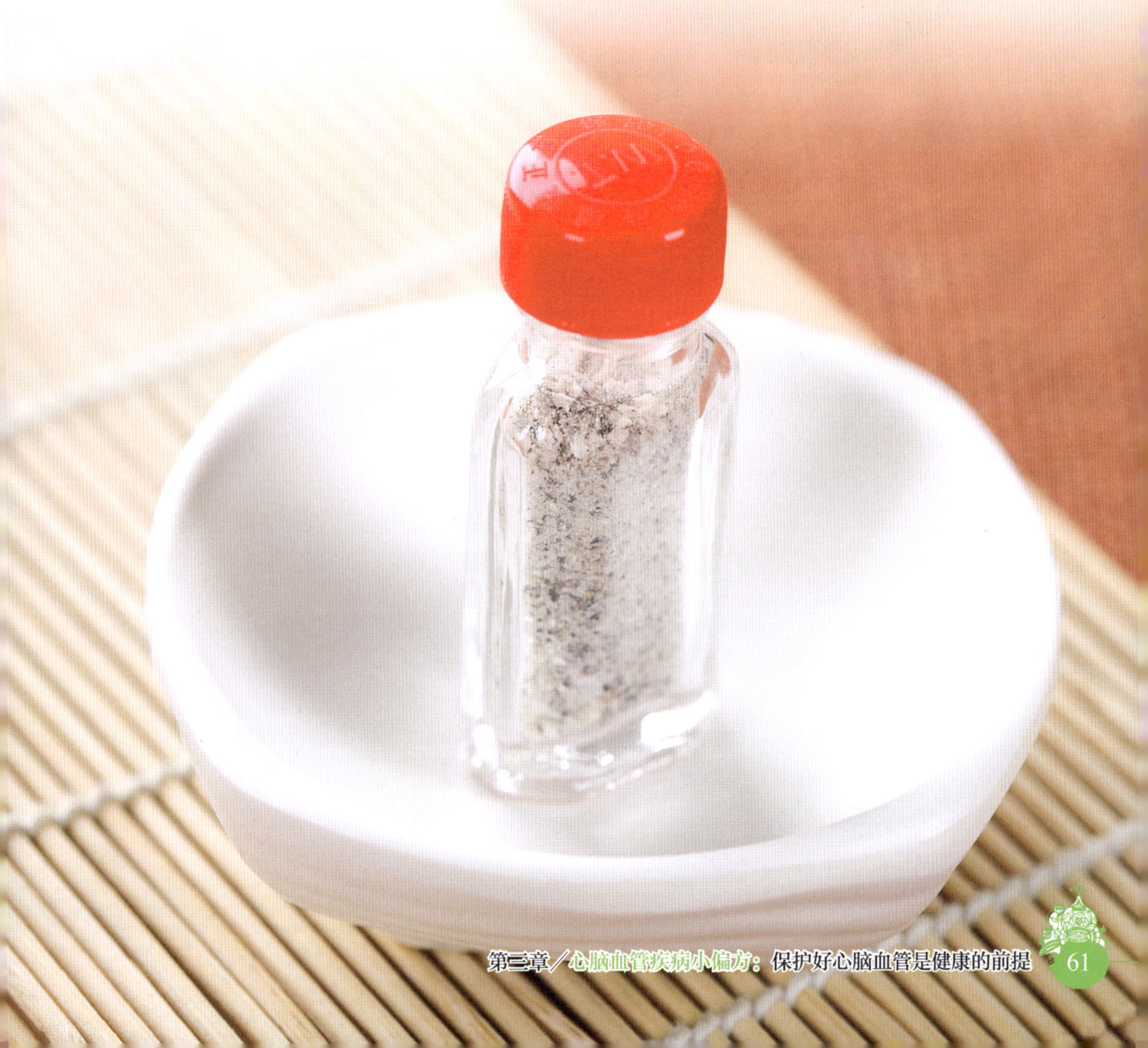

【特效小偏方】

丹参川芎茶

适用于冠心病伴心绞痛

原料：丹参10克，川芎6克。

做法：①丹参、川芎放入砂锅中，加3碗水。

②大火烧开，然后转小火，煎成1碗即可。

用法用量：每日1剂，分3次饮用。

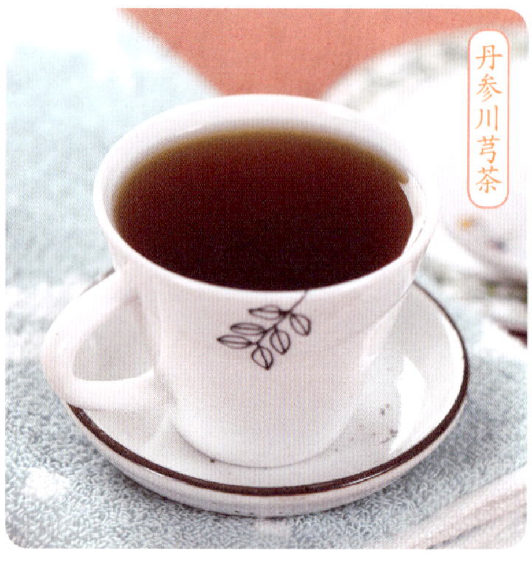

丹参川芎茶

嚼鱼腥草根

可缓解疼痛

原料：鲜鱼腥草根茎200克。

做法：每次用1~2寸放口中生嚼。

用法用量：每日2~3次。

羊心红花汤

缓解心绞痛

原料：红花10克，羊心1个。

做法：①羊心洗净去血水，放入锅内，加入清水750毫升左右。

②加入红花，用慢火炖熟。

用法用量：饮汤吃羊心，一般3~5天吃1次。

银杏叶茶

活血化瘀，通脉疏络

原料：银杏叶5克。

做法：银杏叶洗净切碎后，放入茶杯中，用沸水闷泡半小时。

用法用量：代茶频饮。

芥末方

辅助治疗心绞痛

原料：芥末50~100克。

做法：用少量水将芥末调成糊状，直至出现芥子油气。

用法用量：洗澡时将其倒入浴盆加水浸泡身体5~15分钟，可缓解疼痛。

丹参大米粥

行气，化瘀，止痛

原料：丹参10克，砂仁3克，檀香6克，大米50克，白砂糖适量。

做法：①将丹参、砂仁、檀香水煎取浓汁，去渣。

②将大米煮粥，粥将熟时，加入药汁和白砂糖，稍煮片刻即可。

用法用量：每日服用2次，早晚温热服。

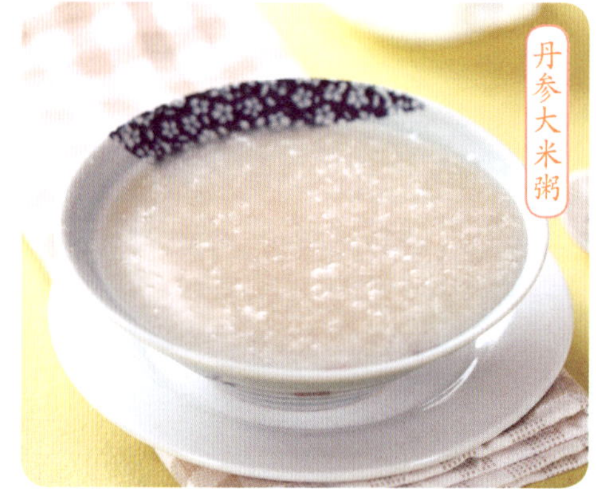

丹参大米粥

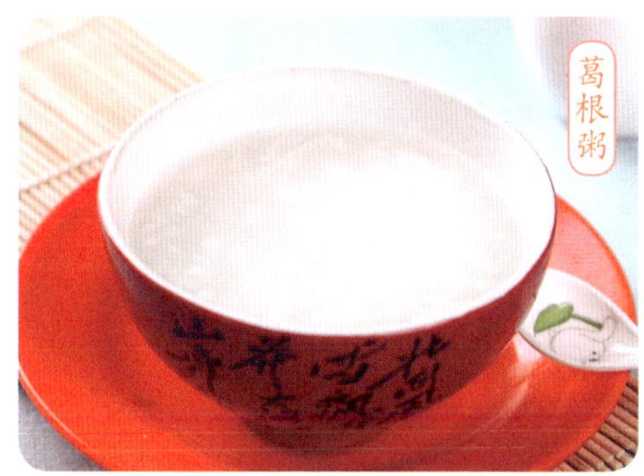

葛根粥

减轻疼痛

原料： 葛根适量，大米100克。

做法： ❶ 葛根切片磨碎，加水搅拌，沉淀取粉。

❷ 取葛根粉30克，与大米一同煮成粥。

用法用量： 每日早晚服用。

红参麦冬饮

适用于气阴两虚型心绞痛

原料： 红参、麦冬、黄芪各 6 克，陈皮 5 克。

做法： ❶ 将上药放入砂锅中，加 3 碗水。

❷ 大火烧开，然后转小火煎成 1 碗即可。

用法用量： 每日 1 剂，秋末服用，直到第二年春天为止。

猪心芭蕉花汤

安心，止痛

原料： 新鲜芭蕉花250克，猪心1个。

做法： ❶ 猪心洗净去血水，备用。

❷ 将芭蕉花、猪心一同放于砂锅内，加水适量，共炖2小时。

用法用量： 喝汤食心，每日1剂，连服数日。

丹参山楂粥

可健脾胃，散瘀血

原料： 丹参15克，山楂30克，大米100克，白糖适量。

做法： ❶ 将丹参、山楂放入砂锅内，水煎，去渣取浓汁。

❷ 加入洗净的大米、糖，一同煮粥。

用法用量： 两餐间当点心服食，不宜空腹食用。7～10天为1个疗程。

香蕉花方

缓解心绞痛症状

原料： 香蕉花适量。

做法： 香蕉花烧存性。

用法用量： 每日1次，每次3～5克，用盐汤送服。

香蕉糯米粥

缓解心绞痛

原料： 香蕉3根，冰糖60克，糯米60克。

做法： ❶ 糯米淘洗干净，香蕉去皮。

❷ 将糯米入锅内，加入适量的清水、香蕉、冰糖一同煮粥。

用法用量： 每日1剂，连续服用数天。

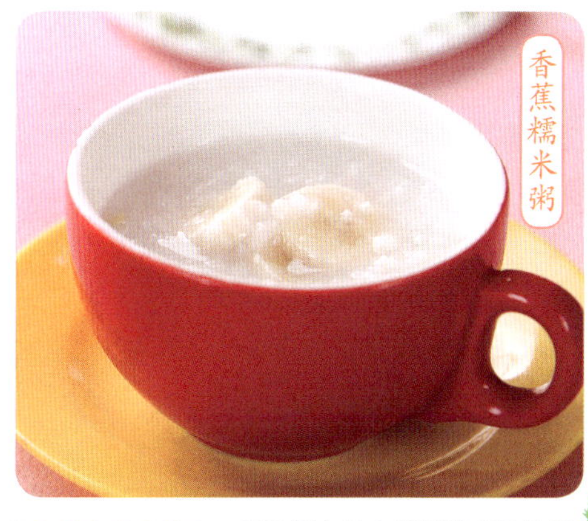

心力衰竭

老茶树根兑黄酒增强心脏活力

心力衰竭是心脏病发展到一定程度时，心脏排出的血液不能维持人体所需的一种临床表现。它实际上并不是一个独立的疾病，而是各种病因导致心脏病的严重阶段，主要症状表现为呼吸困难、喘息、水肿等。各种心脏疾病，如冠心病、心肌病、心肌炎、心脏瓣膜病、高血压病及先天性心脏病等，都可以发生心力衰竭。体内有感染、过重体力劳动或情绪激动、盐摄入过多、妊娠和分娩及大量快速输液时，更易诱发心力衰竭。

心力衰竭属于中医“心悸”、“怔忡”等范畴。中医则认为，心力衰竭多为心阳虚，心气不足，所以在选择偏方上多以益气温阳为主。

中医认为，老茶树根具有强心活血的作用。茶树根越老越好，最好在10年以上，对改善肺源性心脏病的症状有一定效果；对于冠心病、心律失常、心力衰竭也有很好的治疗效果。

茶树根煎

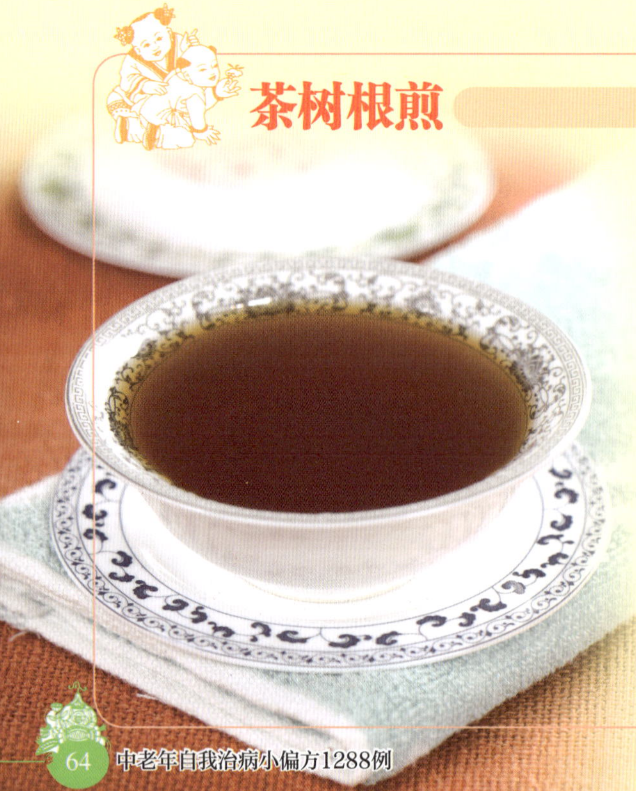

材料 老茶树根30克，黄酒适量。

制法 ❶ 将老茶树根洗净切片，放入砂锅内，加入适量的清水。

❷ 先用大火烧开，再转为小火，水煎取汁。

❸ 再加入黄酒调匀，煎煮片刻即可。

服用方法 每日晚上临睡前1次服完或分2次饮服，连服1～2个月。

其他功效 此方还可用于冠心病、肺心病等病的辅助治疗。

服用禁忌 茶树根味比较苦，服用时不宜加糖，否则会影响治疗效果。

【特效小偏方】

核桃大枣膏

适用于心力衰竭造成的水肿

原料：核桃、大枣各20个，蜂蜜100克。

做法：❶ 将核桃去壳，大枣去核。

❷ 二者一同捣为泥，加入蜂蜜熬成膏。

用法用量：每日1次，每次取3匙，用温开水送服。

葶苈大枣汤

改善心急气喘症状

原料：葶苈子10克，大枣5枚。

做法：❶ 将上述药材放入砂锅中，加3碗水。

❷ 大火烧开，然后转小火，煎至1碗即可。

用法用量：每日分2～3次服，每日1剂。

艾叶苹果

用于血瘀水阻型充血性心力衰竭

原料：艾叶10克，苹果1个，红糖30克。

做法：❶ 苹果洗净，用筷子在苹果上刺10~15个孔。

❷ 艾叶洗净，与苹果共煎取汁，兑入红糖，搅匀即可。

用法用量：去艾叶，饮艾叶红糖水，吃苹果。

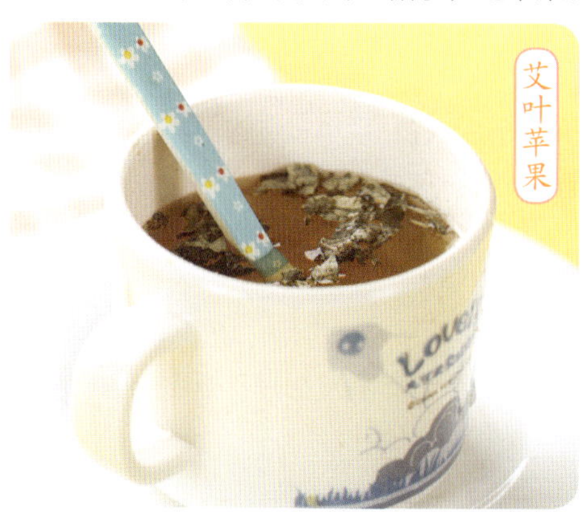
艾叶苹果

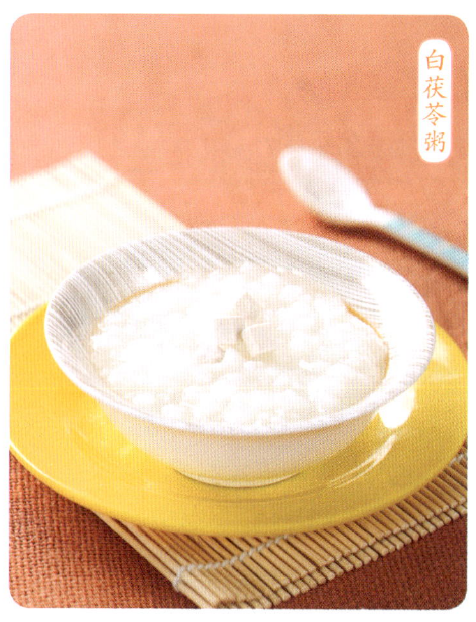
白茯苓粥

白茯苓粥

适用于心衰水肿

原料：白茯苓粉15克，大米适量。

做法：将白茯苓粉与大米一同煮成粥。

用法用量：早晨与下午温热分服。可常食。

香加皮茶

治心衰水肿

原料：香加皮10克。

做法：将香加皮放入砂锅内，加入清水适量，水煎取汁。

用法用量：代茶饮。

人参三七檀香末

适用于气虚血滞所致的心衰

原料：人参、三七、檀香各适量。

做法：将人参、三七、檀香研为末。

用法用量：取药末等分，每次2～3克，温开水送服，每日2～3次。

动脉粥样硬化

常吃醋泡小番茄，血管不硬化

如果把动脉比作是人体的高速公路，那么动脉粥样硬化就好比高速公路封闭，会导致运输效率严重下降。本病多见于40岁以上的中、老年人。中医认为，本病属于痰证、眩晕、心悸、中风等范畴，治宜活血化瘀、化痰通络、滋补肝肾。

醋泡番茄可有效预防动脉粥样硬化。番茄呈现红色，主要源于它含有番茄红素，这种物质不但能够去除自由基、预防癌症，还有抑制坏胆固醇（低密度脂蛋白胆固醇）的作用，可有效防治动脉粥样硬化。将陈醋与小番茄一起搭配食用，可进一步提高人体对番茄红素的吸收。这是因为陈醋富含氨基酸，当番茄红素遇到醋酸后，不但不会被分解，番茄中的营养成分还更容易被人体吸收。

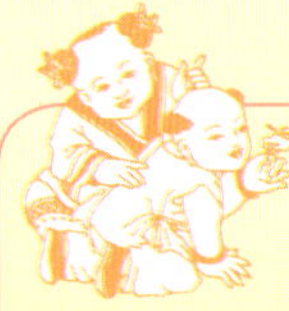

醋泡小番茄

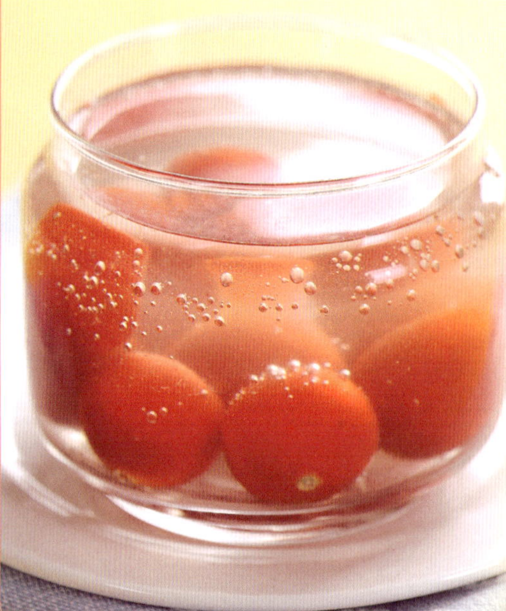

材料 小番茄20个，陈醋200毫升，白糖1匙，盐1/3小匙。

制法 ❶ 将小番茄洗净、去蒂，用牙签在上面均匀地扎一些小孔。

❷ 将其他原料放入锅中，边加热边搅拌，直到糖和盐溶化为止。

❸ 然后把小番茄放入瓶中，再倒入完全冷却的混合液体，5～6小时后就可以吃了。

服用方法 每日可吃6个左右。醋泡番茄可放在冰箱冷藏室里保存1周左右。

其他功效 还可抗衰老、预防癌症、调节血脂。

服用禁忌 对醋过敏、胃溃疡和胃酸过多的中老年朋友最好不要食用。

【特效小偏方】

醋泡白萝卜

降胝血脂，软化血管

原料：生白萝卜250克，米醋适量，花椒、盐各少许。

做法：❶ 将萝卜洗净，切成小薄片。

❷ 放入花椒、盐，加入米醋，浸泡4小时左右，吃的时候可淋上香油。

用法用量：佐餐食，每日2次。

芡实核桃羹

适用于肾阳虚型动脉硬化

原料：芡实30克，核桃仁15克，大枣7枚，白糖适量。

做法：❶ 芡实研粉，加凉水打成糊状，再加开水搅拌。

❷ 核桃仁打碎，大枣去核，与芡实糊、适量白糖一同煮烂成羹。

用法用量：每日1剂，1个月为1个疗程。

注意事项：动脉粥样硬化患者有舌红、上火、手足心热等阴虚症状者不宜多食。

首乌炖母鸡

降血脂，抗动脉粥样硬化

原料：何首乌12克，老母鸡1只，姜、盐、料酒各适量。

做法：❶ 何首乌研碎，用纱布包好，放到去掉内脏的母鸡肚里。

❷ 用砂锅和小火炖，加入姜、盐、料酒，炖熟即可。

用法用量：佐餐食，每日分3次食用。

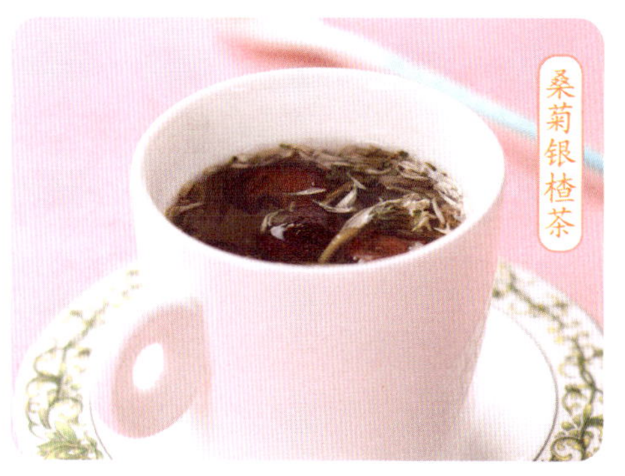
桑菊银楂茶

桑菊银楂茶

清热解毒，化瘀降脂

原料：菊花、金银花、山楂各15克，桑叶10克。

做法：将菊花、金银花、山楂、桑叶放入茶杯中，加入开水冲泡。

用法用量：代茶饮。可常饮。

冬瓜皮茯苓水

清心通络

原料：冬瓜皮500克，茯苓300克，木瓜100克。

做法：❶ 将上面的药物放入砂锅中，加入清水2000毫升，煎至水剩1500毫升时，澄出药液，备用。

❷ 倒入脚盆中，先熏蒸，待温度适宜时泡洗双脚。

用法用量：每日晚上临睡前泡脚，每次40分钟，20天为1个疗程。

荷叶茶

扩张血管，降压，降脂

原料：鲜荷叶半张，白糖适量。

做法：❶ 将荷叶放锅中加适量水煮，取汁。

❷ 加入适量白糖搅匀即可饮用。

用法用量：代茶饮。可常饮。

病毒性心肌炎

黄芪煎水饮，病毒不入侵

病毒性心肌炎近年来不论在儿童中还是在中老年人中的发病率均有增加的趋势。本病为病毒感染所致，患者一般有上呼吸道感染的病史，可有持续性和间歇性发热、心动过速、心前区刺痛、心悸、乏力、面色苍白、出汗头晕、关节痛及呼吸困难等症状，严重者可导致心力衰竭。

中医认为，黄芪可益气活血、行气止痛，能有效对抗病毒、保护心肌细胞、增强免疫功能，对心血管有强心、降压作用。它是治疗病毒性心肌炎的主要药物之一。

黄芪煎

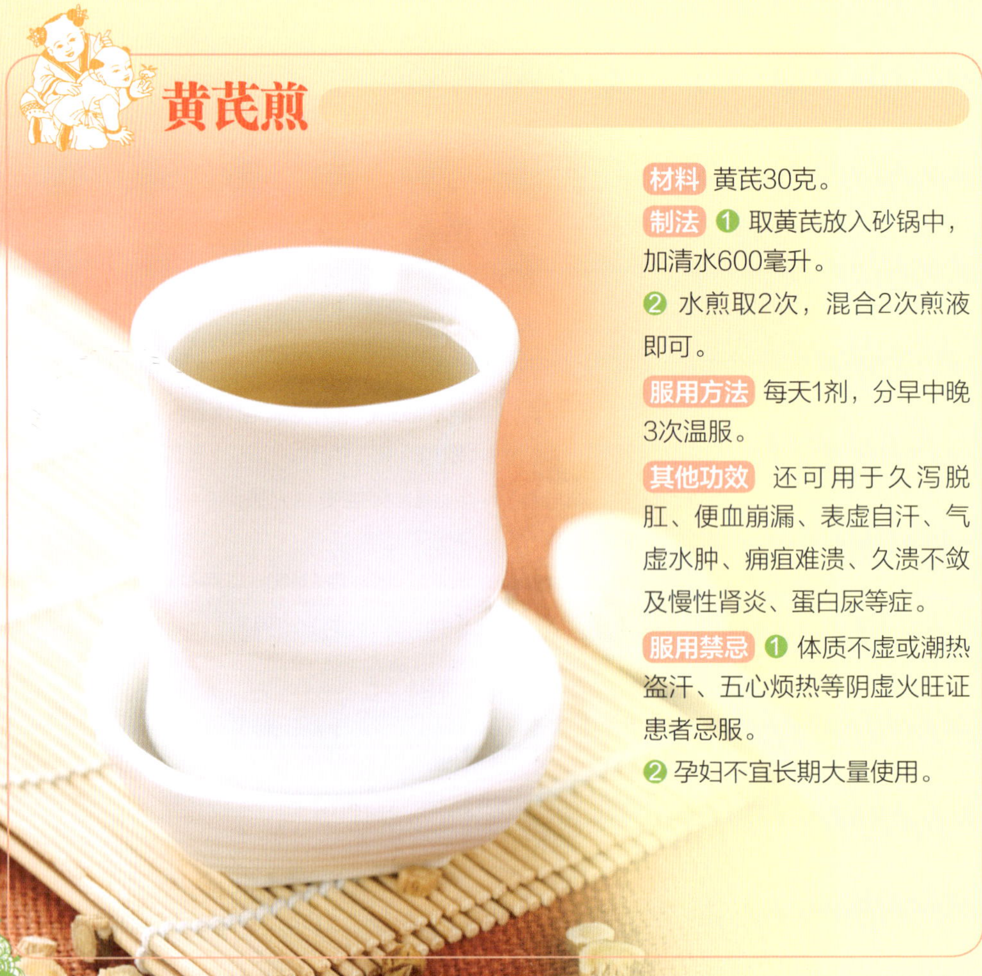

材料 黄芪30克。

制法 ❶ 取黄芪放入砂锅中，加清水600毫升。

❷ 水煎取2次，混合2次煎液即可。

服用方法 每天1剂，分早中晚3次温服。

其他功效 还可用于久泻脱肛、便血崩漏、表虚自汗、气虚水肿、痈疽难溃、久溃不敛及慢性肾炎、蛋白尿等症。

服用禁忌 ❶ 体质不虚或潮热盗汗、五心烦热等阴虚火旺证患者忌服。

❷ 孕妇不宜长期大量使用。

【特效小偏方】

灯心草竹叶饮

清火安神

原料： 灯心草9克，竹叶6克。

做法： ❶ 将上述药材放入砂锅中，加3碗水。

❷ 大火烧开，然后转成小火，煎至1碗即可。

用法用量： 代茶饮，每天2次。

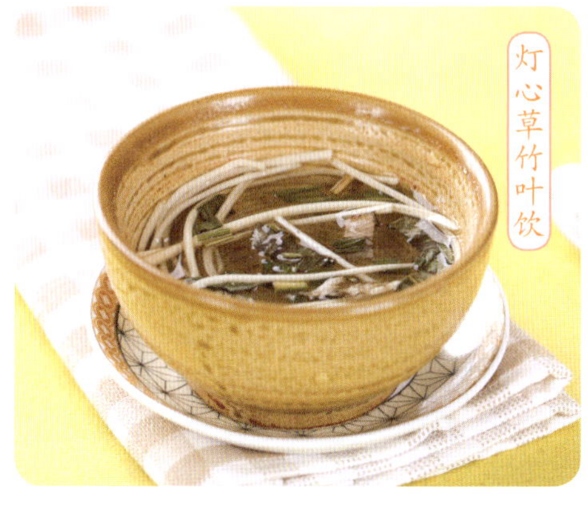

银耳太子参饮

适用于心肌炎恢复期

原料： 银耳15克，太子参25克，冰糖适量。

做法： ❶ 将涨发好的银耳和太子参放入砂锅中，加3碗水。

❷ 大火烧开，然后转成小火，煎至1碗，加入冰糖即可。

用法用量： 每天1剂，1个月为1个疗程。

冬虫夏草末

减少心肌损害，提高免疫力

原料： 冬虫夏草50克。

做法： 冬虫夏草研细末吞服。

用法用量： 每次2克，每天3次。

制半夏生姜饮

适用于病毒性心肌炎

原料： 制半夏18克，生姜24克，茯苓12克。

做法： ❶ 将上药放入砂锅中，加3碗水。

❷ 大火烧开，然后转成小火，煎至1碗即可。

用法用量： 每天服用1剂。

退热糊

适用于伴有低热的病毒性心肌炎

原料： 雄黄、朱砂各10克，玄明粉30克，生葱白、生姜片适量，青皮鸭蛋蛋清适量。

做法： 先将前3味药混合研粉，后加入捣烂的姜汁和葱汁，再加上鸭蛋清适量调成糊状。

用法用量： 取适量敷入脐中，以纱布覆盖，每天换药1次。

连翘银花饮

改善心慌气短症状

原料： 金银花、板蓝根、芦根各20克，连翘、玄参各10克，甘草6克。

做法： 将上药放入砂锅，加水煎煮取汁。

用法用量： 分2次饮用，1个月为1个疗程。

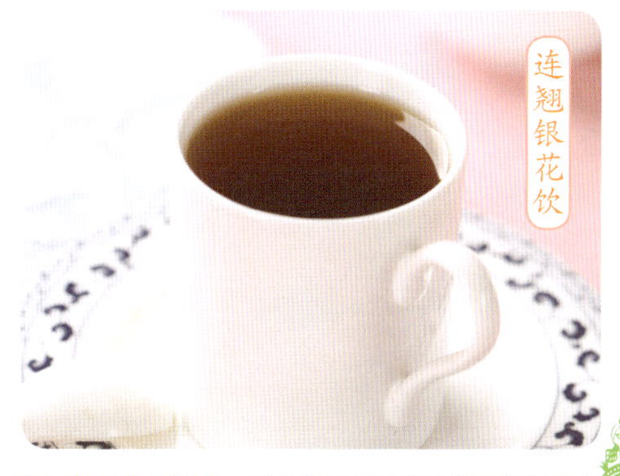

风湿性心脏病

黄精粥改善心悸怔忡症状

风湿性心脏病是由于风湿热反复发作，侵犯心脏引起的心脏瓣膜病变，简称“风心病”。风心病是心脏病中最常见的一种。本病多发于冬春季节，寒冷、潮湿环境下，患者发病初期常无明显症状，后期则表现为心悸、气短、乏力、咳嗽、肢体水肿、咳粉红色泡沫痰，直至心力衰竭。中医药对于改善风心病的临床主要症状，如心悸、咳喘、水肿等有较好的疗效。

黄精有补气养阴的作用，用黄精煮粥对风湿性心脏病心悸怔忡、气短乏力等症有较好疗效。

黄精粥

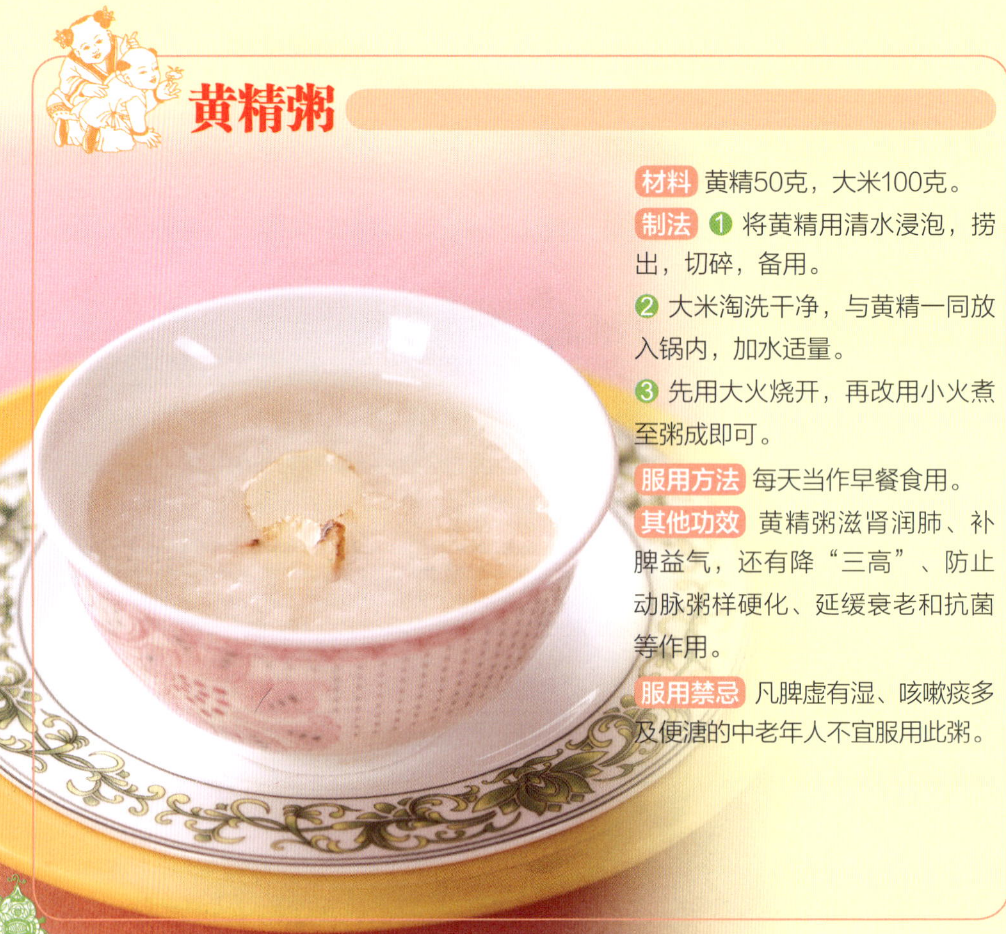

材料 黄精50克，大米100克。

制法 ❶ 将黄精用清水浸泡，捞出，切碎，备用。

❷ 大米淘洗干净，与黄精一同放入锅内，加水适量。

❸ 先用大火烧开，再改用小火煮至粥成即可。

服用方法 每天当作早餐食用。

其他功效 黄精粥滋肾润肺、补脾益气，还有降“三高”、防止动脉粥样硬化、延缓衰老和抗菌等作用。

服用禁忌 凡脾虚有湿、咳嗽痰多及便溏的中老年人不宜服用此粥。

【特效小偏方】

葶苈子末

泻肺利水

原料：葶苈子适量。

做法：葶苈子微炒，研成细末。

用法用量：每次4克，每日3次，吞服，15天为1个疗程。

万茶煎

利水清肿，抗心律失常

原料：万年青根9克，生地黄、玉竹、丹参、远志各10克，老茶树根30克。

做法：水煎服。

用法用量：每日1剂，分3次温服。

女贞子饮

滋阴养血，抗心律失常

原料：女贞子250克。

做法：女贞子放入锅内，加入清水1500毫升，用小火煎至900毫升。

用法用量：口服，每次30毫升，每日3次，3周为1个疗程。

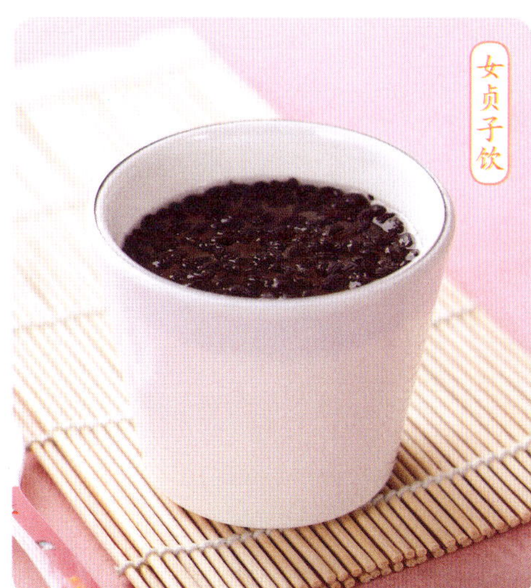
女贞子饮

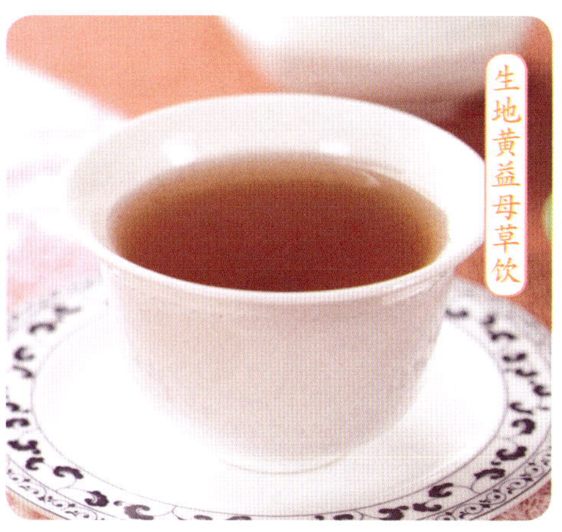
生地黄益母草饮

生地黄益母草饮

活血化瘀

原料：生地黄15克，益母草20克。

做法：❶ 将上述药材放入砂锅中，加3碗水。

❷ 大火烧开，然后转成小火，煎至1碗即可。

用法用量：每日1剂，分2次服。

琥珀猪心汤

治风心病心悸、气短等症

原料：猪心1个，琥珀粉、党参各5克。

做法：❶ 将猪心剖开，洗净；党参研为粉。

❷ 将琥珀粉、党参粉一同纳入猪心内，入锅内，加水煮至熟透。

用法用量：食肉饮汤，隔天1次，连服数剂。

老茶树根酒

强心活血

原料：老茶树根（愈老愈佳）60克，糯米酒25克。

做法：将老茶树根洗净切片，加水及糯米酒，共置砂锅内煎煮40分钟，取汁即成。

用法用量：每日1剂，睡前顿服。

肺源性心脏病

小小葶苈子却能解“心病”

肺源性心脏病（即“肺心病”）是由慢性支气管炎、肺气肿或其他慢性肺部疾患所引起的心脏病，常表现为胸部胀满、憋闷如塞、喘息憋气、咳嗽痰多、心悸、面色晦暗、脘腹胀满、肢体水肿等。寒冷季节最易加重。

肺心病患者除在医生的指导下科学治疗外，还可应用偏方改善肺心病。葶苈子就是一味常用于辅助治疗肺源性心脏病的药材。

中医认为，葶苈子专泄肺中水气、消肺中痰涎水饮，适用于痰涎壅肺、喘咳痰多、不得平卧、水肿胀满、小便不利等病症，对于心肺疾病疗效显著。现代医学认为，葶苈子含强心苷成分，能使心脏收缩力加强，心率减慢，降低静脉压，用于肺心病心力衰竭安全有效，副作用小。

葶苈子胶囊

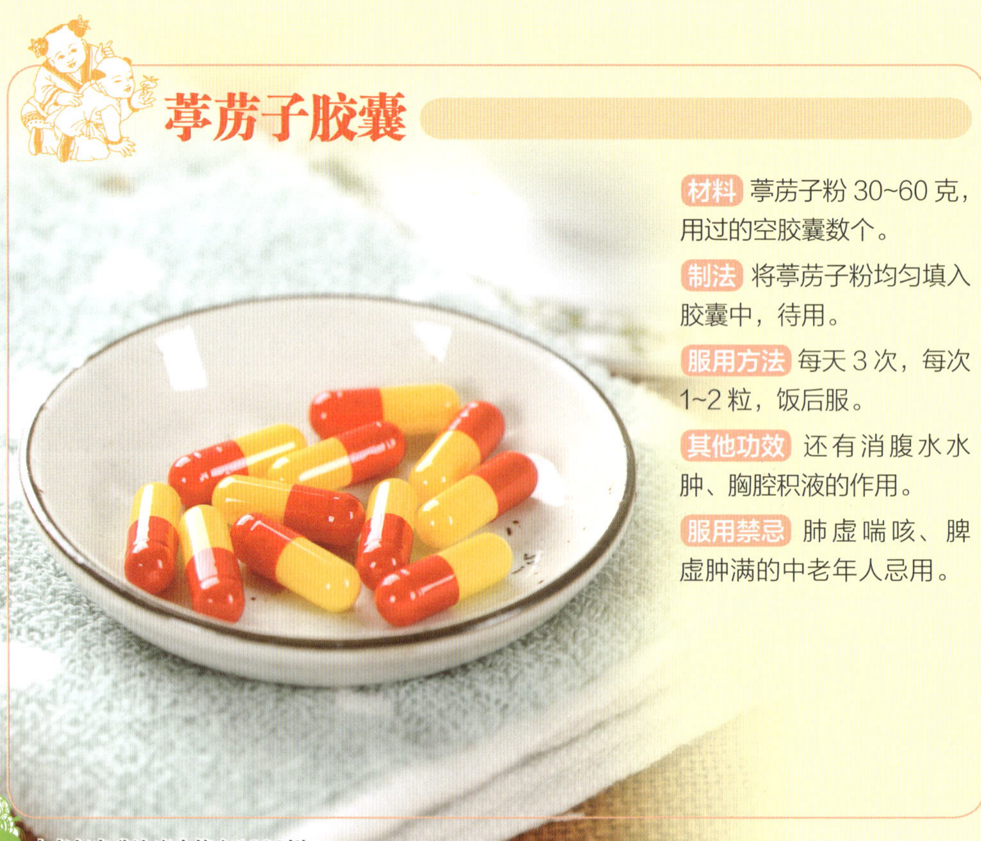

材料 葶苈子粉30~60克，用过的空胶囊数个。

制法 将葶苈子粉均匀填入胶囊中，待用。

服用方法 每天3次，每次1~2粒，饭后服。

其他功效 还有消腹水水肿、胸腔积液的作用。

服用禁忌 肺虚喘咳、脾虚肿满的中老年人忌用。

芝麻生姜瓜蒌饮

适用于老年慢性肺心病患者

原料：黑芝麻、生姜各15克，瓜蒌12克。

做法：将生姜洗净切片，与黑芝麻、瓜蒌一同水煎取汁。

用法用量：每天服用1剂。常饮有效。

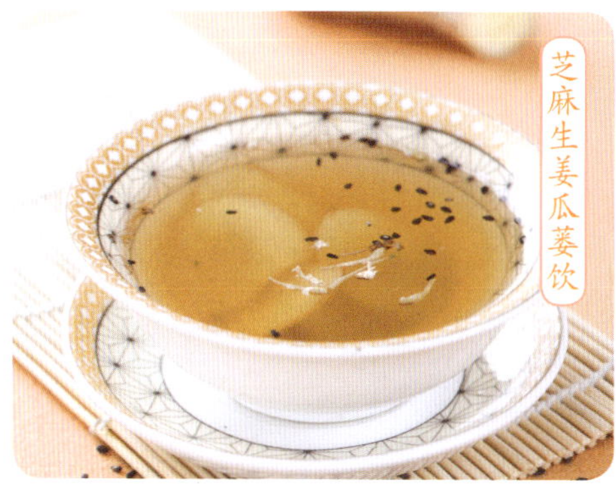

芝麻生姜瓜蒌饮

萝卜杏仁炖猪肺

补肺，降气，化痰

原料：苦杏仁10克，猪肺250克，白萝卜1个。

做法：❶ 苦杏仁去皮；猪肺切成细丝，充分浸泡；白萝水洗净，切块。

❷ 将三者放入锅内，加入适量的清水，一同煲汤。

用法用量：调味后服食，吃猪肺、萝卜，喝汤。每周服食2次。

苏子粥

健脾燥湿，化痰止咳

原料：苏子12克，大米100克，冰糖少许。

做法：❶ 将苏子洗净，捣碎；大米洗净。

❷ 将三者一同入锅内，加清水适量，先用大火煮沸，再改为小火煮粥。

用法用量：每天分早晚2次温服。

鲤鱼赤豆汤

宣肺利水

原料：鲤鱼250克，赤豆40克，生姜5片，苦杏仁5克。

做法：❶ 将鲤鱼宰杀后，收拾干净。

❷ 将鱼与赤豆、生姜、苦杏仁入锅内，加入适量的清水，煮至鱼肉熟烂即可，不要加盐。

用法用量：食肉饮汤，每天1剂。

蜜佛手

缓解肺心病咳喘

原料：佛手适量，蜂蜜2匙。

做法：佛手洗净切碎，与蜂蜜一同调匀。

用法用量：每天取少许含在口中，慢慢嚼细，缓缓咽下。每日1次。

芦根竹茹粥

健肺化痰

原料：芦根30克，竹茹10克，大米50克，生姜适量。

做法：❶ 芦根洗净，切段，与竹茹入锅内，加入适量的清水，一同煎煮。

❷ 煮沸后去掉竹茹，再加入淘净的大米，一同煮粥，煮沸后放入生姜煮至粥熟。

用法用量：每天食用1次。

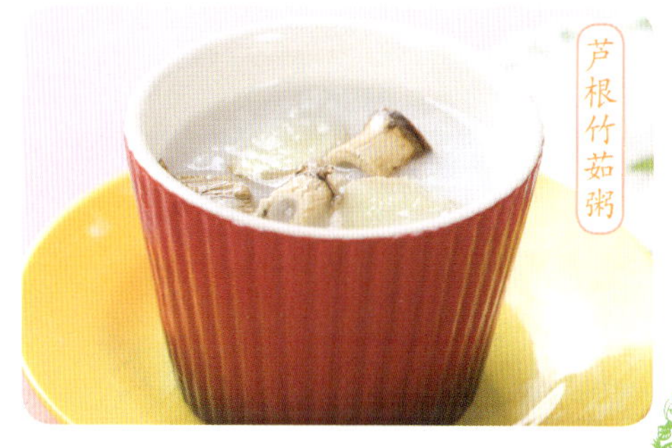

芦根竹茹粥

脑卒中后遗症

中药调理，减轻中风后遗症

中风后遗症是指脑卒中经过急性期的中西医救治之后，还遗留有程度不等的并发症，常见的有中风失语、半身不遂和口眼㖞斜。中医药对中风后遗症有很好的调理作用，可减轻患者的残疾程度，提高生活质量。

中风失语

失语严重影响与他人的沟通与交流，对患者身心造成极大的伤害。我们可以选取白芥子醋煎来防治中风失语。白芥子味辛性温，善走经络，有祛风除痰、宣窍通络的功效，对于中风不语、肢体痹痛麻木、跌打肿痛等症很有效。

白芥子醋煎

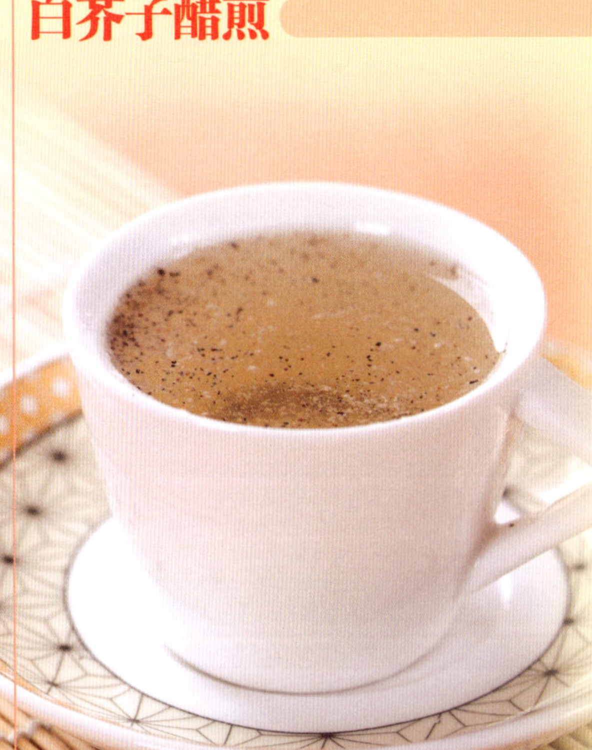

材料 白芥子400克，醋500克。

制法 ❶ 将白芥子和醋一同放入锅内，加入适量的清水煎煮。

❷ 先用大火烧开，再转为小火，煎至药汁300毫升左右。

服用方法 每次取药渣及汁适量，涂敷颌颊部，半个月为1个疗程。

其他功效 本方还有化痰逐饮、散结消肿的功效，对于咳喘痰多、胸满胁痛、反胃呕吐等症也有一定的功效。

服用禁忌 ❶ 肺虚久咳及阴虚火旺的中老年人不宜使用。

❷ 出血者以及皮肤过敏者忌用。

【特效小偏方】

大蒜泥

适于中风不语

原料：大蒜2瓣。

做法：大蒜去皮，捣烂如泥，涂在牙根上。

用法用量：每日1次。常用有效。

清音汤

主治中风，失音

原料：诃子（半生半炮）27克，桔梗（半生半炒）30克，甘草（半生半炙）6克。

做法：❶ 上药混合后共同研为细末。

❷ 每次取用21克，用温水调匀服用。

用法用量：分3次饮用，每日1剂。7日为1个疗程。连用3个疗程。

黑豆独活汤

治疗中风失语

原料：黑豆100克，独活15克。

做法：❶ 加水500毫升，煮至黑豆“开花”。

❷ 将独活洗净切片放入，小火再煮20分钟，去渣取汁。

用法用量：分1～2次冲酒服。

中风用香油和生姜汁

主治中风痰阻不语

原料：香油1杯（约60毫升），生姜汁30毫升。

做法：香油与生姜汁混合，慢慢注入口中（或取鸡蛋清1个，香油40克，调匀，注入口中服下也有效果）。

用法用量：口服，一次服完。每日1次，至能说话时为止。

蚯蚓末方

主治中风不语

原料：白颈蚯蚓3～4条。

做法：焙干研末。

用法用量：用水调服。此为1次剂量。1次不见效时，服多次。因患中风而口眼㖞斜时，取蚯蚓末涂相反的口角上，有效。

酒煮乌鸡

缓解中风失语

原料：乌鸡1只，上好白酒2500毫升。

做法：❶ 将乌鸡宰杀，去毛及内脏，整理干净，放入煲内。

❷ 加入白酒，用小火煎熬至酒剩一半即可。

❸ 晾凉后，将乌鸡和白酒一同装入酒罐中贮存。

用法用量：取上清酒液，每天饮用3次，每次20毫升，鸡肉可食用。

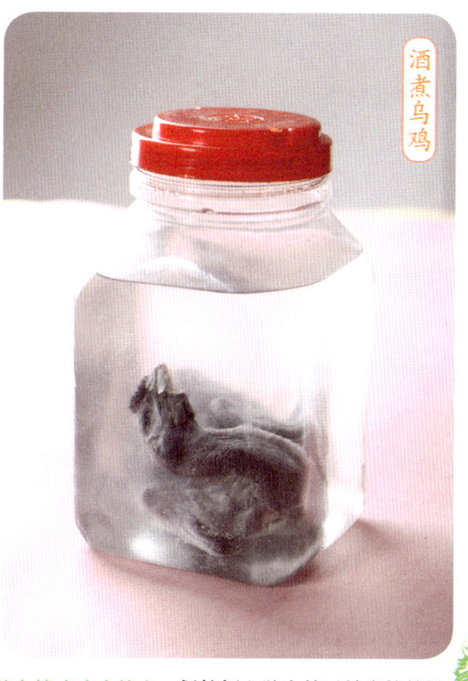
酒煮乌鸡

半身不遂

半身不遂，又叫偏瘫，表现为中风后身体一侧的上下肢瘫痪，肢体麻木，行动不便。中医认为，半身不遂属于经络病，需养血祛风、通经活络。醋泡蛋壳有通经活络、散瘀解毒、软化血管的作用，可以缓解半身不遂症状。

【特效小偏方】

醋泡鸡蛋

缓解半身不遂

原料：新鲜鸡蛋10枚，醋2000毫升，蜂蜜1匙。

做法：将鸡蛋泡在醋内48小时，蛋壳软化后调匀，备用。

用法用量：每天清早空腹吃1个鸡蛋，加入蜂蜜调味，10次为1个疗程。

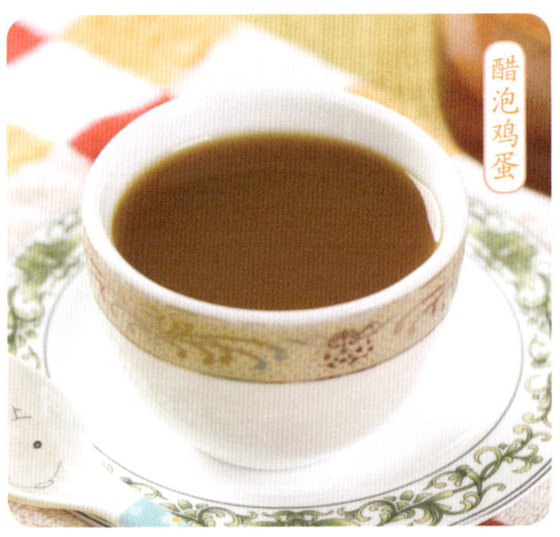

竹沥液

主治中风，半身不遂

原料：生葛汁60毫升，竹沥120毫升，生姜汁20毫升。

做法：上药混合调匀。

用法用量：分2次服。每日1剂。常服有效。

桃仁参茶

益气活血，治半身不遂

原料：党参、桃仁、茶叶各15克。

做法：将以上材料研成细末。

用法用量：每次取3克，用沸水冲泡，代茶饮。

芪枣归杞猪肉羹

治中风半身不遂

原料：黄芪30克，大枣10枚，枸杞子、当归各10克，猪瘦肉100克，食盐适量。

做法：将猪瘦肉洗净切片，与洗净的黄芪、大枣、枸杞、当归一起放入沙锅内，加水炖汤，至猪肉熟烂为止，加食盐调味。

用法用量：食肉喝汤，每日1次。

牛筋当归汤

舒筋通络，治半身不遂

原料：牛蹄筋、当归各50克。

做法：牛蹄筋剔除杂肉，和当归一起放入锅中，加清水适量，用文火炖煮，至牛蹄筋烂熟后去当归。

用法用量：食筋饮汤，每日1次，半月为1疗程。

口眼㖞斜

口眼㖞斜是中风后遗症最常见的症状之一，多与半身不遂、中风失语一起出现，多是因为瘀血阻滞络脉所致，应以祛风化痰、通经活络为调理方法。

【特效小偏方】

石灰醋外敷

治中风口眼㖞斜

原料：新石灰、醋各适量。

做法：将新石灰加醋炒，调如泥状，备用。

用法用量：涂口侧，口向左歪，涂右侧；口向右歪，涂左侧。

麝香巴豆末

防治口眼㖞斜

原料：麝香0.9克，巴豆3粒。

做法：麝香、巴豆混合后一起研末。

用法用量：取热水1杯，先将药末放于手心，再将热水杯放在药末上热熨。右侧㖞斜放于左手心，左侧㖞斜放于右手心，待水凉后取下药末。每日1次。

陈醋皂荚糊

适用于口眼㖞斜

原料：陈醋50毫升，皂角末60克。

做法：将陈醋和皂荚末混合后调和均匀成糊状。

用法用量：涂口上，右歪则涂右，左歪则涂左。

蓖麻冰片膏

外敷治口眼㖞斜

原料：蓖麻子30克，冰片1克。

做法：蓖麻子和冰片研捣成膏，冬天加干姜、附子各3克同捣成膏。

用法用量：敷于患侧面部，每日1次。

龟血炖冰糖

治中风口眼㖞斜

原料：乌龟3只（每只约200克），冰糖适量。

做法：乌龟宰杀后，取龟血放碗中，加清水及冰糖适量，放入锅中隔水炖1小时至熟。

用法用量：每日1次，7日为1个疗程。

天麻钩藤白蜜饮

熄风止痉，通经活络

原料：天麻20克，钩藤30克，全蝎10克，白蜜适量。

做法：先将天麻、全蝎加水500毫升，煎取300毫升，加钩藤煮10分钟，去渣，加白蜜混匀。

用法用量：每日3次，每次100毫升。

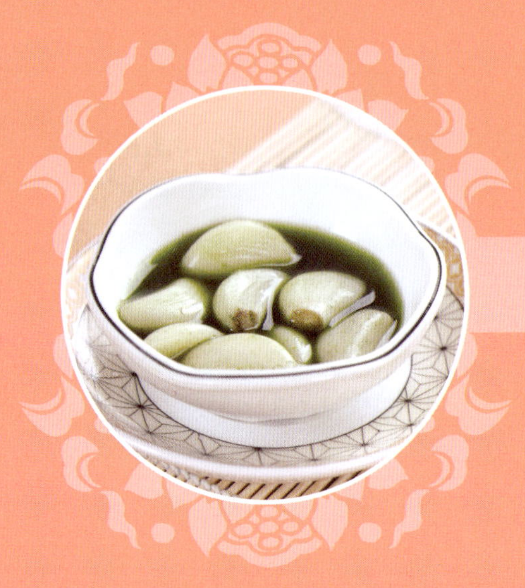

第四章

呼吸系统小偏方

轻松畅快享受人生

随着年龄的增长，身体各个器官功能逐渐出现退行性变，尤其是呼吸系统功能及免疫力更是下降明显，出现肺活量减少，残气量增加，最大通气量明显减少；再加上季节的变化等，容易诱发呼吸道感染。如有的中老年人到这个时候会患感冒，还会因感冒而并发慢性支气管炎、肺炎，甚至继发肺脓肿等一系列呼吸系统疾病。正确使用偏方对于增强呼吸系统抗御疾病的能力和改善肺部疾病会有很好的作用。

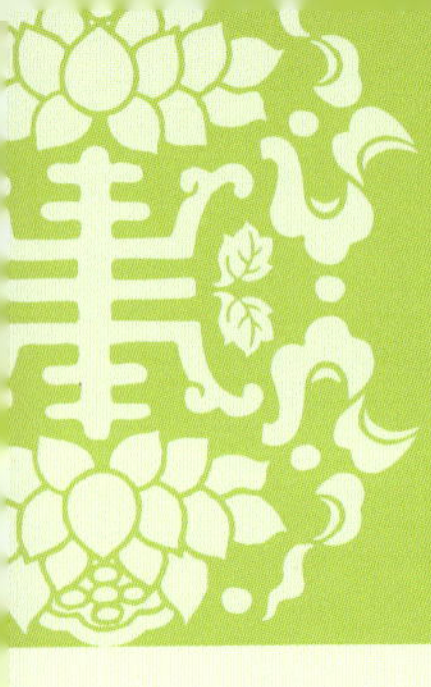

肺气肿

小醋蛋可以治大病

肺气肿患者因为久咳，常致肺、脾、肾三脏的正气亏虚，尤其是后期，肾不纳气，最终发展为肺源性心脏病。

我们平时多用鸡蛋来做醋蛋，鸡蛋有滋阴养血、润燥息风的作用。醋味酸，有开胃、养肝、散瘀、止痛等功效。以醋和蛋做成的醋蛋液是现代人减缓衰老、延年益寿的保健饮料，具有供营养、助消化、促吸收、清热解毒、活血化瘀、化痰祛湿、舒筋活络、消毒杀菌等多种功效。经常喝醋蛋液可以使肺气肿大大减轻。

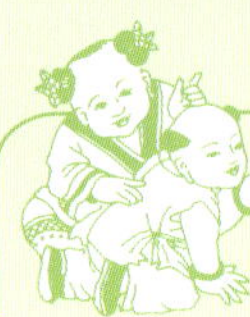

醋蛋

材料 新鲜鸡蛋1只（也可选用鸭蛋、鸽蛋、鹅蛋、鹌鹑蛋等），优质食醋200毫升，蜂蜜适量，广口玻璃瓶1个。

制法 ❶ 将鸡蛋清洗干净，备用。

❷ 取广口玻璃瓶，将鸡蛋放入，并加入食醋。

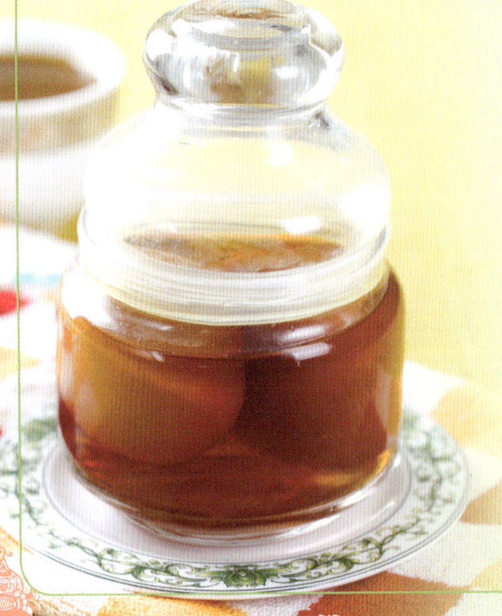

❸ 密封48小时，等到蛋壳软化，只剩一层薄皮时，启封。

❹ 然后用筷子将蛋皮挑破，将蛋清、蛋黄与食醋搅匀，再放置24小时后就可以饮用了。

服用方法 每个醋蛋液分7天服完，每天晚上临睡前服用1次（20~30毫升），服用时可加温开水2~3倍，再加入适量的蜂蜜，充分搅拌后服用。30~45天为1个疗程。

其他功效 根据服用后的信息反馈，醋蛋还可以预防癌变，降血脂、降血压，防治动脉粥样硬化，以及冠心病、心绞痛、心肌梗死、脑血栓、脑出血、糖尿病、肝疾病、胆囊炎、胆结石等。

服用禁忌 ❶ 对醋过敏的中老年朋友以及胃溃疡、胃酸过多的胃病患者应慎用。

❷ 服用醋蛋液，偶尔可能会出现反酸的情况，但没有其他副作用。

【特效小偏方】

鱼腥草猪肺汤

治阻塞性肺气肿

原料：鲜鱼腥草60克，猪肺200克。

做法：❶ 猪肺洗净，然后沥水，切块。

❷ 将鱼腥草入砂锅内，加入清水适量煎煮，去渣取汁。

❸ 把药汁放入锅内，放入猪肺块，先用大火煮沸，再用小火炖猪肺至烂熟时，调味即可。

用法用量：佐餐食。每天服用1剂。

乌贼骨末

缓解肺气肿症状

原料：乌贼骨（即海螵蛸）500克，红糖1000克。

做法：❶ 先将乌贼骨放入砂锅内焙干，研为细末。

❷ 在乌贼骨细末中加入红糖，混匀即可。

用法用量：每次20克，用温开水送服，每天早、中、晚各1次，半个月为1个疗程。服用期间最好不要吃萝卜。

百合汁

治老年慢性支气管炎伴有肺气肿

原料：鲜百合2~3个。

做法：将百合洗净，放入罐中，捣为汁。

用法用量：用温开水冲服，每天服2次。

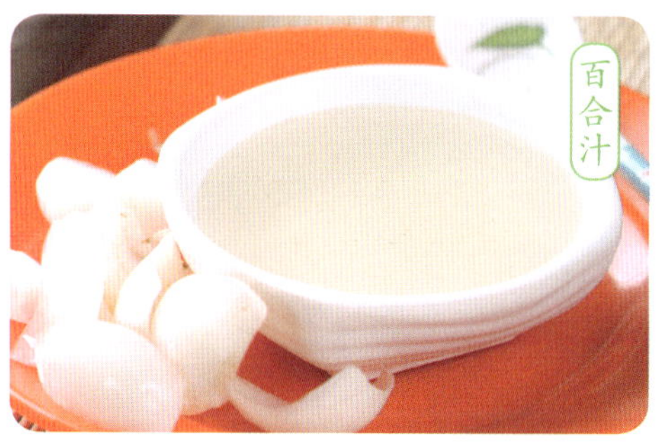

川贝粥

润肺养胃，化痰止咳

原料：大米 60 克，川贝母 10 克，白砂糖适量。

做法：❶ 将大米洗净，与白砂糖一同煮粥。川贝母研磨成极细粉。

❷ 待粥将成时，加入川贝母极细粉，再煮二三沸就可以食用了。

用法用量：每日1剂，温热服食。

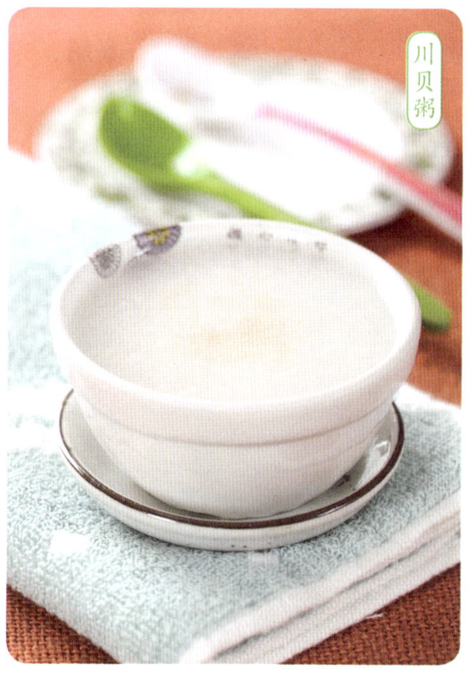

阴地蕨茶

适用于慢性阻塞性肺气肿

原料：阴地蕨20克，蜂蜜适量。

做法：❶ 将阴地蕨放入砂锅中，加3碗水。

❷ 大火烧开，然后转成小火，煎至1碗即可。

用法用量：蜂蜜为引，每天服用1剂。1个月为1个疗程。

久咳不愈
川贝雪梨饮让气道变通畅

很多人咳嗽时喜欢到药店里买点消炎药或止咳药物。事实上，很多食疗方就可以轻易地充当治咳嗽的医生，如借助川贝雪梨饮就可以解决久咳不愈的问题。

川贝母有化痰止咳、清热散结的功效，还能养肺阴、润肺、清肺热，是一味治疗久咳痰喘的良药。雪梨归肺经，有生津润燥、清热化痰的功效，能润肺、清心、消痰、降火、解毒。

现代医学研究表明，川贝雪梨饮对急性气管炎和上呼吸道感染的中老年患者出现的咽喉干、痒、痛，及音哑、痰稠、便秘、尿赤都有很好的疗效。

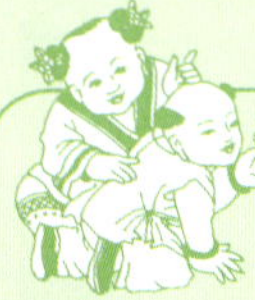

川贝雪梨饮

材料 雪梨1个，川贝母6克，冰糖20克。

制法 ❶ 川贝母放在保鲜膜袋里用擀面杖敲碎，碾成粉末。

❷ 雪梨洗净，削皮，切开，去核，掏空，做成一个梨盅。

❸ 往雪梨中倒入川贝母粉和冰糖，再盖上梨盖，用牙签固定，防止散开，尽量密封。

❹ 将雪梨放到碗里，隔水蒸30分钟即可。

服用方法 等到雪梨温热时把蒸出来的汤喝下，并把梨吃掉。每天服用1次。

其他功效 本方可化痰平喘，还可减轻咽干喉痒、喉痛失音的症状。

服用禁忌 ❶ 川贝母雪梨饮一般适用于外邪已经基本消失，遗留肺燥咳嗽或咳久引起的内伤阴虚燥热咳嗽，延绵不愈，用后效果比较好。

❷ 川贝母和梨本身都属于凉性，经常食用很容易腹泻，无感冒咳嗽的人最好少吃。

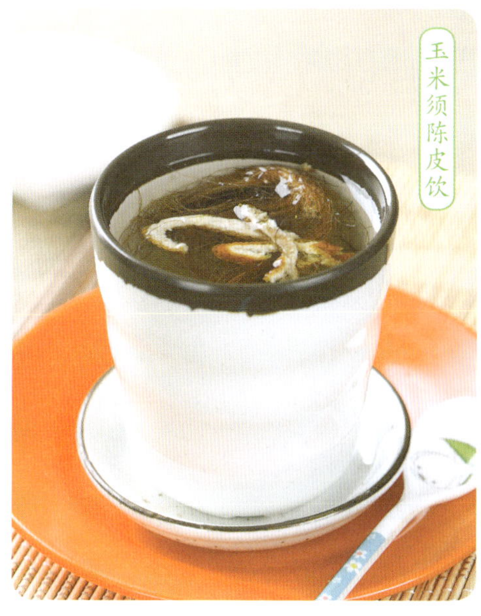

玉米须陈皮饮

治久咳不愈

原料：玉米须30克，陈皮10克。

做法：❶ 将上述药材放入砂锅中，加3碗水。

❷ 大火烧开，然后转成小火，煎至1碗即可。

用法用量：每日1剂，分早、晚2次口服。

黄精冰糖饮

补虚止咳，滋肺平喘

原料：黄精30克，冰糖50克。

做法：❶ 黄精洗净，用冷水泡3~4小时。

❷ 将黄精捞起，放入锅内，再加入清水及冰糖。

❸ 先用大火烧沸后，再转用小火慢熬，直到黄精熟烂即可。

用法用量：每天服用2次，吃黄精饮汤。

黄梨饴糖膏

适用于肺燥咳嗽

原料：黄梨适量，饴糖若干。

做法：❶ 将黄梨洗净，去核，捣为汁。

❷ 将黄梨汁与饴糖合并，一同煎膏。

用法用量：每次服2汤匙，每天服用3次。

隔水蒸蛋

治咳嗽有奇效

原料：鸡蛋1个，糖、植物油各1匙。

做法：❶ 将鸡蛋打破，倒入碗里，不要搅动。

❷ 放入糖和植物油，隔水蒸熟。

用法用量：临睡前1次吃完。连吃3天。如咳嗽同时伴嗓子痛、鼻子干、或有黄痰，用白糖；如伴全身发冷、流清涕，则改用红糖。

芝麻冰糖水

治夜嗽不止，咳嗽无痰

原料：生芝麻15克，冰糖10克。

做法：芝麻漂洗干净，然后与冰糖一同放入碗中，备用。

用法用量：用开水冲饮。

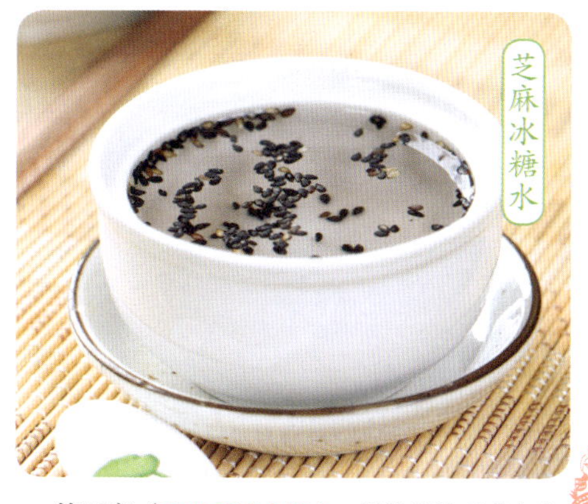

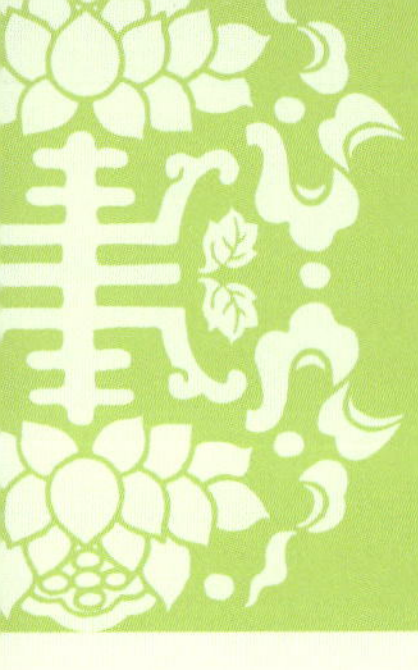

老年肺炎

杏仁川贝煲猪肺，以脏补脏效果好

老年肺炎属于热病，多由于体内积热、肺气不宣所致。

历代医家认为，动物的脏器与人体内脏有一种“同气相求”“以脏补脏”的功效，食用后有滋养人体，使五脏健康、筋肉强健的作用。对于老年肺炎，建议选食杏仁川贝煲猪肺来调治。方中川贝母清热润肺、化痰散结，雪梨清热润燥止咳，猪肺以脏补脏。本方既是一道不可多得的美味，又能补肺滋阴。对气虚阴亏的老年肺炎患者（症见咳嗽、低热、自汗出、手足心热、神疲纳呆、舌红少苔）有辅助疗效。

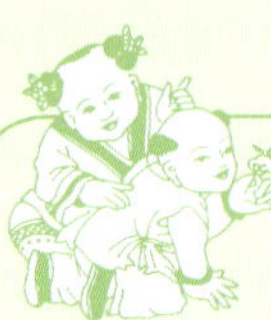

杏仁川贝煲猪肺

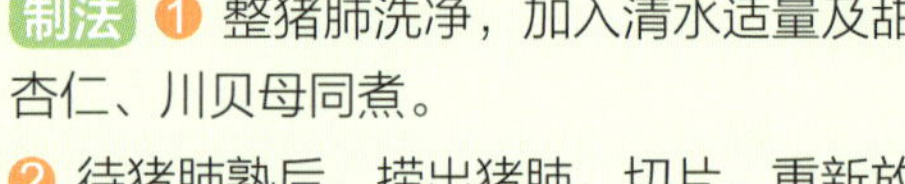

材料 猪肺1个（不灌洗），甜杏仁49枚（去皮尖），川贝母15克（去心），生姜汁1茶匙，蜂蜜30克。

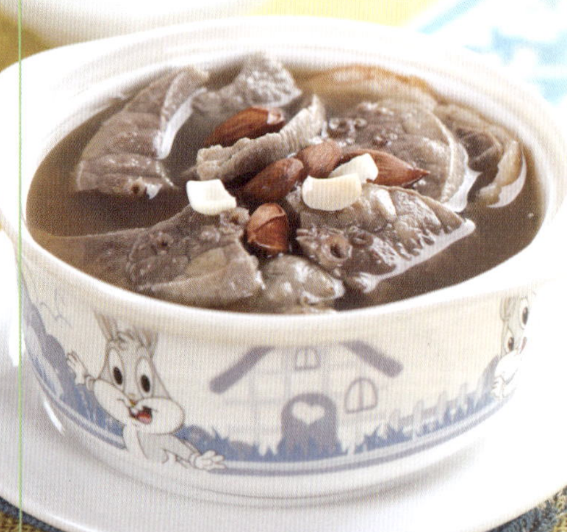

制法 ① 整猪肺洗净，加入清水适量及甜杏仁、川贝母同煮。

② 待猪肺熟后，捞出猪肺，切片，重新放入汤中继续煲煮15分钟，加入姜汁、蜂蜜调味即可。

服用方法 每天早晚各食用1次，半个月为1个疗程。

其他功效 凡属于心肺阴虚型的病人也可以服用此汤。

服用禁忌 服药同时，宜遵守“宁少毋多、宁饥毋饱、宁迟毋速、宁温毋凉、宁零毋顿、宁软毋硬”这六条调理脾胃的要诀。

【特效小偏方】

鱼腥草炖猪肚

健胃清肺，止咳祛痰

原料：鲜鱼腥草120克，猪肚1个。

做法：❶ 将猪肚和鱼腥草分别清洗干净，备用。

❷ 将鱼腥草放入猪肚中，扎好，用小火炖汤。

用法用量：食猪肚饮汤。服后 2~3 天出现剧烈呛咳并咳吐脓痰，为病情好转现象。

注意事项：邪盛未清时不宜早用。

虎杖根汤

缓解肺炎症状

原料：虎杖根鲜品500克。

做法：❶ 虎杖根放入砂锅内，加入清水2500毫升。

❷ 先用大火烧开，再改用小火煎至500毫升左右。

用法用量：每次饮用20~50毫升，每天2~3次。等到体温降至正常时再酌情减量，直到肺炎症状完全消失时停药。

女贞叶汤

适用于肺炎恢复期

原料：鲜女贞叶500克。

做法：❶ 将女贞叶放入砂锅中，加入清水500毫升。

❷ 先用大火烧开，再改用小火煎至200毫升左右。

用法用量：每次服用5~10毫升，每天3~4次。

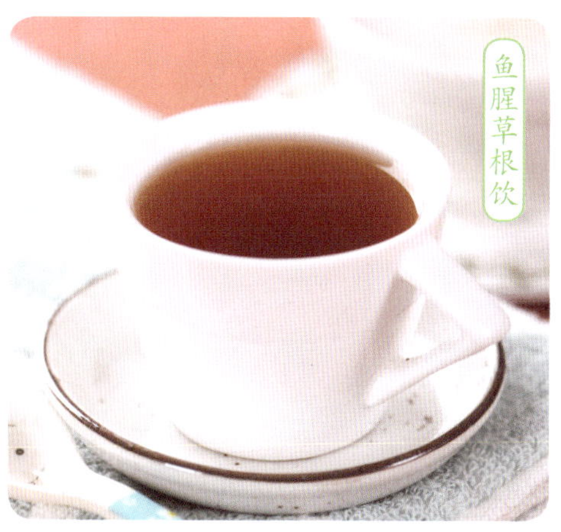
鱼腥草根饮

鱼腥草根饮

适用于咯血鲜红，小便黄赤者

原料：鲜鱼腥草根200克，白糖200克。

做法：❶ 鲜鱼腥草根洗净，水浓煎去渣。

❷ 加入白糖，搅拌均匀。

用法用量：分 2 次服用。患病期内可常服。

润肺化痰饮

润肺化痰

原料：白萝卜250克，饴糖50克。

做法：❶ 将白萝卜洗净，带皮切成薄片，放入碗内。

❷ 上面放饴糖，静置一夜，取溶出糖水饮用。

用法用量：每天饮用1次。可常服，也可作为保健预防之用。

大蒜糖浆

适用于大叶性肺炎

原料：紫皮蒜500克，白糖250克。

做法：❶ 将大蒜置于钵中捣烂，取汁。

❷ 蒜汁中加白糖，再加凉开水调匀，制成500毫升大蒜糖浆。

用法用量：每次服20毫升，每日6次。

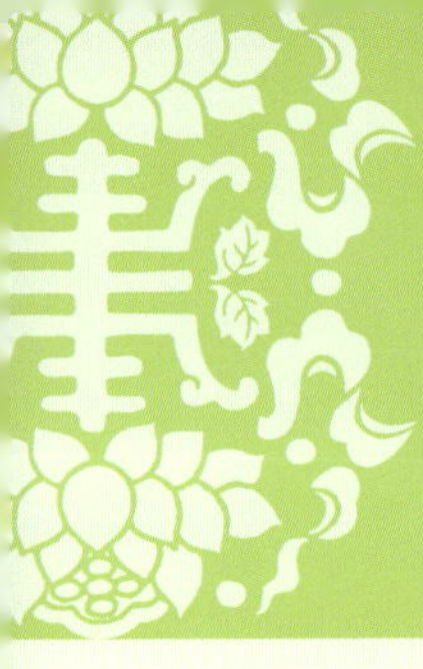

老年哮喘

盐腌梨让老年哮喘不发作

老年哮喘是一种以嗜酸性粒细胞、肥大细胞反应为主的气道慢性炎症。对易感的中老年朋友来说，此类炎症可引起不同程度的广泛的可逆性气道阻塞症状，主要表现为咳嗽、咳痰、呼吸急促、呼气延长、发作性喘息、胸闷及胸部紧缩感，尤其是夜间阵发性呼吸困难。

根据中医阴阳理论，秋冬以养阴为主。在秋冬季吃盐腌梨，有很好的养阴功效。梨本身有润肺止渴的功效，而盐是咸的，咸入肾。而中医认为，老年哮喘多因肺肾两虚所致，盐带“药”入肾，可以很好地发挥药效。

盐腌梨

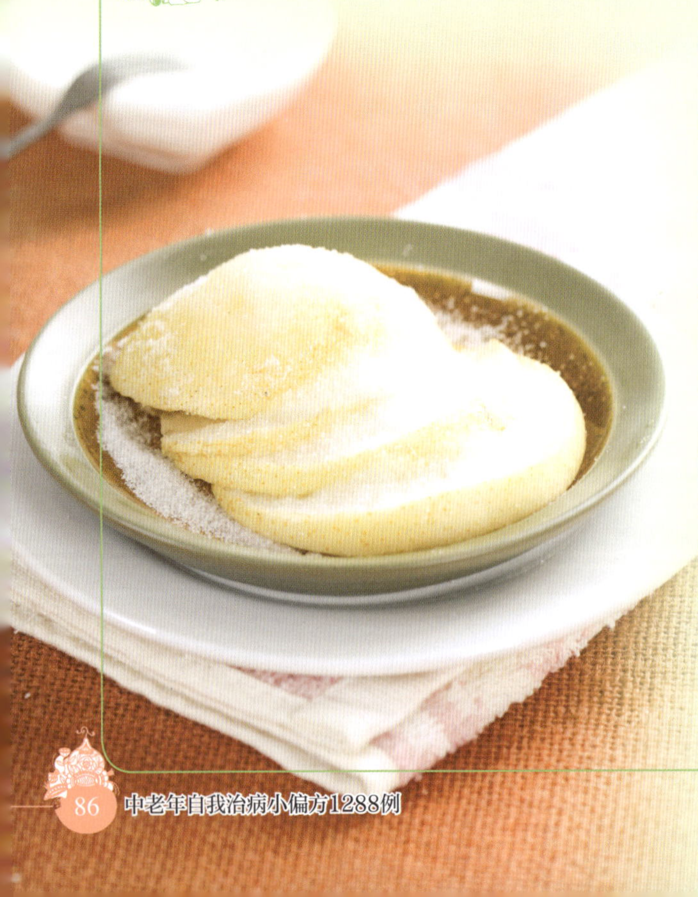

材料 完好无损的大鸭梨9个，盐1包，大坛子1个。

制法 ❶ 在立冬以后，在大坛子的坛底上铺一层盐。

❷ 然后码上一层梨，再用盐在梨上面铺上一层。

❸ 重复上一步骤，把梨放完，最后放满盐。

服用方法 冬至后，每“九”可取一个梨洗净生吃，一共吃9个。

其他功效 大鸭梨含有鞣酸等成分，有祛痰止咳的功效，同时对咽喉也有很好的养护作用。

服用禁忌 梨性寒，脾胃虚寒的中老年人最好不要吃盐腌梨。

【特效小偏方】

丝瓜花饮

消痰下气，可止咳

原料：鲜丝瓜花10克，蜂蜜15克。

做法：❶ 丝瓜花洗净，放入茶杯中，冲入沸水，加盖闷泡10分钟。

❷ 加入蜂蜜搅拌均匀即可。

用法用量：趁热顿服，每天饮3次。

莱菔子丸

治老年哮喘有良效

原料：莱菔子100克，蜜蜂适量。

做法：莱菔子研为细末，炼蜜为丸。

用法用量：每次10克，每天2~3次。

干枇杷核冰糖饮

治哮喘效果好

原料：干枇杷核15克，冰糖适量。

做法：将干枇杷核捣碎水煎，加入冰糖调匀饮用。

用法用量：每天饮用1~2次。

胡椒猪肚

适用于虚寒哮喘

原料：白胡椒60克，猪肚1个。

做法：❶ 将白胡椒置于猪肚内，蒸2~3小时。

❷ 熟后将猪肚剖开，取出胡椒后再7蒸7晒，并研为末（在夏季6月制备，冬季取用）。

用法用量：取药末用白糖、鸡蛋开水泡服，每次3克，每天2次。

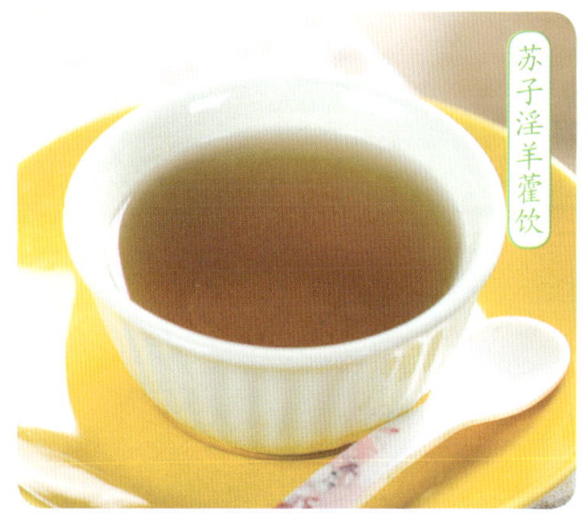
苏子淫羊藿饮

苏子淫羊藿饮

治疗哮喘见奇效

原料：苏子6克，淫羊藿12克。

做法：❶ 将苏子和淫羊藿放入砂锅中，加3碗水。

❷ 大火烧开，然后转成小火，煎至1碗即可。

用法用量：每天1剂，分2~3次服。

柿饼炖川贝母

治虚喘

原料：柿饼3个，川贝母15克。

做法：将川贝母打碎，夹入柿饼内，炖熟后服用。

用法用量：每天早晚各吃1次。

麻雀蒸百合

益气壮阳，润肺和胃

原料：麻雀2只，百合30克，冰糖30克。

做法：❶ 将麻雀宰杀后去毛及内脏，清洗干净。

❷ 将麻雀放入碗内，加入百合、冰糖，放入锅内一同蒸熟。

用法用量：每天服用1剂。

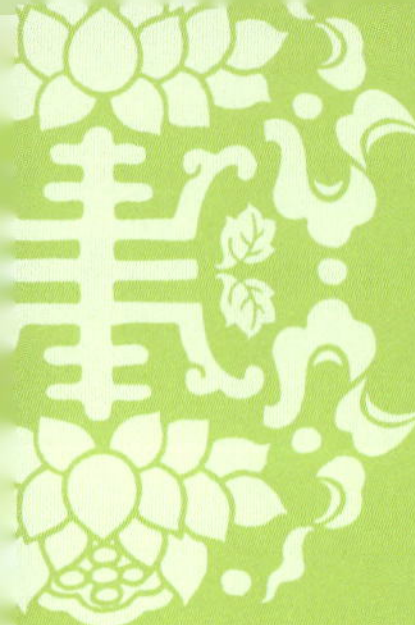

老慢支
三子养亲汤是痰湿寒证者的救星

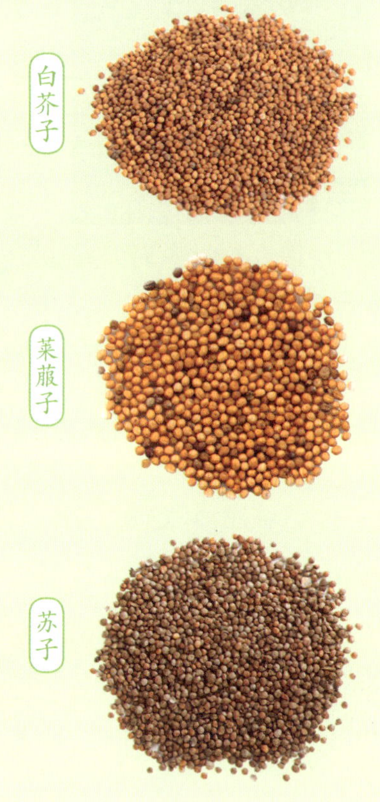

老年慢性支气管炎（简称老慢支）是中老年人冬季最容易发作的呼吸道疾病，主要症状表现为咳嗽、咳痰、喘息或气短，尤以清晨或夜间为重，痰量增多。对于老慢支发作时有咳嗽气喘、痰多、胸部满闷，以及一吃饭就感觉肚子胀等表现的中老年人来说，三子养亲汤是一个不错的偏方。

三子养亲汤是明代医家韩悉在《韩氏医通》中推荐的一首药方，由白芥子、莱菔子、苏子三味中药组成，称为“三子”。它主要用于治疗属于实证（咳嗽会出现湿痰）、寒证（肺寒咳嗽，痰多稀薄）的老慢支患者。其中白芥子具有化痰逐饮、散结消肿、利气健胃的功效；莱菔子具有降气化痰、消食行气的作用；苏子则有降气平喘、止咳的作用。三药合用具有温化痰饮、平喘止咳的功效，同时还能健胃消食，对老慢支患者咳嗽喘逆、食少痰多的症状效果非常显著。

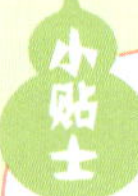

三子养亲汤用法有奥妙

三子养亲汤用于老慢支痰多、喘咳、食滞三方面轻重程度大致相同的情况，三药用相等的剂量。如果你感觉痰比较多，这时可以白芥子为主，用到15克，苏子、莱菔子可用到10克；如果你感觉喘咳比较明显，则以苏子为主，用到15克，莱菔子可用12克，白芥子可用10克；如果你感觉食滞比较明显，则以莱菔子为主，用到15克，其他两药可各用10克。

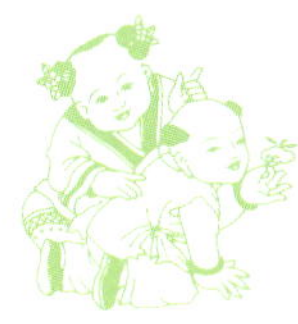

三子养亲汤

材料 紫苏子、白芥子、莱菔子各9克。

制法 ❶ 将上述三味药放入砂锅内，加入清水约400毫升。

❷ 先用大火烧开，再转为小火煎煮约30分钟，取汁去渣即可。

服用方法 每天服用2~3次，10天为1个疗程，一般服用3~4疗程。

其他功效 此方还可用于治疗食积痰滞、胸腹饱满、食欲缺乏、恶心呕吐等；对中老年女性的乳腺增生、子宫肌瘤、卵巢囊肿、带下病等症也有很好的疗效。

服用禁忌 ❶ 身体阳气旺盛的中老年人最好慎用本方。

❷ 湿热内蕴、阴虚内热的中老年人忌用本方。

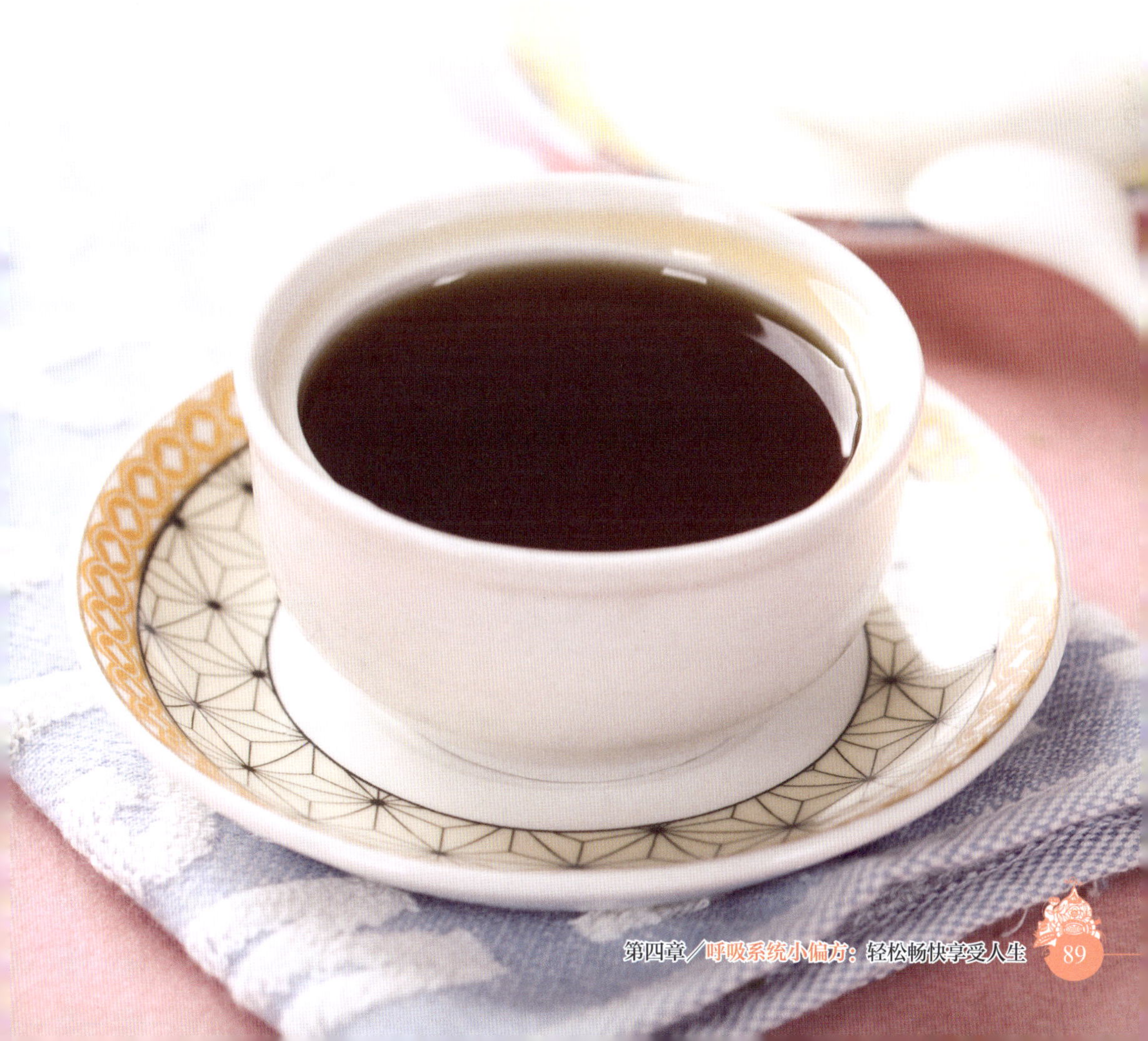

百合糖柚

消痰下气，止咳平喘

原料： 柚子1个，百合125克，白糖250克。

做法： ❶ 先净柚子除去肉瓣，留着皮用。

❷ 将柚子皮切块放入锅内，加入百合、白糖，再加入清水600毫升，水煎2~3小时，取汁去渣即可。

用法用量： 每日1剂，分3次服完，3天为1个疗程。病情重的可每天服用1剂。

注意事项： 服食期间忌吃油菜、萝卜、虾类等食物。

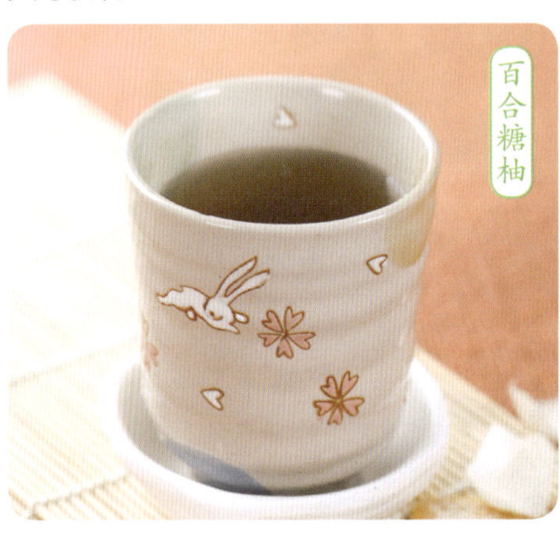

百合糖柚

荸荠百合雪梨羹

滋阴润肺，止咳化痰

原料： 荸荠5个，百合20克，雪梨1个，冰糖适量。

做法： ❶ 将荸荠洗净，去皮捣烂；雪梨去皮、核，切小块；百合洗净，备用。

❷ 将上三味混合后，放入锅内，加水适量，用小火熬煮50分钟，直到熟烂成糊状。

❸ 然后加入冰糖，搅匀，放入干净玻璃瓶中即成。

用法用量： 每次1~2汤匙，每天服用3次。

五味子末敷贴

适用于慢性支气管炎

原料： 五味子适量。

做法： 将五味子研成细末，备用。

用法用量： 将药末放在胶布中心，贴脐部及肺俞、膏肓、膻中、气海等穴。

罗汉果猪肺汤

清热润肺，化痰止咳

原料： 罗汉果1个，猪肺250克，盐3克，味精适量。

做法： ❶ 将罗汉果洗净，打碎；猪肺洗净，切块，并挤去泡沫。

❷ 把上面全部用料一同放入锅内，加入清水适量。

❸ 先用大火煮沸，再改用小火煮1~2小时，加盐、味精，调味就可以饮用了。

用法用量： 随量饮汤。

紫苏粥

开宣肺气，发表散寒

原料： 紫苏叶10克，大米50克。

做法： ❶ 大米淘洗干净，放入锅内，加入适量的清水。

❷ 待粥成时加入紫苏叶，稍煮片刻就可以食用了。

用法用量： 每天服用2次，可常服。

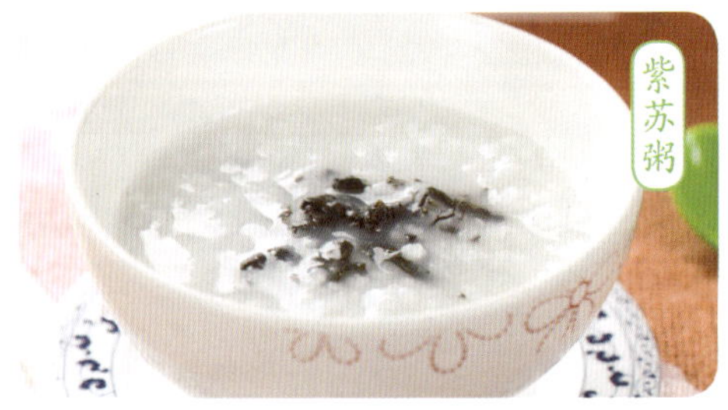

紫苏粥

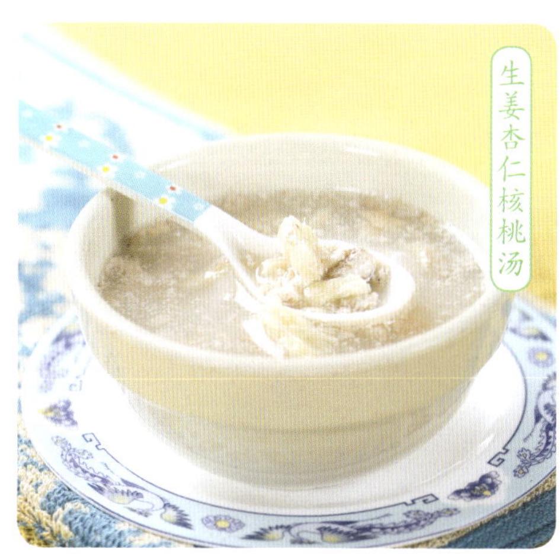

生姜杏仁核桃汤

适用老慢支属寒证型

原料：甜杏仁15克，核桃仁30克，生姜10克，冰糖适量。

做法：❶ 将生姜、甜杏仁、核桃仁分别洗净，然后捣烂。

❷ 加入冰糖，放入锅内炖至所有材料熟烂。

用法用量：每天服用1剂，15天为1个疗程。

荸荠川贝汤

适用肺阴虚型慢性支气管炎

原料：鲜荸荠30克，川贝母12克，海蜇皮50克。

做法：❶ 将鲜荸荠洗净，去皮，切成片；海蜇皮用清水浸泡，洗净后切碎；川贝母打碎。

❷ 将全部材料放入砂锅内，加入适量清水，置火上用大火烧沸后，再改用小火煎煮，煮沸约30分钟后即可服食。

用法用量：食荸荠、海蜇，饮汤，温热服食。每天1剂，分2次食完，连续服食3~5天。

白鲜皮汤

祛风除湿，化痰止咳

原料：白鲜皮6~9克。

做法：❶ 将白鲜皮洗净，放入砂锅中，加3碗水。

❷ 大火烧开，然后转成小火煎至1碗即可。

用法用量：每天服用1剂，早晚各服1次。7剂为1个疗程，7剂后停服1天。

山药甘蔗汁

改善老慢支症状

原料：鲜山药50克，甘蔗汁半杯。

做法：❶ 鲜山药去皮，洗净，捣烂。

❷ 将山药泥和甘蔗汁搅匀，隔水炖熟服用。

用法用量：每天早晚各服1次。

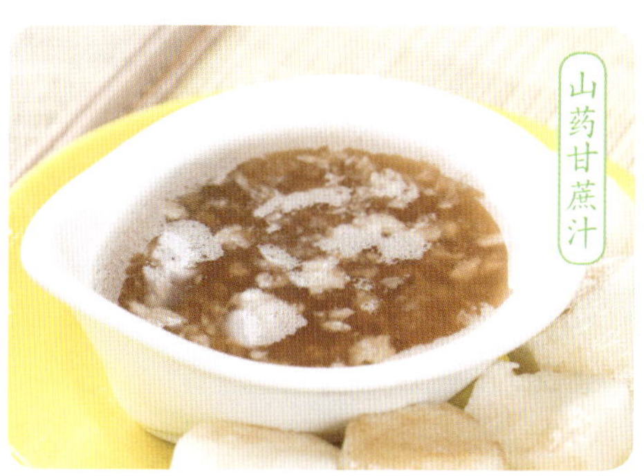

白萝卜麻黄饮

发汗散寒，止咳化痰

原料：大白萝卜1个，白胡椒5粒，麻黄2克，蜂蜜30克。

做法：❶ 将白萝卜洗净，切成片，放入碗内，备用。

❷ 往碗中倒入蜂蜜、白胡椒、麻黄，一同蒸半小时左右即可。

用法用量：趁热顿服，卧床见汗即愈。

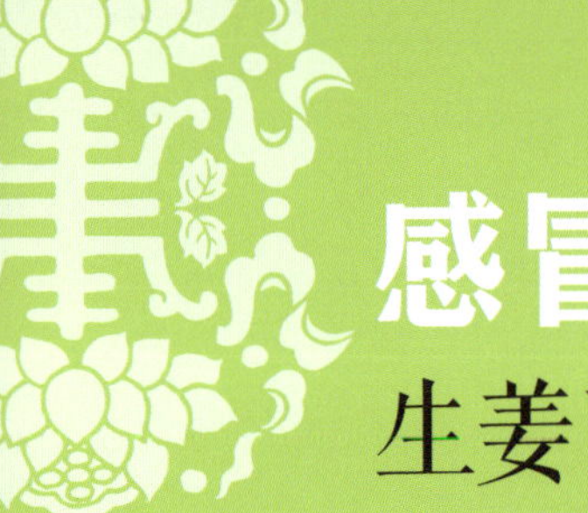

感冒

生姜葱白红糖饮治风寒感冒最好

感冒是生活中很常见的病，尽管许多人患的是普通感冒，而并非流感，但感冒时鼻塞、流鼻涕、咳嗽却时时刻刻影响着我们。

中医认为感冒一般可分为风寒感冒与风热感冒两大类。风热感冒表现为发热重，但畏寒不明显，鼻子堵塞、流浊涕，咳嗽声重，头痛，口渴喜饮，咽红、干、痛痒，大便干等。风寒感冒多表现为发热，怕冷，甚至寒战，无汗，鼻塞，流清涕，咳嗽，痰稀色白，头痛，浑身酸痛，不爱吃东西等。生姜葱白红糖饮就是发汗解表、温中驱寒的很好方子，比较适合风寒感冒。

生姜性微温，味辛，具有解毒散寒、温中止呕、化痰止咳的功效，服食后能使血管扩张，血液循环加快，促使身上的毛孔张开，可以把身体内的病菌、寒气一同带出，适用于外感风寒、头痛、痰饮、咳嗽、胃寒呕吐；在遭受冰雪、水湿、寒冷侵袭后，急以姜汤饮之，可增进血液循环，驱散寒邪。葱白则有发汗解表、散寒通阳的功效。红糖性温，味甘，具有益气补血、健脾暖胃、缓中止痛、活血化瘀等功效，其好处在于“温而补之，温而通之，温而散之”，也就是我们俗称的温补。三者共用，可以温中驱寒，有效治疗伤寒感冒。

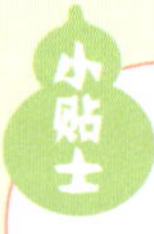

易感冒中老年人应适当多吃含维生素的食物

很多中老年朋友之所以易感冒，与其自身免疫力下降有关，其实中老年朋友平时只要多吃一些维生素，就可以增强抵抗力。如维生素E可以增强人体的免疫力，食物中肉类和烹调油中都含有大量的维生素E。另外，维生素C也具有强大的抗氧化功能，它可以预防普通感冒，并增强人体免疫系统功能。平时我们可以多吃一些柑橘类、莓类、绿叶蔬菜、番茄、菜花等富含维生素C的食物。

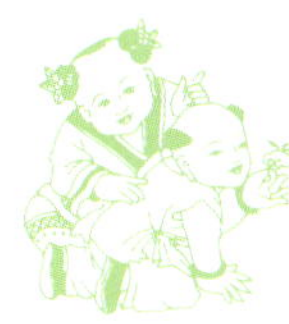

生姜葱白红糖饮

材料 生姜15克，葱白20克，红糖适量。

制法 ❶ 将葱白洗净，切成段；将姜洗净，切成细丝。

❷ 将葱白和姜丝放入砂锅中，加入适量的清水。

❸ 先用大火烧开，再改用小火煮约10分钟，加入红糖，搅拌使红糖溶化，然后将汤汁过滤即可饮用。

服用方法 趁热1次饮完，再盖被直到微出汗为止，连饮2~3天即可。

其他功效 此方还可以用于淋雨后有胃寒、发热的中老年朋友。

服用禁忌 ❶ 此方只适用于风寒感冒，不能用于暑热感冒或风热感冒患者。

❷ 如果有自汗、口渴欲饮、咽痛畏冷等症状，则不宜使用此饮。

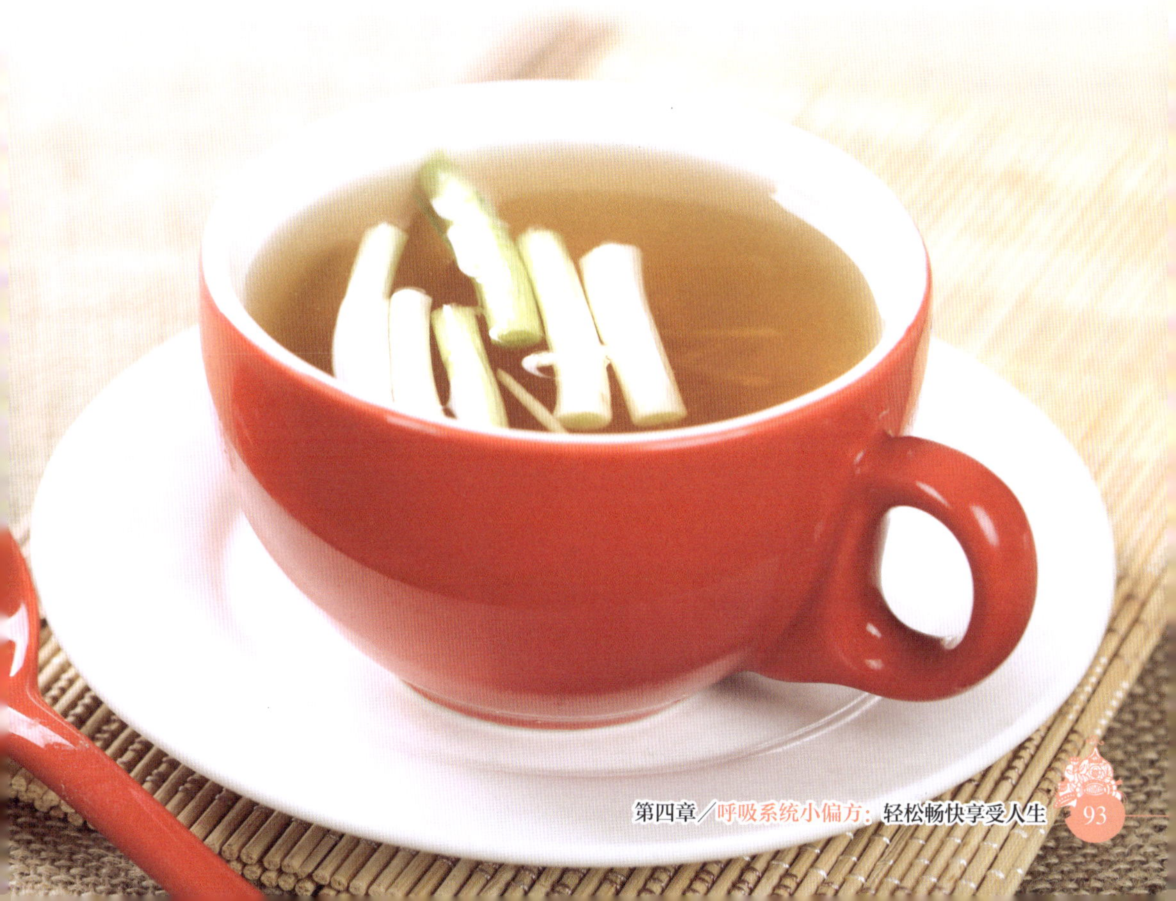

姜糖紫苏饮

发汗解表

原料：紫苏叶、生姜各3克，红糖15克。

做法：❶ 将生姜、紫苏叶洗净切成细丝，放入瓷杯内。

❷ 加入红糖，用开水冲泡，盖上盖，闷泡10分钟即成。

用法用量：每天服用2次，趁热饮用。

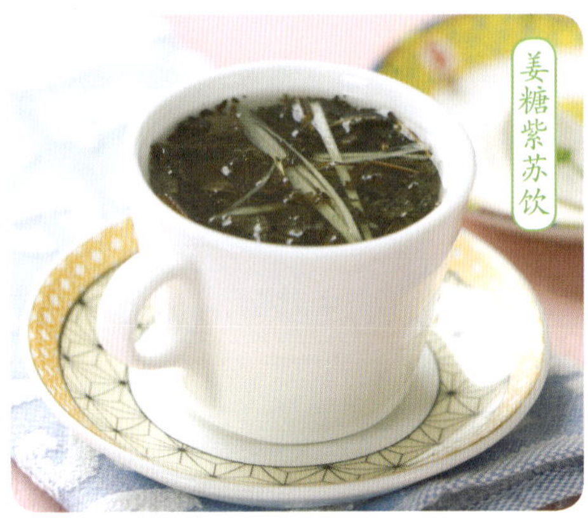
姜糖紫苏饮

黄酒煮荔枝

适用于气虚感冒

原料：荔枝肉30克，黄酒适量。

做法：将荔枝肉放黄酒中煮10分钟即可。

用法用量：趁热1次服完。每日1次，至感冒痊愈。

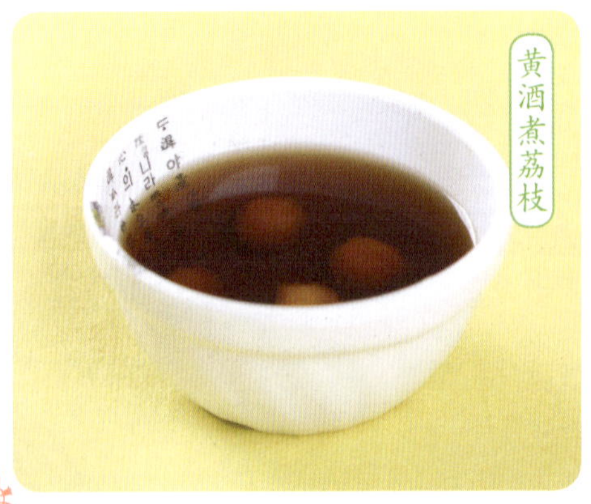
黄酒煮荔枝

葱白生姜涂擦法

适用于风寒感冒高热不退者

原料：葱白、生姜各15克，盐3克。

做法：将葱白、生姜、盐混合并捣成糊状，备用。

用法用量：用纱布包裹，涂擦前胸、后背、手心、足心、腋窝、肘窝等处，一般擦后半小时左右即可出汗热退。

薄荷葱白外擦

适用于风热感冒

原料：薄荷叶6克，葱白、黄酒各125克。

做法：❶ 将葱白放碗内，加入温开水半茶杯捣汁。

❷ 将黄酒烧开，冲薄荷叶1~2分钟后，倒出黄酒（薄荷叶不用），连同葱汁和匀。

用法用量：取毛巾蘸汁，擦两太阳穴、两肘弯、两手心、两腘窝、两足心、尾骨两旁及前后胸肋骨间，擦时用力要均匀、轻重适度。

香菜饴糖饮

治伤风感冒引起的咳嗽

原料：香菜30克，饴糖30克，大米100克。

做法：❶ 将大米淘洗干净，加入清水适量，煮成粥，滤出米汤。

❷ 取大米汤3汤匙，然后与香菜、饴糖一同放入碗中，搅拌后蒸10分钟。

用法用量：趁热1次服下，注意避风寒。

金银花糖茶

辛凉解表

原料：金银花20克，茶叶6克，白糖30克。

做法：❶ 将金银花、茶叶放砂锅内，加水适量，用大火煮沸。

❷ 加入白糖搅拌使之溶化，去渣取汁即可。

用法用量：趁热饮用，每天1剂，连服2~3天。

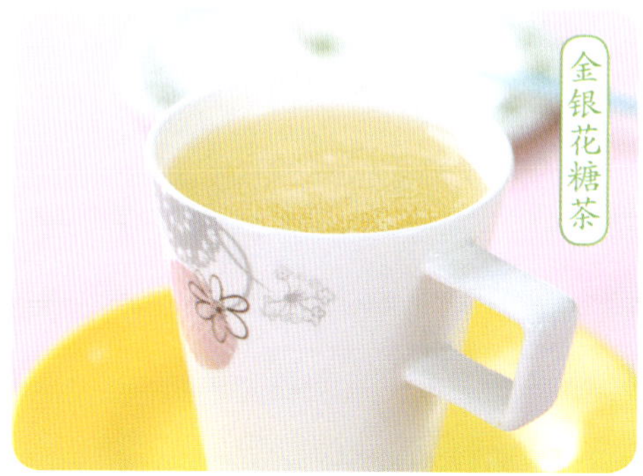
金银花糖茶

杏仁生姜饮

适用风寒感冒引起的咳嗽

原料：杏仁10克，生姜3片，白萝卜100克。

做法：❶ 将上述食材放入砂锅中，加3碗水。

❷ 大火烧开，然后转成小火，煎至1碗即可。

用法用量：每天早晚服用2次。

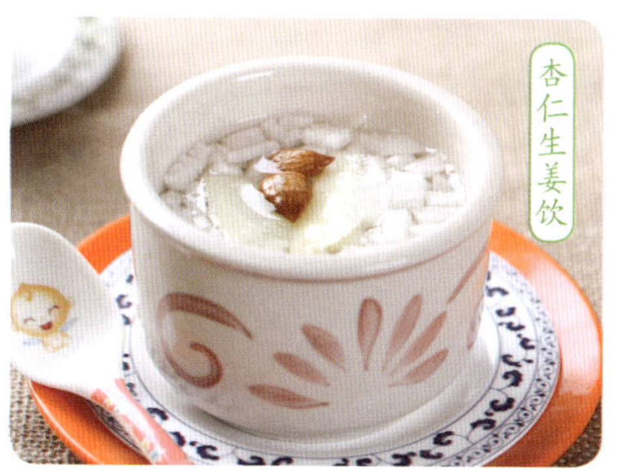
杏仁生姜饮

米醋泡萝卜

辛凉解表，消食解毒

原料：生萝卜250克，米醋适量。

做法：将萝卜洗净，切片，加入米醋，浸泡数小时。

用法用量：每天吃1剂。

烤橘子

最适合风寒感冒咳嗽

原料：大橘子1个。

做法：❶ 将橘子洗净后，用纸巾将表面上的水擦干。

❷ 放在有炭火的铁架上，并不停地翻动，直到橘皮发黑、橘子冒热气并伴有橘香味。

用法用量：每次吃1个，每天2次。

萝卜葱白汤

改善风寒咳嗽效果好

原料：白萝卜1个，葱白6根，生姜15克。

做法：❶ 先将白萝卜洗净放入砂锅中，加3碗水，煮熟。

❷ 放入葱白、姜，再用大火烧开，然后转成小火，煎至1碗即可。

用法用量：连渣1次服下。

桑菊薄荷茶

适用于感冒发热、咽喉不适等症

原料：薄荷、金银花各9克，菊花6克，桑叶10克。

做法：将薄荷、金银花、菊花、桑叶放入茶壶中，用开水浸泡5分钟左右即可。

用法用量：代茶饮。每日1剂，至病症痊愈。

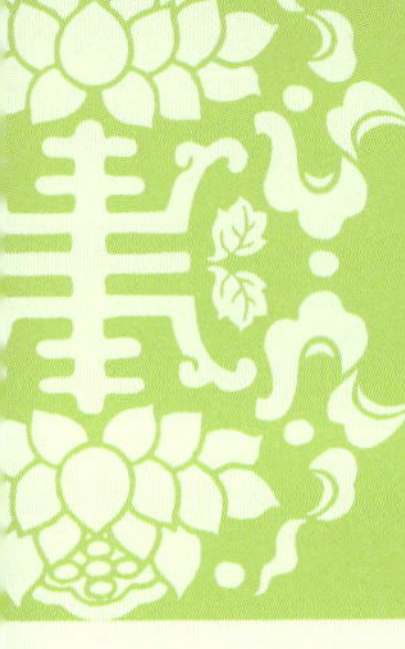

过敏性鼻炎

王不留行贴压耳穴治鼻炎

近年来，过敏性鼻炎（即变应性鼻炎）的发病率明显增加，而且中老年患者增多。过敏性鼻炎会有打喷嚏、鼻塞、流鼻涕等症状。不仅如此，过敏性鼻炎还会加重肺气肿、肺心病、哮喘，以及脑梗死、高血压病等心脑血管疾病。

王不留行具有活血通经、消肿止痛的功效。使用王不留行贴压耳穴可以治疗多种疾病，其中用王不留行贴压耳穴治过敏性鼻炎就是民间最常用的鼻炎治疗偏方。有权威中医杂志报道，用此法治疗过敏性鼻炎50例，痊愈8例，显效33例，好转9例。

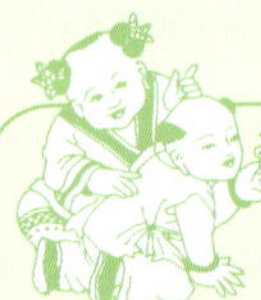

王不留行贴耳穴

材料 王不留行若干，医用酒精适量。

制法 对王不留行用酒精进行消毒，备用。

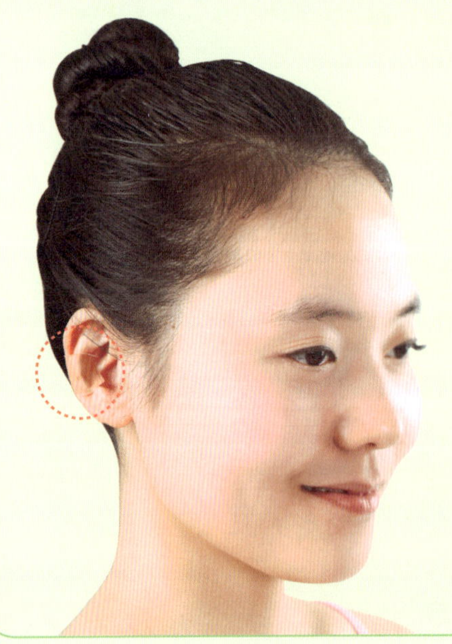

使用方法 ❶ 将王不留行贴在小块胶布中间，用医用酒精消毒双耳的内鼻、内分泌、肾上腺、肝、脾、胆等耳穴，每穴贴上王不留行胶布。

❷ 按压王不留行，力度要适中，每次按压30余下，使耳部产生胀、重、痛的感觉。

❸ 每天按压3次，每按压5天，休息2~3天再行第2次贴药，4次为1个疗程。

其他功效 此方还可用于行血通经。

服用禁忌 ❶ 有严重心脏病的中老年人不宜使用本法，更不宜采用强刺激。

❷ 有严重器质性疾病及伴有高度贫血的中老年人不宜用。

❸ 外耳患有显著的炎症，如湿疹、溃疡、冻疮破溃等患者不宜用。

【特效小偏方】

辣椒水擦鼻法

通鼻窍，治鼻塞

原料：干红辣椒1~2个。

做法：❶ 干红辣椒放入一杯开水中泡10分钟，或放入锅中小火煮10分钟。

❷ 用棉签蘸辣椒水伸入鼻孔内涂抹，范围尽可能大些。

用法用量：每日1次，7~10日为1个疗程。

大蒜熏鼻法

治疗过敏性鼻炎

原料：大蒜若干，醋适量。

做法：❶ 将蒜削除根皮装入酒坛中，再装满醋至浸没蒜瓣为止。

❷ 密封，1个月后启封。

用法用量：吃蒜，同时用小口瓶装上蒜醋，每天晚上对准鼻孔熏30分钟。

苦葫芦子酒

治鼻塞，眼目昏痛

原料：苦葫芦子30克，白酒150毫升。

做法：❶ 将苦葫芦子捣碎，置于干净的酒瓶中。

❷ 用白酒浸泡，1周后开封，去渣备用。

用法用量：用时取少许滴入鼻中，每天使用4次。

滴香油

治过敏性鼻炎

原料：香油适量。

用法用量：❶ 用吸管吸取少量香油，直接滴鼻孔内。

❷ 每天3~5次，每次5滴，滴入鼻内。

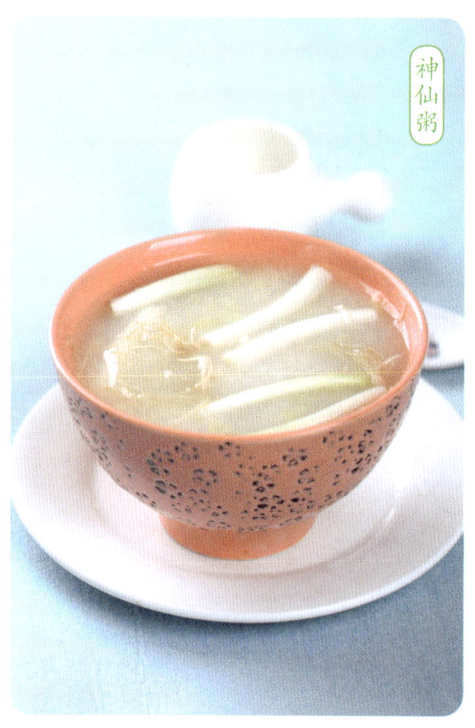

神仙粥

适用于风寒型过敏性鼻炎

原料：生姜6克，连须葱白6根，糯米60克，米醋10毫升。

做法：❶ 先将糯米淘洗干净，然后与生姜、葱白一同煮粥。

❷ 最后加入米醋，稍煮片刻即可食用。

用法用量：每天1次。

苍耳子药油

缓解过敏性鼻炎症状

原料：苍耳子30~40个，麻油50克。

做法：❶ 苍耳子轻轻捶破，放入小铝锅内，加入麻油。

❷ 用小火煎炸苍耳子，待苍耳子炸枯时，滤取药油装入清洁瓶内备用。

用法用量：使用时，可用消毒棉球蘸药油少许涂于鼻腔内，每天2~3次，2周为1疗程。

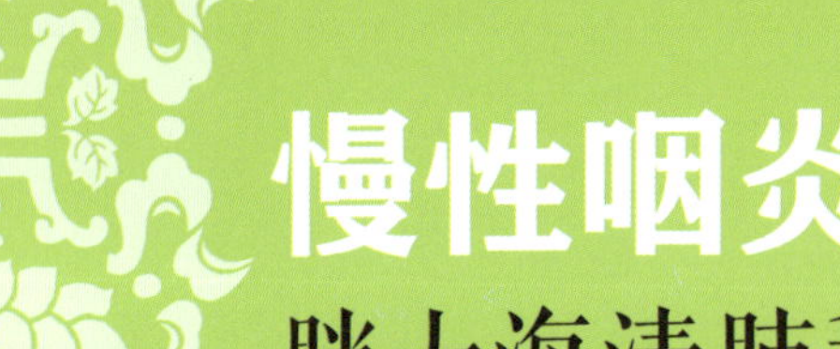

慢性咽炎

胖大海清肺利咽效果好

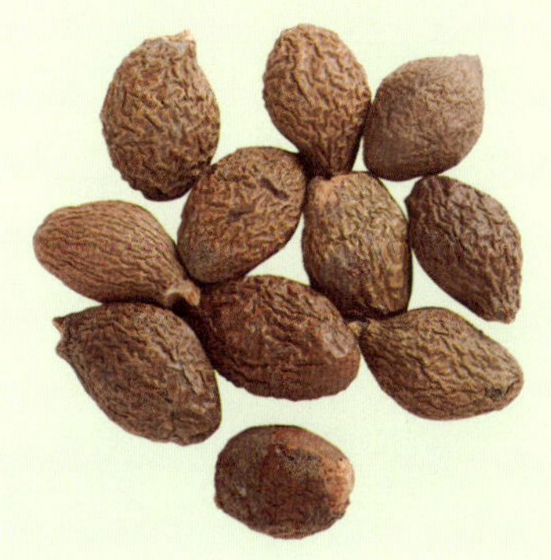

有的人早上起来刷牙，牙刷一放到嘴里就感觉恶心，刷几下就不断干呕，有时候，不知不觉、莫名其妙地嗓子也会痛起来，总觉得嗓子里卡有异物，还感觉咽喉灼热、发痒、干燥，这很有可能是患上了慢性咽炎。

咽部是呼吸、进食的必要通道，因此受到外部的刺激也比较多，使得咽部成了炎症爆发的“重灾区”。其中，慢性咽炎在中老年人群发病率较高，而且病程较长。胖大海茶对于调理慢性咽炎有不错的效果。

中医认为，胖大海味甘、淡，性凉，具有清热、润肺、利咽、解毒的功效，可改善咽炎引起的咽痛干咳、声音嘶哑。一般泡茶饮用，喝的时候可调入蜂蜜。注意，便秘的人可多放几个胖大海，否则少放几个。

但不是所有咽炎患者都能用胖大海。有经常用嗓子的人，常会觉得喉咙里有东西卡住，咳不出来，也咽不下。这是因为咽部滤泡增生，这种情况下不适合用胖大海泡水喝。

小贴士

慢性咽炎莫滥用抗菌药物

很多老年朋友认为慢性咽炎既然是炎症，就自作主张口服抗菌消炎的药物。但细菌并不是引发慢性咽炎的唯一因素。随着年龄增大，人体抵抗力下降，内环境紊乱等也是引发炎症的主要原因。因此，平时滥用抗生素不一定能治好咽炎，反而有可能增加细菌耐药性，严重的还会引起菌群紊乱，加重病情。所以治疗慢性咽炎时不要滥用抗菌药物。

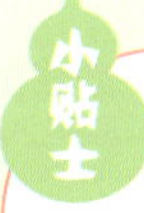

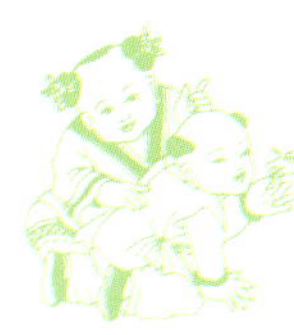

胖大海茶

材料 胖大海3~4枚，蜂蜜30克。

制法 ❶ 将胖大海洗净，放入茶杯中。

❷ 往茶杯中冲入开水，加入蜂蜜，盖上盖，待胖大海泡发，搅匀即成。

服用方法 连服2~3天，代茶频饮。

其他功效 本方可改善骨蒸内热、吐衄下血、目赤、牙痛等病症；还可用于热证引起的便秘。

服用禁忌 ❶ 风寒感冒或肺阴虚引起的咳嗽、咽喉不适，不能用胖大海泡茶。

❷ 因声带小结、声带闭合不全或烟酒过度引起的嘶哑，也不宜使用胖大海泡茶。

❸ 脾胃虚寒的中老年人喝胖大海茶容易引起腹泻。

❹ 连续喝胖大海茶不宜超过7天。

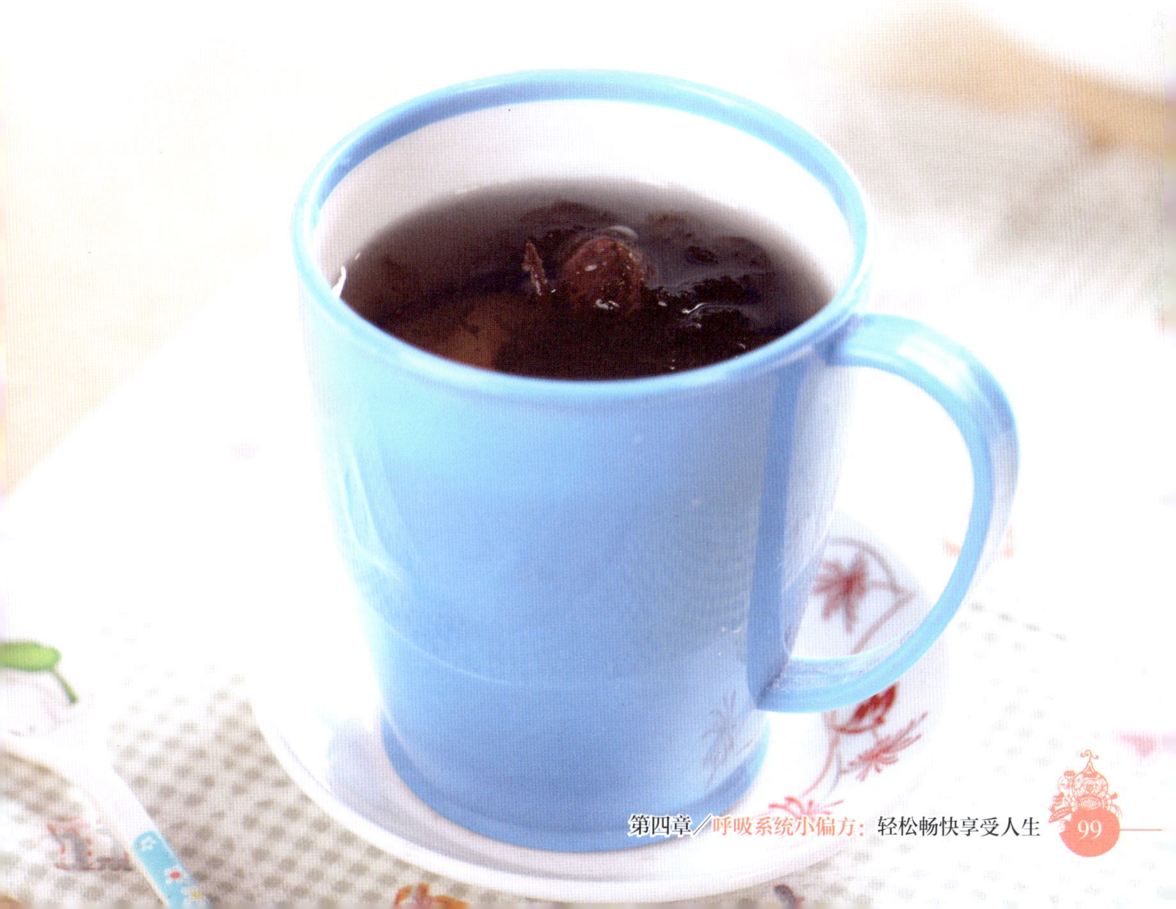

胖大海橄榄茶

清肺利咽效果佳

原料： 橄榄6克，绿茶6克，胖大海3枚，蜂蜜1匙。

做法： ❶ 将橄榄放入锅内，加入适量的水，煎煮约30分钟。

❷ 然后冲入盛有绿茶、胖大海的茶杯中，调入蜂蜜即成。

用法用量： 代茶饮，7天为1个疗程。

鲜芝麻叶嚼服

急慢性咽炎都能治

原料： 鲜芝麻叶6片。

做法： 芝麻叶洗净，备用。

用法用量： 嚼烂慢慢吞咽，每天3次，连服3天。

罗汉果雪梨饮

清热滋阴，润喉消炎

原料： 雪梨1个，罗汉果1个。

做法： ❶ 将雪梨去皮、核，切碎块；罗汉果洗净，备用。

❷ 将二者一同放入锅中，加入适量的清水，用水煎30分钟左右即可。

用法用量： 每天饮用1剂。

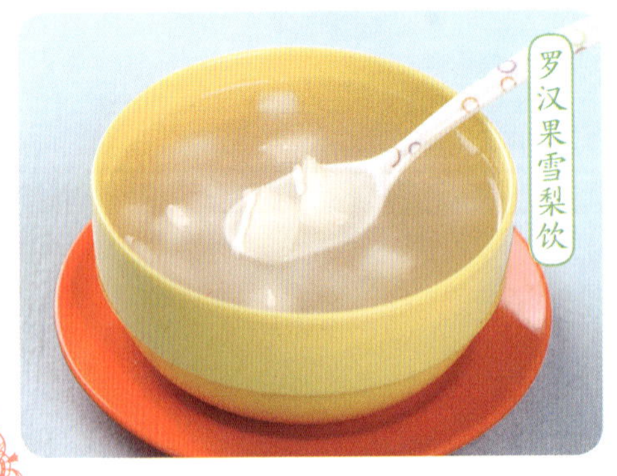
罗汉果雪梨饮

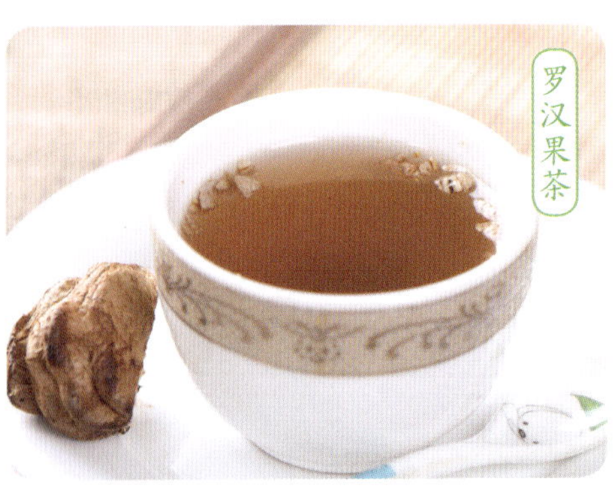
罗汉果茶

罗汉果茶

可治慢性咽炎所致咽痛、咽痒

原料： 罗汉果适量。

做法： 罗汉果打碎后放入杯中，用开水冲泡即可。

用法用量： 代茶频饮。

西瓜霜

缓解慢性咽炎症状

原料： 西瓜1个，芒硝适量。

做法： ❶ 将西瓜从蒂部切下一小块，挖去瓜瓤，装满芒硝。

❷ 将蒂部再盖上，用绳绑好，悬于通风处，等析出白霜，扫下，研细末存放于瓶内。

用法用量： 用时以白霜吹喉部。

罗汉果天冬饮

适用于慢性咽炎偏肾阴虚者

原料： 罗汉果9克，天冬15克，柿霜3克。

做法： ❶ 将罗汉果、天冬洗净。

❷ 与柿霜同放入杯中，用开水泡。

用法用量： 代茶饮，每天1剂，7天为1个疗程。

鲜荸荠汁

清热利咽，化痰消食

原料：鲜荸荠适量。

做法：鲜荸荠洗净去皮切碎，用干净纱布绞取汁用。

用法用量：随饮不拘时量。

黄栀漱口液

清热解毒，利咽止痛

原料：黄连10克，生栀子、金银花各12克，生甘草3克。

做法：将上药放入锅内，加入适量的清水，用小火煎煮5~6分钟，取汁液。

用法用量：饭后用其漱口。

鸭蛋青葱汤

缓解慢性咽炎症状

原料：鸭蛋1~2枚，青葱（连白）数根，饴糖适量。

做法：青葱洗净，与鸭蛋一同煮为汤，加入饴糖调和。

用法用量：食蛋饮汤，每天1次，连服数天。

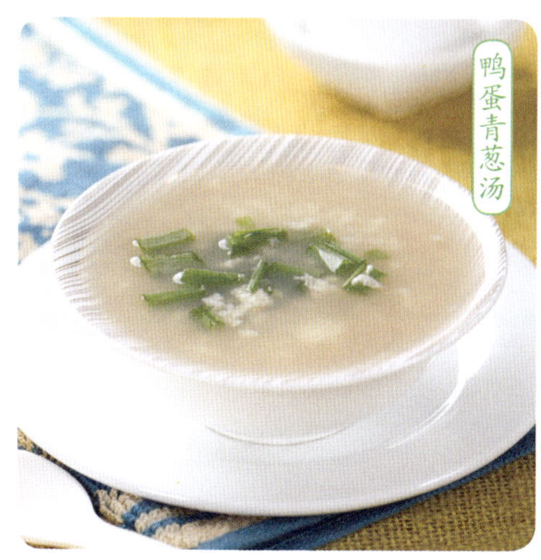

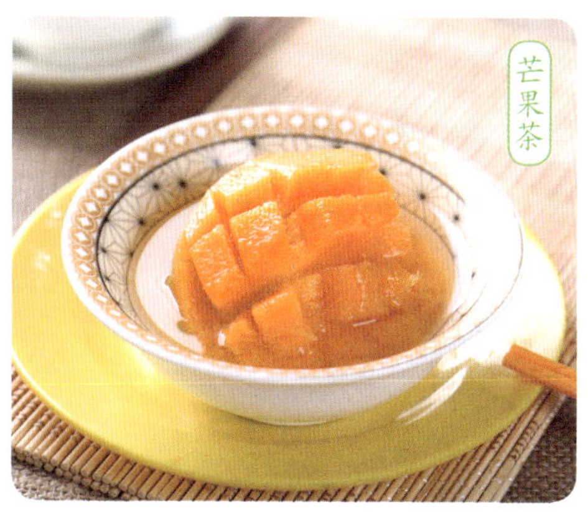

芒果茶

对慢性咽炎、声音嘶哑等有效

原料：鲜芒果2个。

做法：将鲜芒果洗净切开，放入锅内，水煎汤。

用法用量：代茶饮。频频饮服。

百合全鸭

适用于肺肾阴虚型慢性咽炎

原料：干百合30克，净老雄鸭1只，姜、葱、盐、酒各少许。

做法：将百合佐姜、葱，装入雄鸭腹内，加上盐、酒，放锅内蒸食。

用法用量：佐餐食。

萝卜生姜汁

对痰热内蕴型慢性咽炎有效

原料：生白萝卜500克，白糖20克，生姜片10克。

做法：❶ 将生白萝卜洗净，切块，与生姜片一同绞汁。

❷ 加入白糖，混合后饮服。

用法用量：每天服1剂，分2次服完。

肺结核

黄精膏使肺结核大有好转

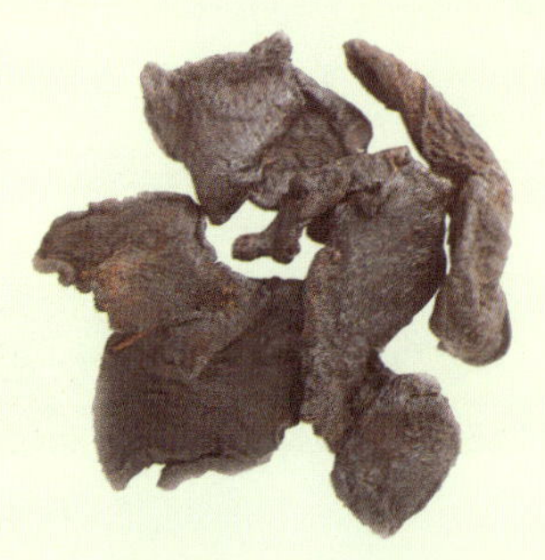

肺结核是由结核杆菌引起的慢性肺部感染，主要表现为咳嗽、胸痛、咯血、潮热、盗汗、消瘦等。在人体抵抗力降低的情况下，因感染结核杆菌而发病。肺结核又称“肺痨”，中医认为此病的性质是阴虚，病变的过程可以形成五脏亏损，而以肺、脾、肾三脏的损伤最为突出。

用黄精治疗肺结核具有一定的成效。中医认为，黄精味甘，性平。具有润肺养阴、补脾益气的功效；为平补脾、肺、肾三脏气阴的药物。民间有“想要不衰老，黄精最可靠”的说法。唐代大诗人杜甫对黄精十分推崇，曾写下“扫除白发黄精在，君看他年冰雪容”的诗句以赞其效。因其能补肺生津，可用于脾胃虚弱、体倦乏力、口干食少、肺虚燥咳、内热消渴等症。

需要注意的是，治疗肺结核宜用蒸黄精。生黄精刺激咽喉，比较少用。蒸黄精能增强补气养阴、健脾润肺之功，而酒黄精滋而不腻，善于补肾益血，多用于肾虚精亏所导致的头晕目眩、腰膝酸软的症状。黄精的药性滋阴伤胃，易助湿滞气，脾虚便溏的患者应少用。

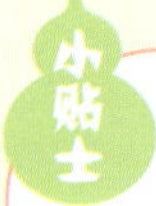

肺结核病人吃什么？

肺结核患者在疾病活动期多有结核中毒症状，食欲差，不爱吃东西，消化能力弱，可吃一些清淡可口、营养丰富、容易消化的食物。到了恢复期，应加强营养，补充高蛋白、高热量、高维生素饮食。由于抗结核药物而引起胃肠道反应，使进食减少者，可以暂时改变服药的时间，如选择在晚上睡前服用。

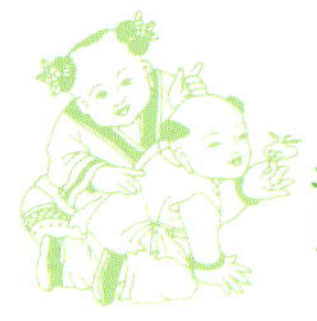

黄精膏

材料 黄精2500克。

制法 ① 将黄精蒸晒干燥，洗净，放入锅内。

② 锅内加入5倍的清水，先用大火烧开，再改用小火煎熬24小时，滤去渣。

③ 再将滤液用小火煎熬，并不断搅拌，待熬至呈黏稠膏状关火，冷却装瓶。

服用方法 每次取10毫升冲服，每天服4次，3个月为1个疗程。

其他功效 黄精归脾经，因此又有滋养脾的功效，可用于治疗脾胃虚弱、饮食减少、神疲体倦、舌干苔少等症；黄精又归肾经，可补阴血、填精髓，用于治疗病后虚弱，阴血不足所引起的腰膝酸软、头晕眼黑、视物不明等症。

服用禁忌 凡脾虚有湿、咳嗽痰多及胃寒便溏的中老年人不宜使用黄精膏。

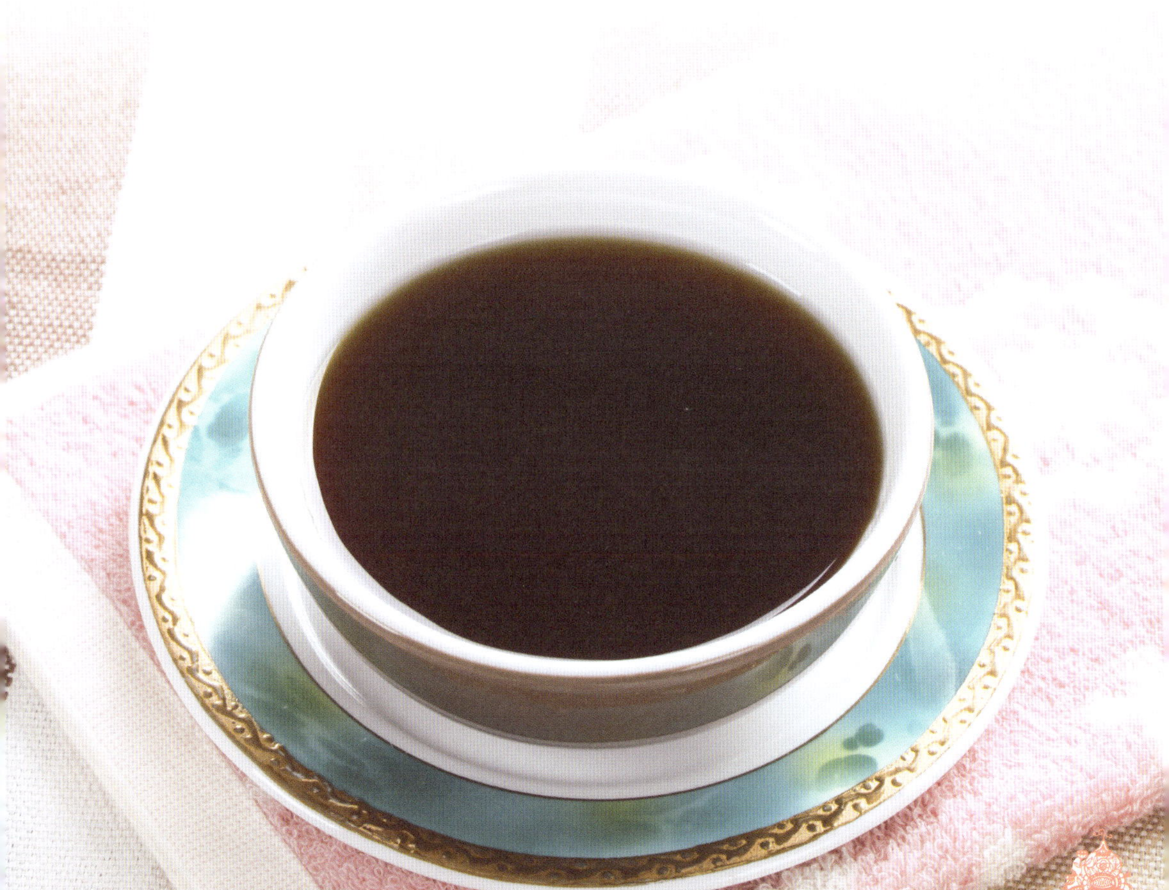

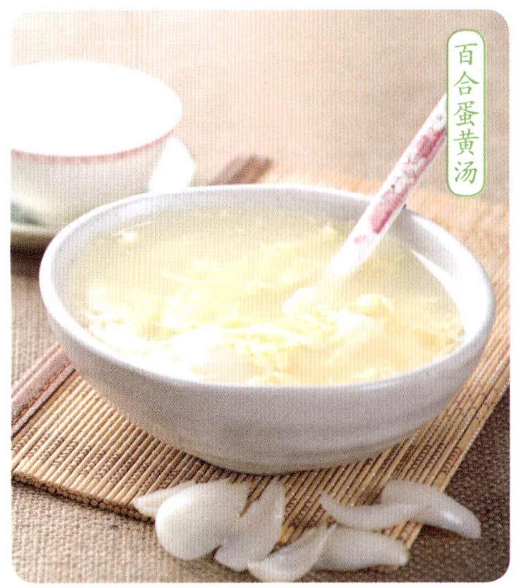

百合蛋黄汤

可改善肺结核咳嗽、咯血症状

原料：百合45克，鸡蛋1枚，冰糖适量。

做法：❶ 将百合放入水中浸泡一夜，出白沫，去其水，用清水煮。

❷ 打入鸡蛋，搅匀再煮至熟，再放入冰糖调味即成。

用法用量：随量服食。患病期间可常食。

百合莲藕

适用于肺虚久咳

原料：百合、莲子心各10克，藕节200克，白糖适量。

做法：❶ 百合、莲子心分别洗净；藕节刮去表皮，洗净，切小块。

❷ 将百合、莲子心放入锅内，加水适量，煮至莲子心熟。

❸ 加入藕块和白糖，继续煮至藕熟烂即成。

用法用量：随量服食。常食有效。

桂花山药

改善肺结核低热症状

原料：鲜山药700克，糖桂花50克，白糖适量。

做法：❶ 将山药去皮，洗净，切段，竖码在盘内。

❷ 放入笼内蒸30分钟，取出后滤出汤汁。

❸ 将白糖、桂花拌匀，撒在山药上就可以食用了。

用法用量：佐餐食。不限量。

百合糯米粥

适用于肺燥咳嗽

原料：鲜百合30克，糯米50克，冰糖适量。

做法：❶ 将百合剥皮，去须，洗净，切碎；糯米淘洗干净。

❷ 然后将二者一同放入砂锅内，煮至米烂汤稠，加冰糖调味即可。

用法用量：每日早晚餐食，温热食。20天为1个疗程。

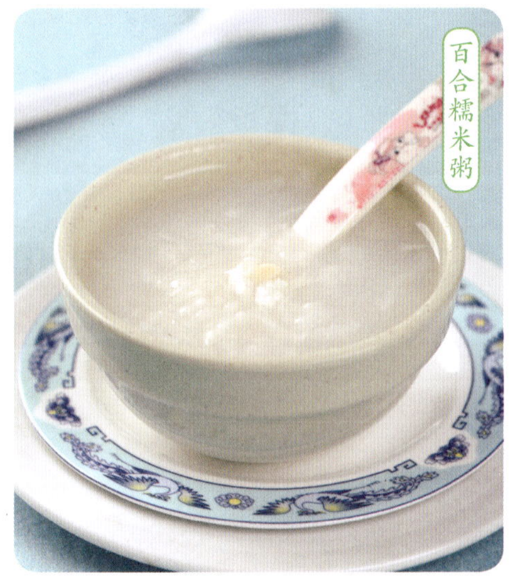

鸭梨白萝卜膏

适宜于浸润型肺结核

原料：鸭梨、白萝卜各1000克，生姜、蜂蜜、炼乳各250克。

做法：鸭梨去核，和白萝卜一同放入臼中捣烂如泥，以纱布包绞取汁，将汁放入锅中，先以大火，后用小火煎熬浓缩如膏状时，放入已捣好的生姜汁、炼乳、蜂蜜搅匀，继续加热至沸，离火待凉装瓶。

用法用量：每次1汤匙，用开水冲化服用，或加黄酒少许服用，每日3次。

白果梨肺膏

清虚热，止咳止血

原料：白果汁、秋梨汁、鲜藕汁、甘蔗汁、山药汁各120毫升，霜柿饼、核桃仁、蜂蜜各120克。

做法：❶ 霜柿饼捣如膏，核桃仁捣烂如泥。❷ 将蜂蜜溶化稀释，与柿饼膏、核桃泥、山药汁一起搅匀，稍加热，待融合后离火。❸ 趁温，不要太热，将白果汁、秋梨汁、鲜藕汁、甘蔗汁一同加入，用力搅匀，用瓷罐收贮。

用法用量：每次2茶匙，每天3~4次。

沙参鸡蛋

治肺结核咯血效果好

原料：沙参30克，鸡蛋2枚，冰糖30克。

做法：❶ 将沙参和鸡蛋分别洗净。❷ 将二者放入锅内，加清水2碗，共煮。❸ 待蛋熟后，去壳，再煮半小时，加入冰糖调味即可。

用法用量：饮汤食蛋，每日1次。

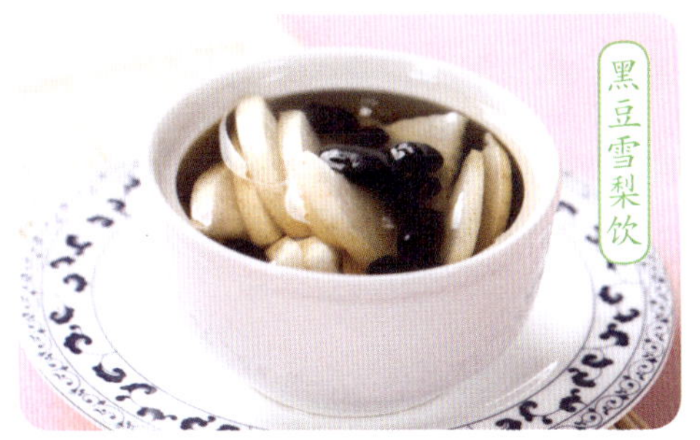
黑豆雪梨饮

黑豆雪梨饮

适用于肺结核肺阴亏损证

原料：雪梨1个，黑豆30克。

做法：❶ 雪梨洗净切片，入锅内，加清水适量。

❷ 锅中加入洗净的黑豆，一同炖至烂熟。

用法用量：每天2次，15天为1个疗程。

鲜竹沥梨膏

滋阴润肺，适用于阴虚型肺结核

原料：黄梨100个，鲜竹叶100片，6厘米长的鲜芦根30支，橘红10克，荸荠50个，鲜竹沥30毫升。

做法：黄梨、荸荠、鲜芦根捣烂取汁，鲜竹叶、橘红煎汁，加鲜竹沥慢火煎熬浓缩成膏即可。

用法用量：每天3次，每次20毫升。

银耳鸽蛋羹

适用于肺结核干咳

原料：银耳2克，冰糖20克，鸽蛋1个。

做法：❶ 将银耳用清水浸泡20分钟后撕小朵，加水400毫升，用大火煮沸后加入冰糖，小火炖烂。

❷ 将鸽蛋敲入炖烂的银耳羹中，煮沸即成。

用法用量：饮汤吃银耳和鸽蛋，每天1剂。

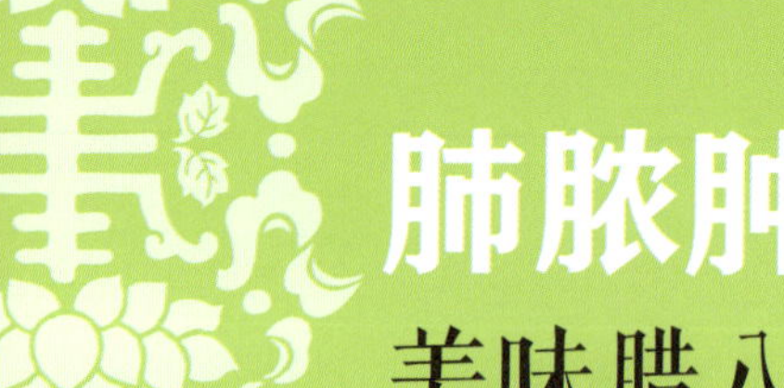

肺脓肿

美味腊八蒜，排脓杀菌不简单

肺脓肿是由于多种病因所引起的肺组织化脓性病变。早期为化脓性炎症，继而坏死形成脓肿。主要症状表现为高热、咳嗽和咳大量脓臭痰，有时痰中带血或中等量咯血，慢性肺脓肿患者还可能有贫血、消瘦等慢性消耗症状。对于肺脓肿，我们可以选择偏方腊八蒜来调理。

泡腊八蒜是北方的一个习俗。顾名思义，就是在阴历腊月初八这天来泡制蒜。泡腊八蒜最好选用紫皮蒜和米醋。中医认为，紫皮蒜味辛，性温，归脾、胃、肺经，具有温中消食、行滞气、暖脾胃、消积、解毒、杀虫的功效，和米醋一起泡制，具有排脓杀菌的功效，是老年肺脓肿者的最佳饮食。

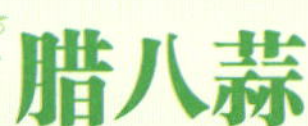

腊八蒜

材料 紫皮蒜1000克，米醋500毫升，干净陶罐或玻璃罐1个。

制法 ❶ 在腊月，选好紫头蒜，去皮洗净，晾干，放入陶罐或玻璃罐中。

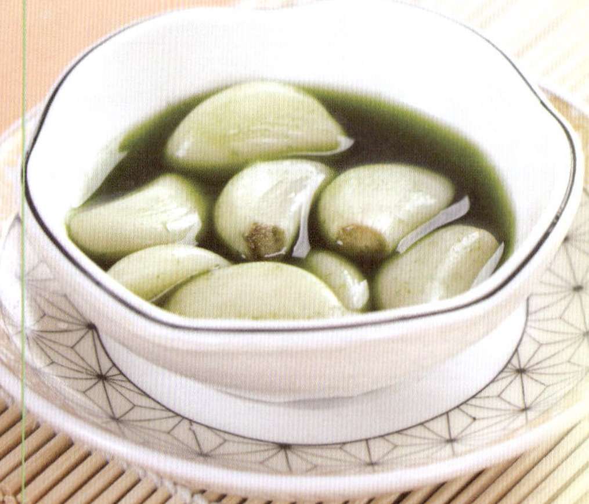

❷ 倒入米醋，直到刚好没过蒜为止，盖好盖，放到温度较低的地方。

❸ 除夕时开封，此时大蒜已变成通体碧绿。

服用方法 饭后食用 20 克，每天可食用 2 次。

其他功效 腊八蒜还可以用于饮食积滞、脘腹冷痛、水肿胀满、疟疾、白秃癣疮等病症。腊八蒜有很强的抗氧化活性，经常食用还能延缓衰老。

服用禁忌 ❶ 腊八蒜有刺激胃酸分泌的作用，所以患有胃溃疡及胃酸分泌过多的中老年人不宜食用。

❷ 严重腹泻的中老年人忌吃，因为腊八蒜对肠黏膜的刺激，会加重腹泻的症状。

【特效小偏方】

芦根瓜子茶

清肺化痰，利湿排脓

原料： 鲜芦根100克，冬瓜子90克。

做法： ❶ 将上述药材放入砂锅中，加3碗水。

❷ 大火烧开后转小火，煎至1碗即可。

用法用量： 代茶饮，每天饮用1剂。

鲫鱼白果仁

温肺益气，利水消肿

原料： 鲫鱼1条，白果仁适量。

做法： ❶ 鲫鱼宰杀后，剖腹去内脏。

❷ 将白果仁放入鲫鱼肚内，扎紧，隔水炖熟服食。

用法用量： 每日1剂。

合欢花树根皮汤

缓解肺脓肿症状

原料： 合欢花树根皮30克。

做法： ❶ 将合欢花树根皮去粗皮，然后放入砂锅中，加3碗水。

❷ 大火烧开，然后转成小火，煎至1碗即可。

用法用量： 每日1剂。

蒜醋外敷

对肺脓肿有治疗作用

原料： 大蒜、大黄各50克，芒硝25克，醋适量。

做法： ❶ 把大蒜、大黄、芒硝加醋捣烂如泥，置于2~4层油纱布上。

❷ 外敷于肺俞穴及胸背部压痛点。

用法用量： 每次敷2小时，胸、背轮换，敷毕去掉药糊，用温开水洗净。每日1次，至脓痰排净。

沙参鸡蛋汤

治疗肺脓肿成痈期

原料： 金银花 30 克，连翘 24 克，芦根 15 克，蒲公英 30 克，鱼腥草 30 克。

做法： 将上药水煎 2 次，取汁混匀即成。

用法用量： 每日 1 剂，早晚分服。

银菊桑杏茶

润肺止咳，用治肺脓肿初期

原料： 金银花 20 克，菊花 10 克，桑叶 10 克，杏仁 10 克，冰糖 20 克。

做法： 将前 4 味水煎 2 次，取汁混匀，加入冰糖令溶即成。

用法用量： 每日 1 剂，早晚分服。

吸大蒜蒸汽

可用于治疗慢性肺脓肿

原料： 大蒜500克，白蔹、白及各30克。

做法： ❶ 将大蒜去皮，洗净，与白蔹、白及一同放入壶内，加入清水3000毫升。

❷ 先用大火煮沸后，再改用小火煎。

❸ 取1条2尺长的硬橡皮管，一头紧接在壶嘴上，另一头用嘴缓慢吮吸其蒸汽。注意，嘴与壶嘴不能直接接触，保持一定距离，防止烫伤嘴唇。

用法用量： 每天或隔天使用1剂，每次1~2小时，吸吮蒸汽后去药渣，吃大蒜。

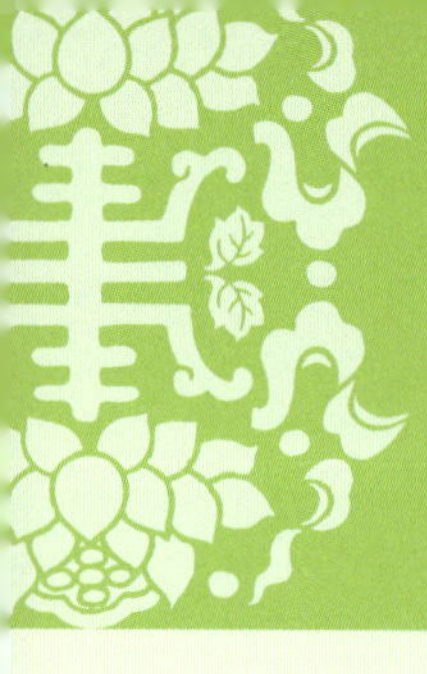

肺癌

蒲公英汁外敷缓解肺癌胸痛

肺癌的病因在于正气内虚、痰凝毒聚和脏腑阴阳失调。如果中老年人出现不明原因的刺激性干咳，感冒后长期咳嗽不断，突发痰中带血或少量鲜血丝，不固定的胸痛或背痛、肩痛、上腹痛等情况时，应警惕肺癌的发生。

用蒲公英汁外敷治疗肺癌胸痛有一定的效果。蒲公英有清热解毒、消痈散结的功效，故能治一切疔疮痈疡，红肿热痛，可内服可外敷。

蒲公英对人体肺癌细胞也有一定的抑制作用。用此方治疗肺癌胸痛常表现出较好的疗效，敷后半小时左右可觉疼痛减轻。蒲公英还带有养阴凉血的作用，所以凡热盛而阴伤者，用之亦颇为适宜，而无苦寒伤阴之弊。

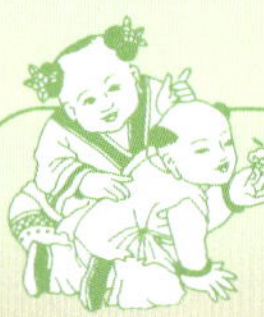

蒲公英汁

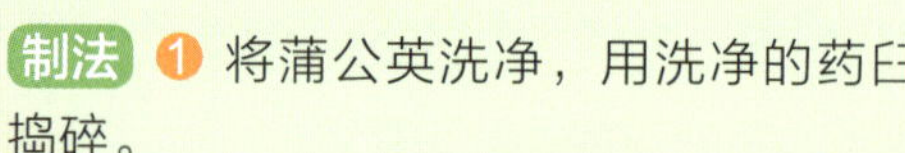

材料 新鲜蒲公英适量，普通纱布1卷，凡士林纱布1卷。

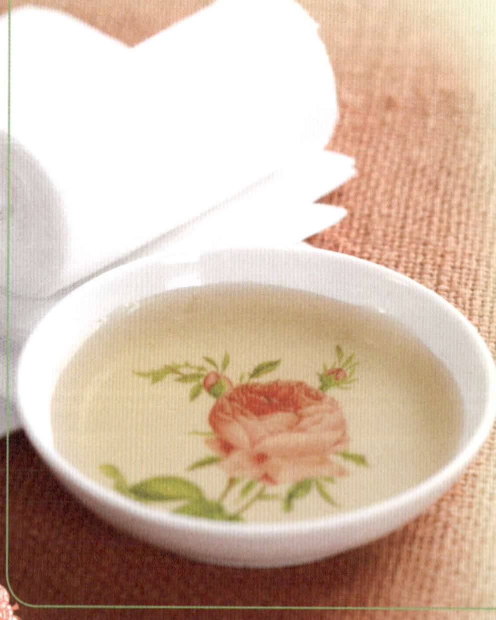

制法 ❶ 将蒲公英洗净，用洗净的药臼捣碎。

❷ 取出后，用消毒纱布双层包住，然后用力拧挤，干净器皿接蒲公英鲜汁，备用。

使用方法 ❶ 将蒲公英直接敷于疼痛的皮肤处，外盖3层纱布。

❷ 中间再夹一层凡士林纱布，以减缓药汁的蒸发。

其他功效 用蒲公英汁滴耳，可治疗化脓性中耳炎；蒲公英汁外敷女性乳房，还可以减轻乳腺增生症状。此外，外搽蒲公英汁还可以用来治疗丹毒、甲沟炎等。

使用禁忌 对于肺癌病人来说，蒲公英汁只能帮助缓解肺癌胸痛，但并不能包治百病，因此发现症状应及时就医。

【特效小偏方】

龙葵蜜饮

清热解毒，抗肺癌

原料：龙葵60克，蜂蜜适量。

做法：❶ 将龙葵洗净，晒干，切段。放入砂锅内，加入适量的清水，浓煎2次，每次半小时左右。

❷ 合并2次煎液，滤汁，放入容器内，加入蜂蜜调匀即可。

用法用量：每日1剂，分早晚2次服用。

橄榄萝卜饮

适用于痰热阻肺型肺癌

原料：青橄榄400克，白萝卜1000克，盐适量。

做法：❶ 青橄榄洗净，盛入碗中，备用；白萝卜洗净，带皮切成片。

❷ 二者一同放入砂锅内，加入清水足量，先用大火煮沸后，再改用小火煮40分钟，加少许盐拌匀即可。

用法用量：随意服食，当天服完。

土茯苓郁金蜜饮

治肝郁气滞型肺癌

原料：土茯苓60克，郁金30克，蜂蜜适量。

做法：❶ 将土茯苓、郁金分别洗净，晒干，切片。

❷ 将二者一同放入砂锅，加入清水，水煎30 分钟。

❸ 用洁净纱布过滤，去渣取汁，放入容器内，温热时调入蜂蜜调匀即可。

用法用量：每天 1 剂，分早晚 2 次服用。饮时弃渣。

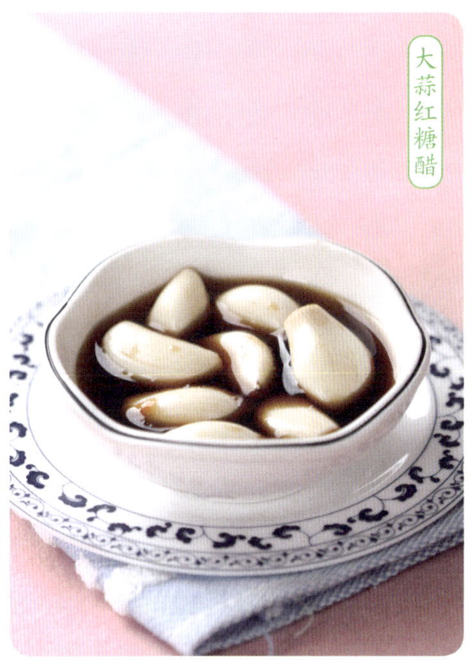
大蒜红糖醋

大蒜红糖醋

辅助治疗肺癌

原料：大蒜适量，红糖250克，醋500毫升。

做法：❶ 将醋与红糖混匀，放入锅内，煮沸，冷却后放入广口瓶内。

❷ 大蒜去皮，洗净，晾干，放入糖醋液中，10天后即可取食。

用法用量：每次饮30~50毫升。并吃蒜5~10瓣，每天服用2~3次。

白茄子蜂蜜饮

治气滞血瘀型肺癌

原料：白茄子100克，蜂蜜适量。

做法：❶ 将茄子洗净，切成块，入锅炖煮至茄子熟烂。

❷ 加入蜂蜜混匀即成。

用法用量：每日1剂，分早晚2次服用。

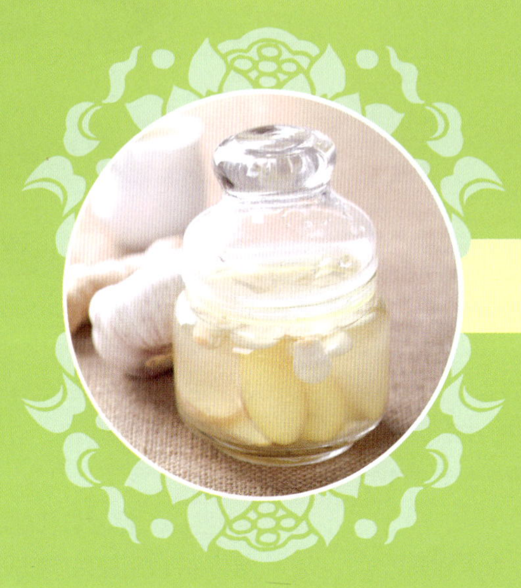

第五章

消化系统小偏方

胃肠好才能身体好

中医认为“年老者胃日弱，容纳少而传化迟”。也就是说，随着年龄的增长，中老年人的脾胃功能日渐减退，不仅会出现消化不良、便秘等不适，还容易患上消化道溃疡、胃下垂、脂肪肝、胃癌、肝癌等疾病。因此，中老年朋友平时除了在饮食上要有节制，并合理安排好自己的生活外，在选择偏方时还应以强健脾胃为主。

打嗝不止
老刀豆和生姜就能搞定

打嗝也称呃逆，在日常生活中，可能由于吸入冷气，摄入过冷或过热的饮料或食物，或进食过快等引起“打嗝”，这是一种暂时性的生理现象，很快会自然缓解，多无须治疗。或因其他疾病而偶然发作的，大多轻微而能自愈，但如持续不断则必须调治。根据其症状特点，分为热逆、寒逆和胃虚3个类型。

热逆型呃逆，症见呃声洪亮、连续有力、口臭烦渴、小便短赤、大便秘结，治疗宜选用清火泄热、止呃降逆的食疗偏方；寒逆型呃逆，症见呃声沉缓有力、胃脘闷而不舒，得热则减，遇寒加剧，大便溏，小便清长，口淡不渴，宜选用温中散寒、理气降逆的食疗偏方；胃虚型呃逆，症见呃逆低弱，气不接续，手足不温，腰膝无力，宜选用温中和胃、降逆止吐的食疗偏方。

对因胃中寒冷而导致的呃逆，可以选用刀豆姜糖饮。

这里需要选用的是老刀豆。新老刀豆功效不同，嫩刀豆用来煮食或制成酱菜，不仅味道鲜美，还有温补的作用；老刀豆则对打嗝的治疗效果最好。中医认为，老刀豆具有暖脾胃、下气、益肾、补充元气的功效，适用于气滞、呃逆等症状。而生姜本身具有温中散寒的功效，可温宣胃阳、降气止呃。

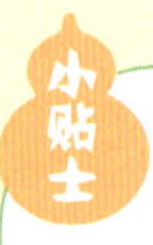

呃逆和嗳气的区别

呃逆和嗳气是不一样的。

呃逆是打嗝，是一个生理上常见的现象，是气逆上冲，是喉间气逆而发出的声音。打嗝的原因有多种，包括胃、食道功能或器质性改变，也可由外界生化、物理刺激引起。健康者可因吞咽过快、突然吞气或腹内压骤然增高而引起呃逆，多可自行消退。

嗳气就是我们平时说的“打饱嗝”，是胃中气体冲出咽喉所发出的声响，其声长而缓，是各种消化道疾病常见的症状之一。一般来说，反流性食管炎、慢性胃炎、消化性溃疡和功能性消化不良，多会伴有嗳气症状。

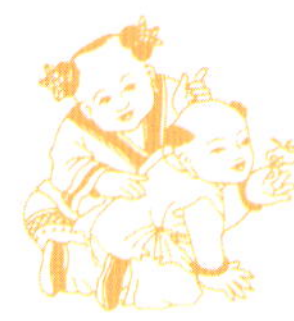

刀豆姜糖饮

材料 带壳老刀豆30克，生姜3片，红糖适量。

制法 ❶ 将带壳老刀豆掐去老筋，与生姜分别洗净，备用。

❷ 将二者一同放入锅内，加入适量的清水煎煮1小时，去渣取汁。

❸ 汁中加入红糖调味即可。

服用方法 每天1剂，分2次服用，5天为1个疗程。

其他功效 本方还适用于肿瘤患者的恢复期。

服用禁忌 胃热烦渴、口干的中老年朋友慎用此方。

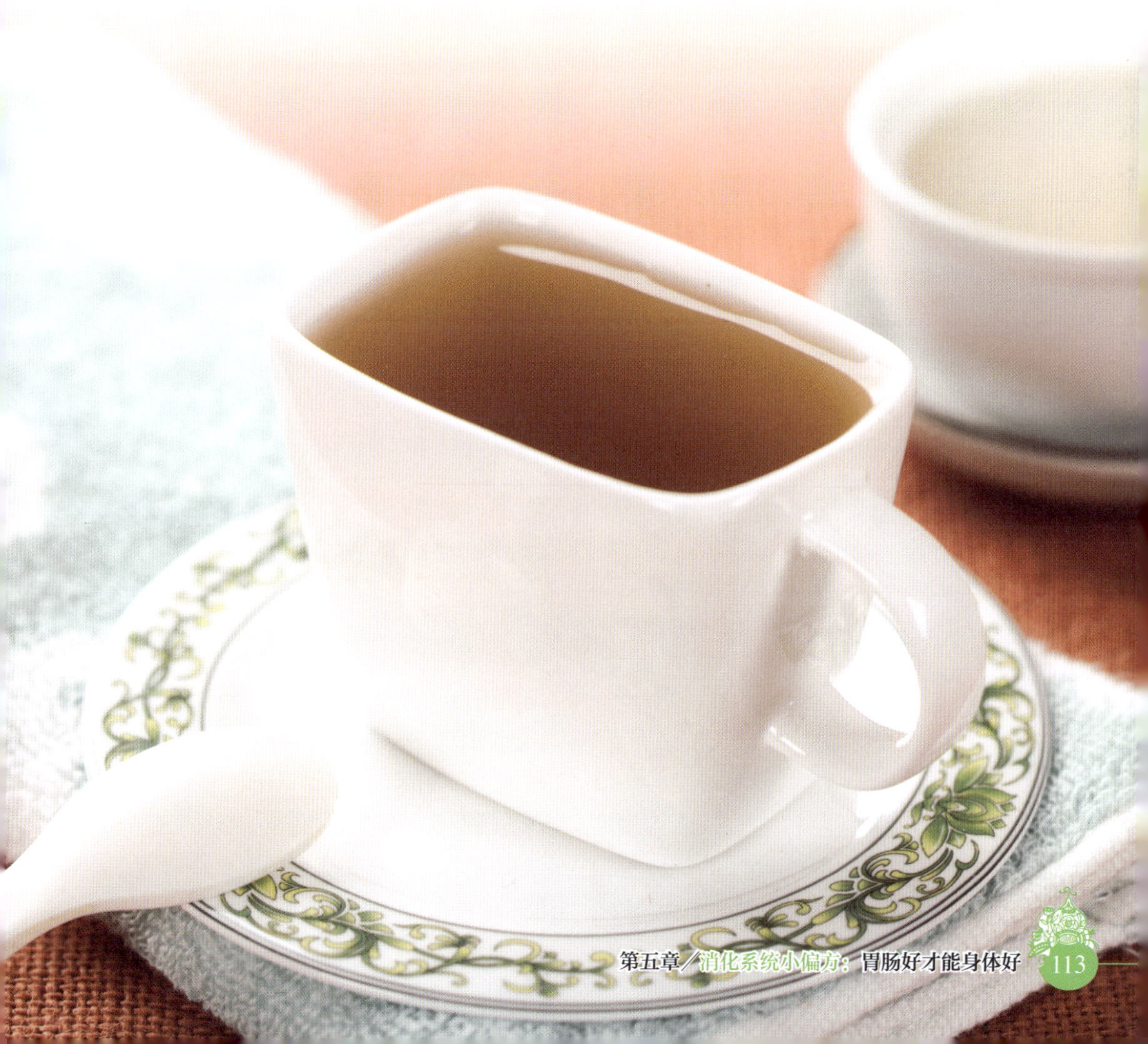

【特效小偏方】

碧玉散

适用于肺热气逆型呃逆

原料：竹笋、绿豆、冰糖各30克，柿蒂6克。

做法：将上药入锅内，加入清水适量，水煎取汁300毫升。

用法用量：每次饮服100毫升，每天3次。

韭菜子末

治顽固性呃逆

原料：韭菜子适量。

做法：韭菜子研末，备用。

用法用量：每次取3克，用温开水送服，每天3次，数日可痊愈。

枇杷叶粥

适用于胃火上逆引起的呃逆

原料：干枇杷叶10克，大米50克，冰糖少许。

做法：① 将枇杷叶用布包入煎，取浓汁后去渣。

② 加入大米一同煮粥，粥成后加入冰糖，煮至溶化即可。

用法用量：食粥，每天食用1~2次。

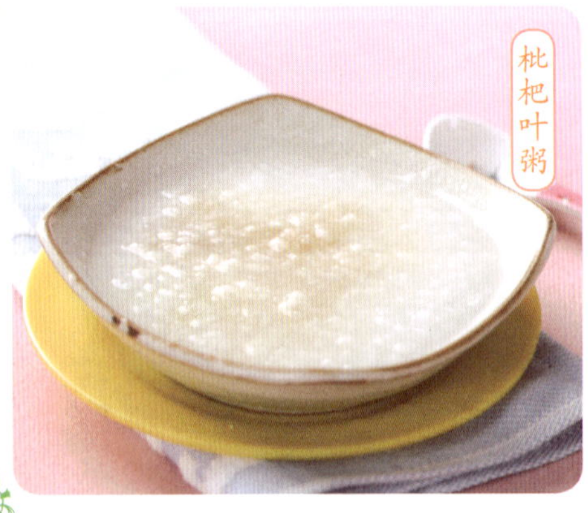

生姜蜂蜜汁

生姜蜂蜜汁

治呃逆不愈

原料：生姜汁、蜂蜜各30毫升。

做法：将生姜汁和蜂蜜放入杯中，调匀即可。

用法用量：一次饮尽，愈后再服用1次。

沙参粥

适用于胃阴不足引起的呃逆

原料：沙参30克，大米100克，冰糖适量。

做法：① 取沙参，煎取药汁，去渣。

② 加入大米一同煮粥，粥熟后加入冰糖，溶化即可。

用法用量：每天食用1~2次。

生姜片

轻松解决打嗝问题

原料：新鲜多汁的生姜1块。

做法：生姜洗净，切片。

用法用量：① 取一片放入口中细细咀嚼，边嚼边咽姜汁。

② 待姜汁嚼尽，将姜渣吐出，另换一片。一般嚼3~5片就可以了。

注意事项：口舌生疮及咽喉炎患者不宜使用。

醋姜茶

温中和胃，降逆止呕

原料： 鲜姜60克，醋、红糖各适量。

做法： ❶ 将生姜洗净，切片，以醋浸泡一昼夜。

❷ 使用时，取姜3片，加红糖用沸水泡5分钟即可。

用法用量： 代茶饮用，每天2剂，温服。

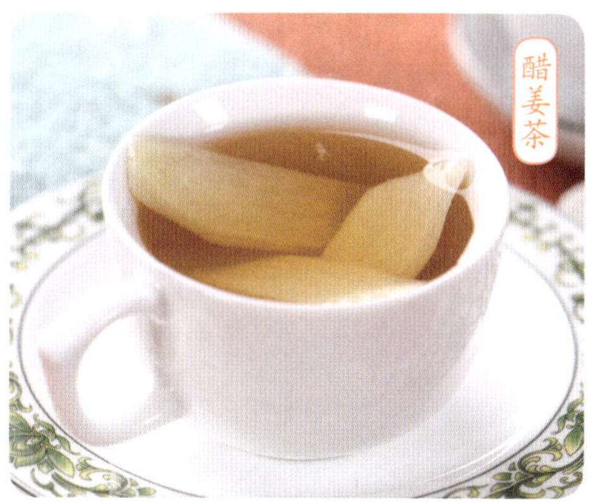
醋姜茶

韭菜姜汁

适用于胃寒所致的呃逆

原料： 韭菜汁1小杯、姜汁、红糖各适量。

做法： 将韭菜汁、姜汁、红糖放入杯中，调匀即可。

用法用量： 顿服。

丁香敷脐

对顽固性呃逆有效

原料： 丁香5克。

做法： 将丁香研为细末，用食醋调和如泥状。

用法用量： 将泥摊于纱布上，敷于脐部，15分钟后即止。

柿蒂饮

适用于各种原因引起的呃逆

原料： 柿蒂20枚。

做法： 将柿蒂放入锅内，加水500毫升，小火煎至100毫升，去渣。

用法用量： 分2次口服，每次50毫升。

南瓜蒂饮

有效止嗝

原料： 南瓜蒂4个，陈皮10克，生姜10克。

做法： 上三药研细末，加水300毫升，水煎取汁100毫升，代茶饮。

用法用量： 饭后服用，一次服完。每日1剂，连服3~4日。

姜汁粥

治虚寒证呃逆呕吐

原料： 大米30克，生姜6克。

做法： ❶ 生姜洗净，切为末。

❷ 大米加水煮粥，粥熟米开花而稠时加入姜末。

用法用量： 趁热温服。

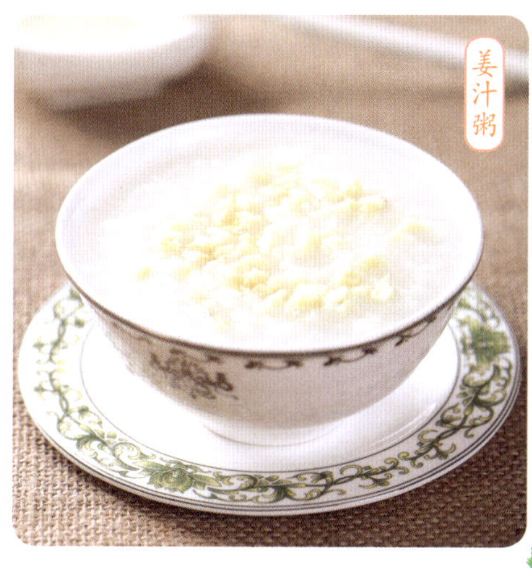
姜汁粥

便秘

甘薯叶煎汤可通便

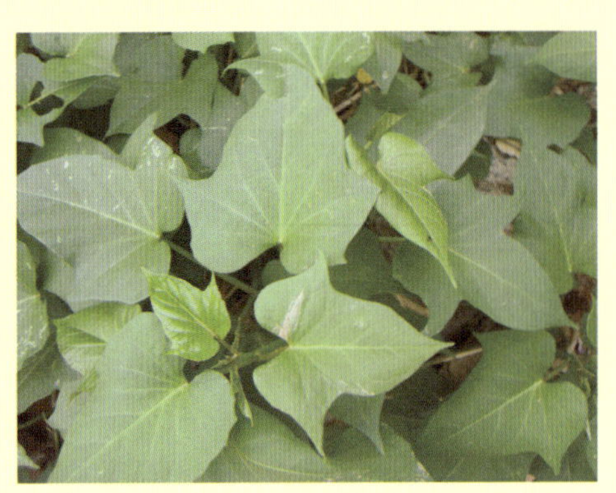

便秘是多种疾病的共有症状，而不是一种病，主要指排便次数减少、大便量减少、便质干结、排便费力等。便秘不仅与大肠的传导功能失调有关，而且与脾胃的纳、运、升、降，肾的温煦与气化功能失常有一定的关系。

我们可以选择具有通便功效的甘薯叶来通便。中医认为，甘薯叶味甘涩，性微凉，具有生津润燥、健脾宽肠、通便等功效。

甘薯叶属于夏秋季节的时令蔬菜。现代研究发现，甘薯鲜叶营养丰富，富含B族维生素以及钙、铁，其有增强免疫能力、延缓衰老、降低血糖、通便利尿的作用，甘薯叶中的纤维还能加快食物在胃肠中运转，具有清洁肠道的作用。甘薯叶还可以预防动脉硬化和各种肿瘤，防止细胞癌变、保护视力，也是糖尿病人的适宜佳品，名列“联合国亚洲蔬菜研究发展中心”的十大抗氧化蔬菜之一。另外，甘薯叶生长期间使用化肥、农药少，产品基本无污染，属无公害蔬菜，更有利于人体健康。红蕃叶的营养价值又优于绿薯叶。

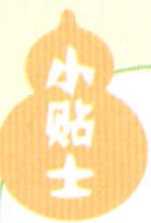

情绪和饮食是影响中老年人便秘的主因

一般来说，饮食过于精致是导致便秘的主要原因。因此中老年人最好多吃一些富含膳食纤维的粗质蔬菜和水果，适量多吃一些粗糙多渣的杂粮，如糙米、山芋、绿豆、薯类、玉米、燕麦片等，多吃各种新鲜瓜果和蔬菜，少吃肉类和动物内脏等高蛋白、高胆固醇食物，少吃辛辣刺激性食物。

情绪的好坏也会影响肠道健康。情绪不好也会导致胃肠道生理功能发生紊乱，引起肠道内微生态环境失衡。因此，中老年人平时一定要学会调控和驾驭自己的情绪，保持淡泊宁静的平常心。

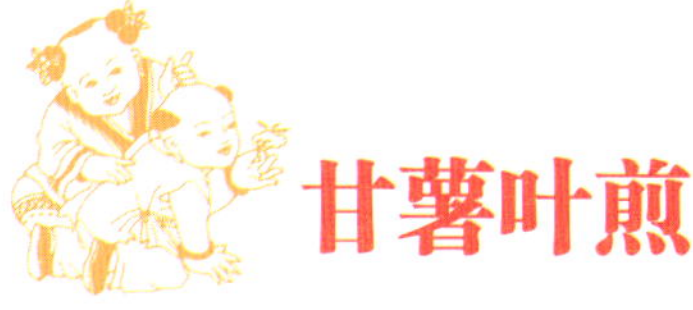

甘薯叶煎

材料 带叶柄的鲜嫩甘薯叶100~150克。

制法 ❶ 将嫩甘薯叶洗净后，放入锅内，加入清水约800毫升。

❷ 先用大火烧开，再转为小火，煮沸10分钟，去叶取汁。

服用方法 温热服。首次顿服500~600毫升，如果在3小时内未解大便者，可重服1次。

其他功效 现代医学研究发现，甘薯叶还富含黄酮类化合物，具有抗氧化、提高人体抗病能力、延缓衰老、抗炎防癌等多种保健作用。另外，甘薯叶中还含有大量的黏液蛋白，能有效预防心血管疾病。甘薯叶还可用于糖尿病、便血、崩漏、乳汁不通等症。

服用禁忌 胃肠积滞的中老年人不宜多食。

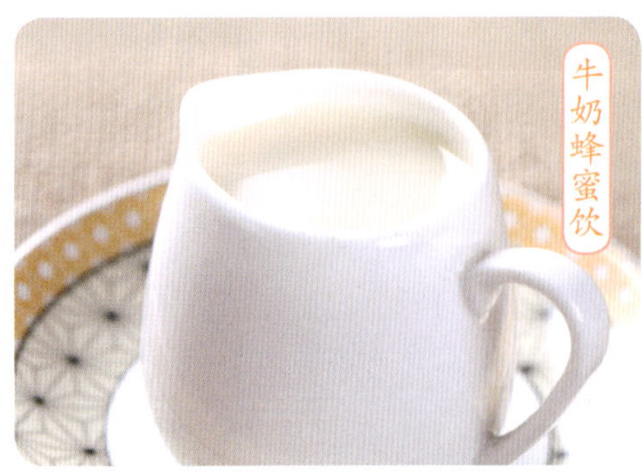

牛奶蜂蜜饮

润燥通便，补脾益胃

原料：牛奶250克，蜂蜜适量。

做法：牛奶放入锅中，煮沸，待温后，加入蜂蜜调匀即可。

用法用量：每天早晨空腹食用，连服3天。

三仁汤

生津润燥，适合于老年人便秘

原料：松子仁、柏子仁各30克，核桃仁60克，蜂蜜适量。

做法：将松子仁、柏子仁、核桃仁捣烂，用蜂蜜拌匀。

用法用量：每次服用6克，每天服用1次，用温开水送服，15天为1个疗程。

芝麻核桃粉

补肾养血，润肠通便

原料：黑芝麻、核桃仁各等份。

做法：❶ 将黑芝麻、核桃仁分别洗净，晒干，炒香。

❷ 然后将二者一同捣为细末，加入白糖适量调味即可。

用法用量：每次服用30克，每天2次，用白开水冲服。

槐花外洗

凉血通便

原料：槐花30~50克。

做法：将上药放入锅内，加入适量的清水煎取汁，备用。

用法用量：用药汁淋洗肛门。

土豆蜜膏

解气虚便秘

原料：土豆1000克，蜂蜜适量。

做法：❶ 土豆去皮洗净，切细丝，用纱布绞汁，取汁煎熬浓缩至黏稠状。

❷ 加入与土蛋汁等量的蜂蜜，再煎至黏稠如蜜时，停火，待冷时，装瓶备用。

用法用量：每次10毫升，每天服用2次。

番泻叶粥

适用于热结便秘

原料：番泻叶20克，大米50克。

做法：❶ 将番泻叶入锅内，加入清水，水煎取汁。

❷ 将大米淘净，一同煮成粥。

❸ 待粥熟时加入番泻叶汁，再煮一二沸即可。

用法用量：每天1次，3天为1个疗程。

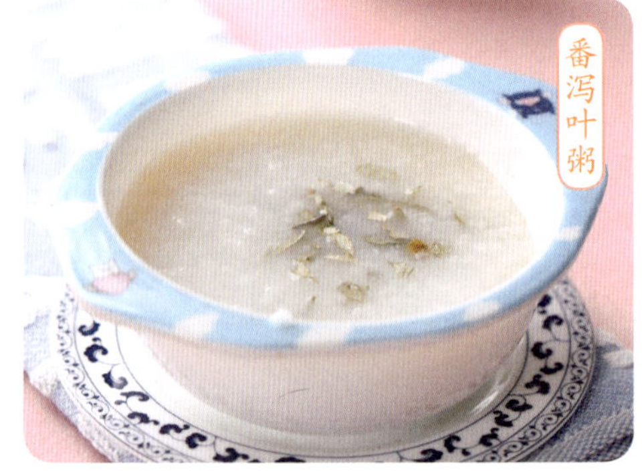

甘菊紫罗兰茶

促进肠蠕动，改善胃胀气

原料：洋甘菊、紫罗兰各3克。

做法：将洋甘菊、紫罗兰洗净，放入茶杯中，加入沸水冲泡5分钟左右即成。

用法用量：代茶饮。常饮有效。

膳食通

老便秘患者的安全通便药

原料：金银花、菊花、绿茶各30克，黑豆100克，山楂30克，鲜马齿苋1000克，芹菜叶300克。

做法：❶ 金银花、菊花、绿茶用水煮沸，过滤。

❷ 在过滤后的茶水中加黑豆、山楂煮熟。

❸ 马齿苋与芹菜叶炒干水分后（约浓缩40倍），加入到黑豆粥中，小火煮20分钟即可。

用法用量：分3次服用。此方一般老便秘患者用后可快速排出松软香蕉便，不含泻药，老人孩子都能用。

首乌粥

适用于血虚便秘

原料：何首乌15克，大米60克。

做法：❶ 何首乌水煎取汁。

❷ 锅中加大米，清水适量煮成稀粥，再加入何首乌汁煮5分钟即可。

用法用量：分早晚2次服食。

黑芝麻蜜丸

对老年性便秘有效

原料：黑芝麻1000克。

做法：将黑芝麻洗净，重复蒸3次，晒干，炒熟研细，炼蜜为丸，如梧桐子般大小。

用法用量：用温黄酒送服。每次1丸，每天2~3次。

炒松子仁

对中老年体虚之便秘有效

原料：松子仁适量。

做法：将松子用沙子炒熟。

用法用量：每天早晚当零食吃，每次20~30粒。

杏仁芝麻糖

适用于大便无力而难解者

原料：甜杏仁60克，黑芝麻50克，白糖、蜂蜜各250克。

做法：❶ 甜杏仁洗净，沥干，捣为泥。

❷ 芝麻洗净，沥干，倒入铁锅内，用小火炒至水气散尽，芝麻发出响声，稍凉后研碎。

❸ 将上4味一同倒入瓷盆内，拌匀，加盖，隔水蒸2小时左右即可。

用法用量：每次用1匙，饭后用开水送服，每天服用2次。

米汤蛋花汤

适用于气虚引起的便秘者

原料：热米汤1碗，蜂蜜20克，鸡蛋1个。

做法：❶ 将鸡蛋打入碗中，加入蜂蜜搅匀。

❷ 冲入热米汤，再放15分钟即成。

用法用量：每天早饭前服用。

胃溃疡

别小瞧圆白菜，用好了能护胃

胃溃疡最典型的症状是上腹痛，多发生在左腹或脐上腹部，疼痛可以是钝痛、烧灼痛、胀痛或饥饿不舒服感觉，一般在吃完饭后半小时左右开始发生。

胃溃疡多由情志不舒、饮食不节等因素所致。多以疏肝和胃、温中健脾、养阴益胃、活血化瘀、调理寒热等为主进行治疗。

圆白菜有很好的健脾胃的功效，特别适合胃和十二指肠溃疡患者食用。现代医学研究表明，圆白菜富含一种名为氯化钾硫氨基酸的抗溃疡物质（它也是著名胃药——胃仙U的重要成分），它能加速溃疡的愈合，并有效预防胃溃疡恶变。

圆白菜汁饮

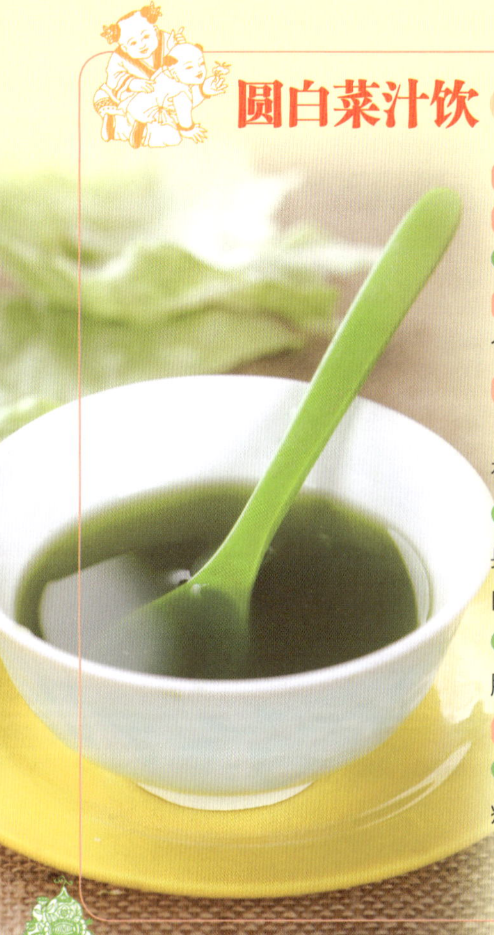

材料 圆白菜叶5~8片，干净的纱布1块。

制法 ❶ 将圆白菜叶用清水洗净，剁碎。

❷ 取干净的纱布，放入剁碎的圆白菜，用力挤汁。

服用方法 每次生饮250毫升，早晚各饮用1次，1个月为1个疗程。

其他功效 ❶ 圆白菜中富含维生素C、维生素E、β-胡萝卜素等，总的维生素含量比番茄多3倍，具有很强的抗氧化作用及抗衰老的功效。

❷ 新鲜的圆白菜还有杀菌、消炎的作用，如果你本身有咽喉疼痛、外伤肿痛、牙痛的毛病，可以将圆白菜榨汁后饮下或涂于患处。

❸ 经常食用圆白菜对皮肤美容也有好处，能防止皮肤色素沉淀，延缓老年斑的出现。

服用禁忌 ❶ 脾胃虚寒、泄泻的中老年人不宜多用。

❷ 此方只能作为轻度胃溃疡的辅助食疗，如果胃溃疡出血特别严重时，应及时就医。

鸡蛋壳末

适用于胃溃疡吞酸症状明显者

原料：鸡蛋壳若干。

做法：鸡蛋壳焙黄，研为细末。

用法用量：每次服3克，每天2~3次，用温开水送服。

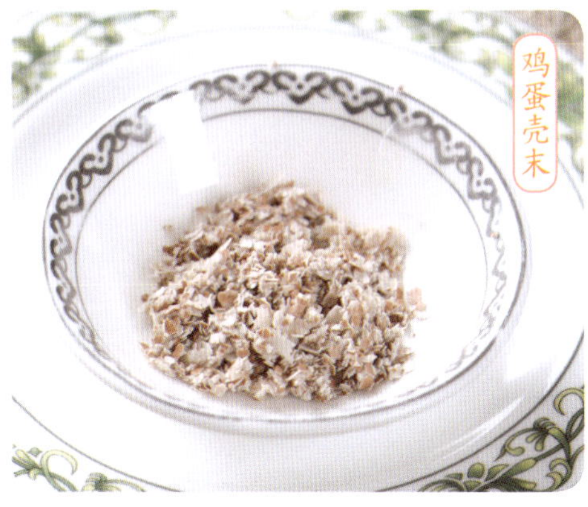
鸡蛋壳末

韭菜白蜂蜜猪油方

润护胃肠

原料：韭菜白即韭黄300克，鲜蜂蜜250克，鲜猪油200克。

做法：❶ 将韭菜白烤干，研为粉末。

❷ 将蜂蜜和猪油拌匀成蜜油。

用法用量：每次用蜜油9克加韭菜白末6克调匀服下，每日3次，3周为1个疗程。

圆白菜饴糖汁

促进溃疡愈合

原料：圆白菜1棵，饴糖适量。

做法：圆白菜用冷开水洗净后捣烂，用消毒纱布绞汁，备用。

用法用量：服用时取菜汁80毫升，然后加入适量饴糖拌匀。每天早晚各1次服用，10天为1个疗程。

藕荷饮

对胃溃疡出血者有效

原料：鲜荷叶100克，鲜藕节200克，蜂蜜50克。

做法：❶ 将藕节洗净，切碎，与荷叶一同放入瓦罐中。

❷ 加入蜂蜜，用擀面杖捣烂，再倒入锅内，加水适量，煎煮1小时左右即可。

用法用量：温饮，每天服用2~3次。

木瓜蜜饮

缓解胃、十二指肠溃疡疼痛

原料：木瓜1个，蜂蜜50克。

做法：❶ 将木瓜洗净，去皮籽，切小块，放入锅内，加水适量，煮片刻。

❷ 加入适量蜂蜜，用小火煮沸20分钟后出锅即成。

用法用量：每日1剂。也可作为日常饮品。

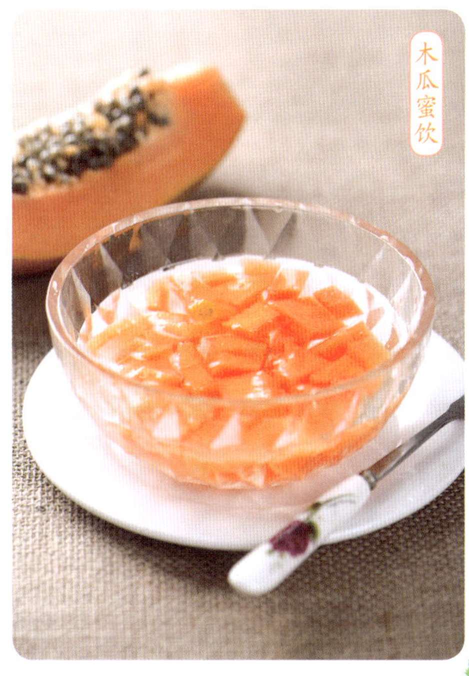
木瓜蜜饮

老寒胃

白酒烧鸡蛋，驱除经年寒毒

胃部不适比较常见的问题是胃寒和胃热。平时吃东西不节制、经常吃冷饮或冰凉的食物，再加上现代生活节奏快，精神压力大，容易导致胃寒。很多中老年人长期胃寒，最终形成了不易治愈的“老寒胃”。

“老寒胃”患者常有这样的感觉：自己的胃经不住一丝寒冷，饮食上稍微有一点冷便会诱发上腹部疼痛、饱胀、恶心等症状。如果衣被保暖稍有不慎，更会引起剧烈的胃脘疼痛。在选择偏方上应以暖胃散寒为主。

用白酒烧鸡蛋，可以驱除体内的经年寒毒。这是因为高度白酒可以使血液循环更好，使身体温暖，再加上鸡蛋之后，营养更丰富，有利于驱除胃内寒气。

白酒烧鸡蛋

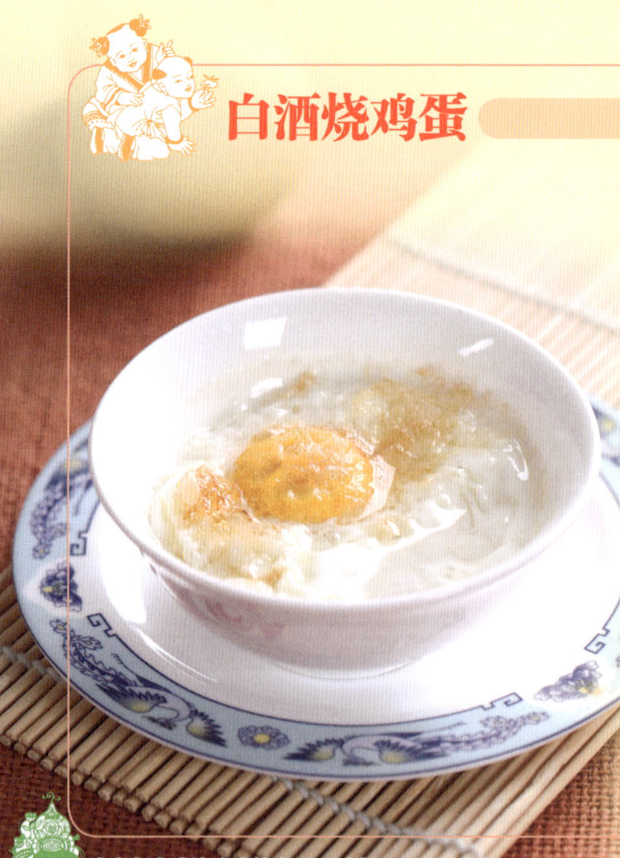

材料 高度白酒（最好是55度以上，否则不易燃烧）50毫升，鸡蛋1个。

制法 ❶ 将高度白酒盛在小碗内，打入鸡蛋。

❷ 把白酒点燃，待酒烧干、鸡蛋熟（或是半熟）就可以了。

注意：白酒里不要加任何调料。

服用方法 早晨空腹吃1次。轻者1~2次就能见效果，严重者4~5次也能改善。

其他功效 还可用于治疗风湿、胃溃疡等。

服用禁忌 不要用铁制容器来烧，因为铁器很容易变色，况且铁传热快，鸡蛋容易烧煳。

【特效小偏方】

连须葱头生姜热熨法

适用于寒性胃痛

原料：连须葱头 30 克，生姜 15 克。

做法：❶ 将葱头和生姜洗净一同捣烂。

❷ 锅烧热，放入材料炒烫，装布袋，备用。

用法用量：热熨胃脘部，药袋冷则更换，每日 2 次，每次 30 分钟，或以疼痛缓解为度。

注意事项：邪热积滞胃痛不宜用。

白胡椒大枣

温胃补血

原料：大枣10枚，白胡椒50粒。

做法：❶ 将每个大枣去核，在空洞内放入白胡椒5粒。

❷ 大枣放在蒸锅蒸熟，然后捣烂，制成绿豆大小的丸子。

用法用量：每次服用7~10丸，每日1次。

肉桂红糖饮

缓解胃受寒所致的胃痛、胃胀等

原料：肉桂15克，红糖10克。

做法：❶ 肉桂洗净，入锅内，水煎，去渣取汁。

❷ 加入红糖，调匀即可。

用法用量：温热饮。每日2剂，常服。

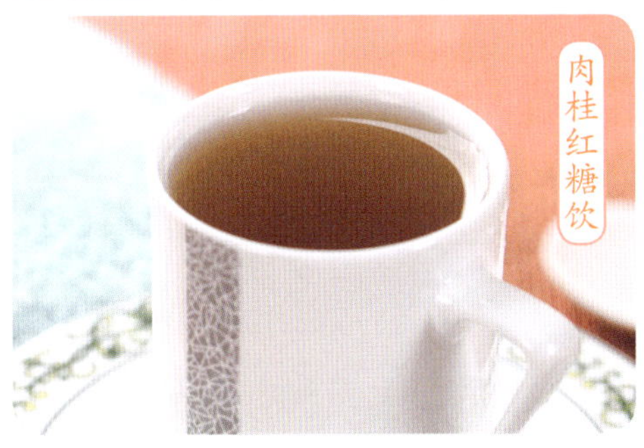
肉桂红糖饮

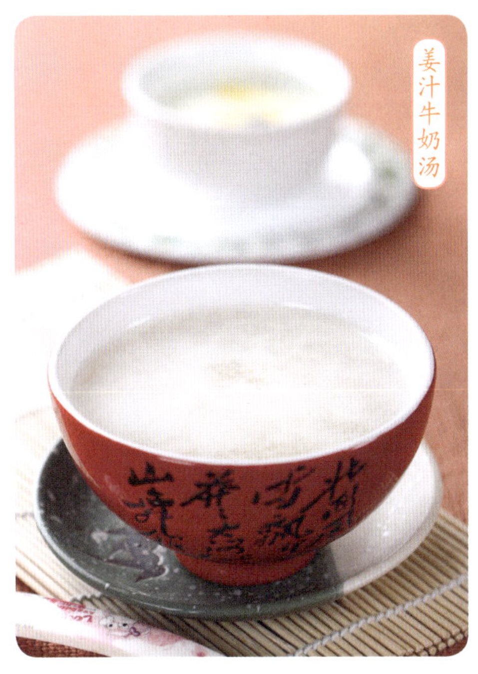
姜汁牛奶汤

姜汁牛奶汤

散寒，和胃，止呕

原料：鲜牛奶200毫升，生姜汁1匙，白糖少许。

做法：❶ 将鲜牛奶倒入碗中，加入生姜汁和白糖，调匀。

❷ 将碗放入炖盅内，盖上盖子，隔水蒸10~15分钟后饮用。

用法用量：每天喝1杯。

果蔻乌鸡煲

温中散寒，健胃止痛

原料：乌骨鸡1只（大约500克），草果、白豆蔻各5克。

做法：❶ 乌骨鸡去除毛和内脏后洗净。

❷ 将草果、白豆蔻放入乌骨鸡腹内，用牙签封好切口。

❸ 入锅内，加水适量，煲熟，调味即可。

用法用量：佐餐食。

慢性胃炎

生姜和橘子皮可止痛止呕

慢性胃炎是各种病因引起的胃黏膜慢性炎症。慢性胃炎的临床表现一般都不典型，病情缓慢，常反复发作。

慢性胃炎的主要症状，就是消化不良、食欲减退、上腹部闷胀疼痛、嗳气频繁、恶心、呕吐、泛酸，还常伴有消瘦、腹泻等。一般在空腹时没有感觉，往往在吃完饭后感到不舒服。如果再吃凉食、硬食、辛辣或其他刺激性食物，更会加重症状。

慢性胃炎多属于中医的“痞满”“胃脘痛”等范畴，与胃、脾、肝关系密切，多因气候寒冷、饮食不节、情志不调而诱发。平素饮食失调，饥饱失常，贪食生冷辛辣，嗜酒无度，均可损伤胃气而致病。在治疗上宜选择以温补脾胃、滋养胃阴、降逆止呃为主的偏方。

橘皮性温，味辛、苦，可理气调中、燥湿化痰，适用于胸腹胀满、不思饮食、呕吐哕逆、咳嗽痰多等症；生姜有温中止呕、温肺止咳的作用。

生姜橘皮饮

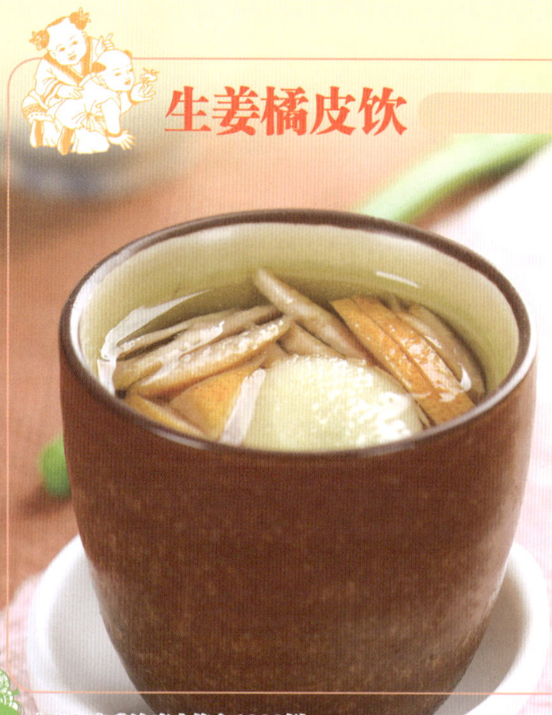

材料 生姜12克，橘皮15克。

制法 ❶ 将生姜、橘皮分别洗净。
❷ 将二者一同放入锅中，加入适量的清水。
❸ 先用大火烧开，再转为小火煮30分钟左右即可饮用。

服用方法 每天早晚分2次服用。

其他功效 此方还具有止呕的功效，也可作为伤食者的消食之用。

服用禁忌 生姜性温，有口干舌燥、手足心热的阴虚内热之人忌食生姜。

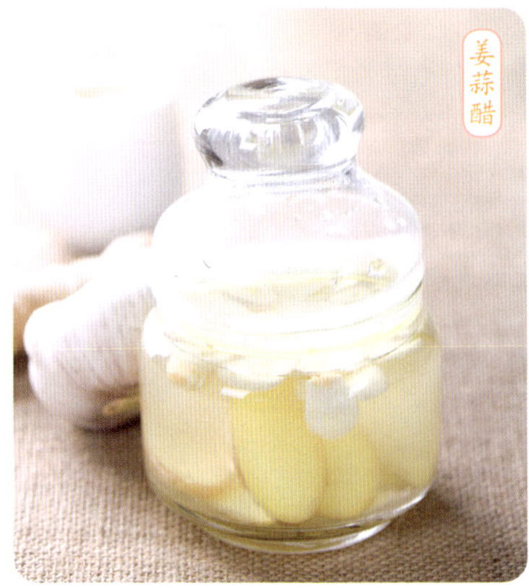

姜蒜醋

健胃散寒

原料：生姜、大蒜各100克，米醋500克。

做法：①将生姜洗净，与大蒜一同切片。

②将姜、蒜浸泡在米醋中，密封贮存1个月即可饮用。

用法用量：饭后服用，每次10毫升。或在菜肴中酌量加用。

生姜猪肚汤

健脾温胃，抑酸止痛

原料：生姜250克，猪肚1只。

做法：①猪肚放入盆内，加入面粉和盐洗净。

②生姜切碎，塞入猪肚中，两端扎紧，放入砂锅内，加适量水。

③先用大火煮沸后，再转为小火煮至猪肚熟烂为度，取出姜片。

用法用量：食肚饮汤。每只猪肚可吃3~4天，一般需要连续服用8~10只。

党参大米粥

缓解慢性胃炎症状

原料：党参50克，大米100克，红糖适量。

做法：①将党参洗净切片；大米淘洗干净，晒干后，用锅炒黄。

②将党参和炒黄的大米同放锅里，加适量水煎煮50分钟，加入红糖，再煮2分钟即可。

用法用量：佐餐食。

山药羊奶

益气养阴，补肾健脾

原料：山药50克，羊奶500毫升，白砂糖适量。

做法：①山药在锅中炒至微黄，碾为末。

②将羊奶烧沸，加入山药末和白砂糖搅匀即可。

用法用量：每日饮用1次。

茉莉花石菖蒲茶

和胃理气效果好

原料：茉莉花6克，石菖蒲7克，绿茶10克。

做法：①将茉莉花、石菖蒲、绿茶共研成粗末，备用。

②将三者一同放入茶壶中，用开水冲泡。

用法用量：代茶饮。每日饮用1次。

干枸杞子嚼服

适用于慢性萎缩性胃炎

原料：枸杞子1200克。

做法：将枸杞子烘干，备用。

用法用量：空腹嚼服，每日2次，每次5克，2个月为1个疗程。

胃下垂

枳实水煎可强胃升提

胃下垂是指人在站立时，胃的位置偏低，胃的下缘垂坠于盆腔，胃小弯弧线的最低点降至髂嵴连线（约在肚脐水平线）以下。胃下垂好发于体型瘦长、腹壁松弛、腹肌瘦薄的中老年人，轻者没有明显症状，严重的可见上腹部饱胀、嗳气不舒、便秘等症。本病可用枳实水煎来强胃升提。

中医认为，枳实具有破气消积、化痰除痞的功效，不仅可用于胸腔胀满、胸痹结胸等症，还可以用于治疗胃下垂。《中药新用》记载，用此法治疗胃下垂21例，患者经服药15~45天，痊愈8例，好转6例，仅1例无效。

枳实水煎

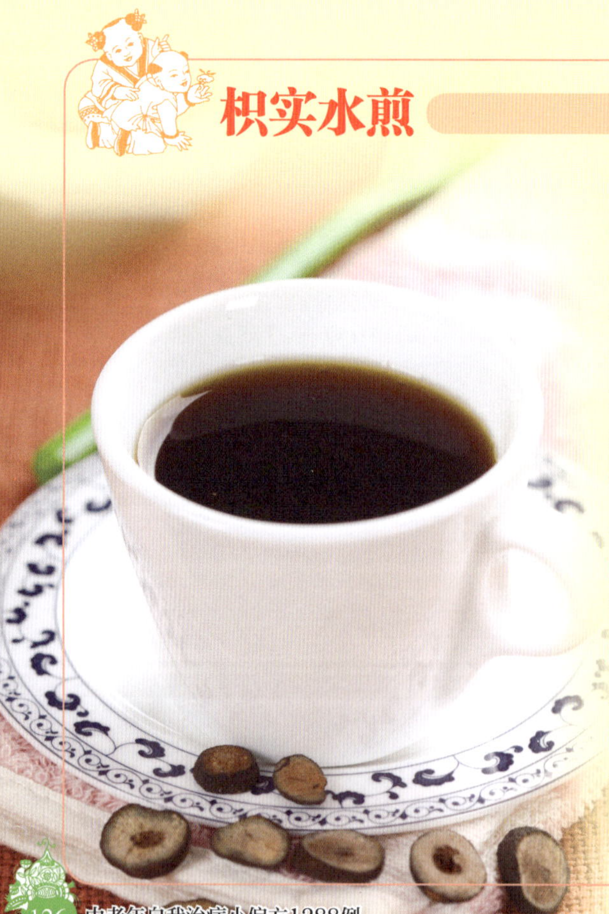

材料 枳实若干。

制法 ❶ 将枳实洗净，加2倍量的水，浸泡24小时，待发胀变软取出，剪为细块。

❷ 再放原液中煮沸1.5小时，过滤、滤渣加水再煎，一共煎3次，然后将滤渣挤压弃去。

❸ 将3次滤液用微火浓煎使成66%浓度的煎剂。

服用方法 每天服用3次，每次服用10~20毫升，饭前半小时服用。

其他功效 此煎液也可用于脱肛、子宫脱垂等症。

服用禁忌 脾胃虚弱的中老年人及孕妇慎用枳实。

【特效小偏方】

升胃方

益气，补中，升提

原料：猪肚1个，白术250克，盐、白醋各适量。

做法：① 将猪肚内壁翻到外面，撒上食盐和白醋，用手反复揉搓，去掉内壁黏膜。用清水反复冲洗干净后再翻过来。

② 白术用水浸透，填入猪肚内，两端用线扎紧，放入砂锅内，加入适量水，煮至烂透。

③ 将猪肚内的白术取出晒干，研为细末。

用法用量：空腹用蜂蜜或米汤送服白术末，每次5克，每天3次，5天为1个疗程。

龟肉枳壳汤

滋阴养胃，适用于阴虚型胃下垂

原料：乌龟肉250克，炒枳壳20克，盐适量。

做法：① 将乌龟肉洗净，切块。

② 锅内加入炒枳壳，一同煮熟，去药，加盐调味即可。

用法用量：食肉饮汤，每日1剂。

莲子山药粥

适用于胃下垂脾胃虚弱者

原料：猪肚1只，莲子、山药各50克，糯米100克。

做法：① 将猪肚去除脂膜，洗净切碎；将莲子、山药捣碎。

② 将猪肚、莲子、山药、糯米一同放入锅内，加入适量清水。

③ 先用大火烧开，再转为小火煮粥即可。

用法用量：分早晚2次食完，隔日服用1剂。10天为1个疗程。

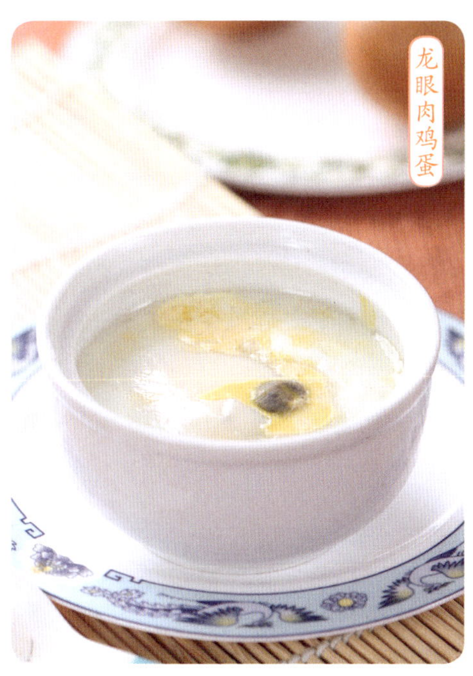

龙眼肉鸡蛋

龙眼肉鸡蛋

补益心脾，适用于虚寒型胃下垂

原料：龙眼肉5克，鸡蛋1个，白糖少许。

做法：① 龙眼肉加水150毫升，煮开后放冷。

② 将鸡蛋磕开倒入，加白糖少许，搅打均匀，上笼隔水蒸熟即可。

用法用量：每天食用1剂。

蒸甘薯

适于胃下垂体虚乏力者

原料：甘薯200克，白糖、番茄酱各适量。

做法：① 将甘薯洗净切片，入屉蒸熟后装盘，备用。

② 另取一锅，加入少量的清水烧沸，再加入白糖和番茄酱，烧沸后浇在甘薯片上即可。

用法用量：每日1剂，分2顿服食，可常食。

注意事项：胃酸多的中老年人不宜食用。

胃癌

甘蔗生姜汁解胃癌初期反胃呕吐

胃癌是一种脾胃功能失常的病变。早期胃癌多数病人并没有明显症状，只有少数人有恶心、呕吐或是类似溃疡病的上消化道症状。运用小偏方甘蔗生姜汁，对胃癌初期反胃呕吐等症状有很显著的缓解效果。

生姜本身具有温中散寒、止吐的功效。现代营养学认为，生姜中分离出来的姜烯和姜酮的混合物有明显的止呕吐的作用；而甘蔗则有清热解毒、生津止渴、和胃止呕、滋阴润燥的功效。二者合用，具有清热和胃、生津止渴、降逆止呕、健胃下气的功效，对胃癌放化疗后产生的呕吐有很好的缓解作用。

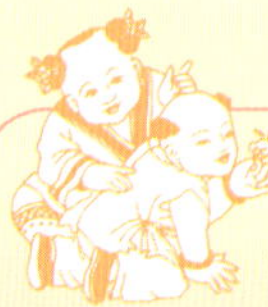

甘蔗生姜汁

材料 甘蔗1段（约0.5米长），生姜30克。

制法 ❶ 将甘蔗去皮洗净，切成条，放入榨汁机内，榨汁1杯。

❷ 把姜（不要去皮）洗净碾成蓉，压出姜汁1汤匙。

❸ 将甘蔗汁、姜汁一同放入碗中，隔水炖半小时就可以了。

服用方法 趁热服用。每次饮汁20毫升，每天服用3次。

其他功效 本方还特别适用于缓解孕期的轻度呕吐，并且对晕车导致的呕吐也有一定的缓解作用。

服用禁忌 ❶ 凡属阴虚火旺、目赤内热的中老年人不宜长期饮用此方。

❷ 如果甘蔗发霉、有酒味或酸化一定不要食用，以免引起中毒。

【特效小偏方】

橘皮乌梅饮

适用于肝胃不和型胃癌

原料：新鲜橘皮20克，乌梅30克。

做法：①将橘皮外表皮用清水洗净，晾干备用。

②橘皮与洗净的乌梅一同放入砂锅，加入清水适量。

③先用大火烧开，再改用小火煎煮30分钟，去渣取汁即可。

用法用量：每天早晚2次分服，或随餐服。

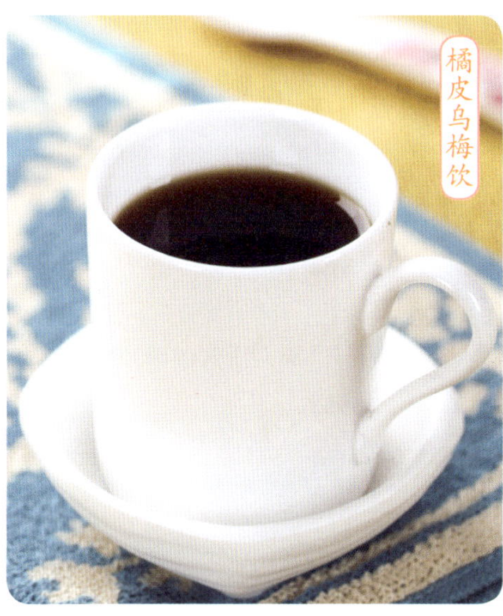

山核桃树枝茶

缓解胃癌症状

原料：核桃树枝（连树皮）1500克。

做法：①将核桃树枝洗净，入锅内，加入清水3倍。

②先用大火烧开，再用小火熬制1~2小时，煎取药剂量约1000毫升。

用法用量：代茶饮。每天服100~200毫升。

半枝莲蛇舌草蜜饮

治瘀毒内阻型胃癌

原料：半枝莲30克，白花蛇舌草60克，蜂蜜20克。

做法：①将半枝莲、白花蛇舌草混合入大锅内，加水15碗。

②用大火煎煮1小时后，去渣取汁，待药转温，加入蜂蜜调匀即可。

用法用量：每天上下午分服。

蜂王浆大蒜汁

解毒抗癌，补气养阴

原料：蜂王浆10毫升，大蒜30克。

做法：①将大蒜掰开，去外皮，洗净，捣烂。

②压榨取大蒜汁10毫升左右，然后与蜂王浆调匀即可。

用法用量：每天服用2次，每次服用10毫升，用温开水送服。

丁香梨

适用于胃癌术后调养

原料：梨1个，丁香15粒。

做法：①梨去皮，用竹签均匀扎15个小孔，每孔内放入1粒丁香。

②把梨放入盅内，封口，蒸30分钟。冰糖加少许水溶化，熬成糖汁。

③将梨从盅中取出，抠去丁香，浇上冰糖汁即可。

用法用量：每日1剂。

慢性肠炎

赤豆当饭吃，吃好肠炎

随着现代人社会生活压力越来越大，饮食长期不规律，胃肠炎的发病人数明显增多，大大降低了人们的生活质量。慢性肠炎泛指肠道部位的慢性炎症性疾病，主要症状为反复发作的腹痛腹胀、大便稀薄并带有黏液，有的甚至带有少量脓血。其病因多为细菌、真菌、病毒、原虫等微生物感染，也有可能是过敏等原因所致。

中医偏方治疗慢性消化道疾病具有明显优势。慢性肠炎患者平时可以用赤豆来缓解症状。赤豆具有利湿消肿、润肠通便的功效，对于慢性肠炎所致的腹泻有很好的疗效。

赤豆粥

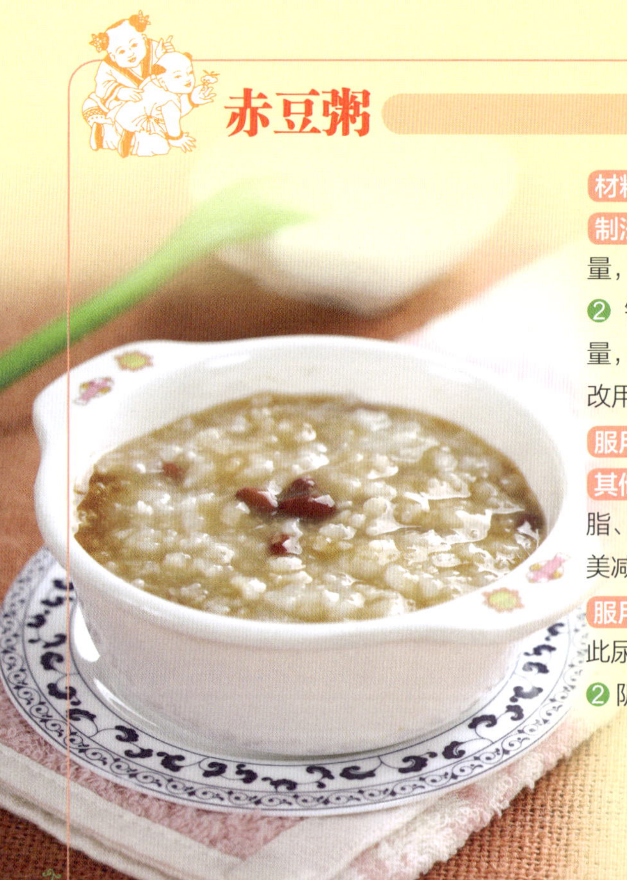

材料 赤豆40克，粳米100克，盐适量。

制法 ❶ 赤豆洗净，放入锅中，加清水适量，将赤豆煮烂。

❷ 锅内放入洗净的粳米，再加清水适量，放盐，与赤豆一起煮。大火烧沸后，改用小火，煮到黏稠即可。

服用方法 每天早晚趁热食用。

其他功效 赤豆粥还具有降血压、降血脂、调节血糖、解毒抗癌、预防结石、健美减肥的功效。

服用禁忌 ❶ 赤豆有利水消肿的作用，因此尿多的中老年人不宜吃赤豆。

❷ 阴虚而无湿热的中老年人忌食赤豆。

【特效小偏方】

杨树皮红糖饮

治疗慢性肠炎腹泻

原料：干杨树皮1块（长30厘米，宽5厘米），红糖50克，鸡蛋2枚。

做法：①锅内加入5碗水，把洗净的杨树皮和鸡蛋一同入锅内。

②放入红糖，用大火烧开，再用小火煮10分钟左右即可。

用法用量：每天1剂，早晨空腹吃鸡蛋、喝汤，连服3个月。

锅粑饮

适用于有湿热症状的肠炎

原料：锅粑（煮饭时附着于锅底的焦饭）60克，山楂15克，红糖适量。

做法：①锅粑和山楂放入锅内，加入适量的清水。

②先用大火烧开，再转为小火，一同煎汤，加入红糖调匀即可。

用法用量：每天早晚各饮用1次。

黄芪薏苡仁粥

适用于脾虚型慢性肠炎

原料：大米50克，黄芪、薏苡仁各30克。

做法：①将黄芪洗净切片；大米、薏苡仁淘洗干净。

②将大米、黄芪、薏苡仁放入锅内，加水适量。

③先用大火烧沸，再转为小火煮40分钟左右即可。

用法用量：每日1剂，随餐服。

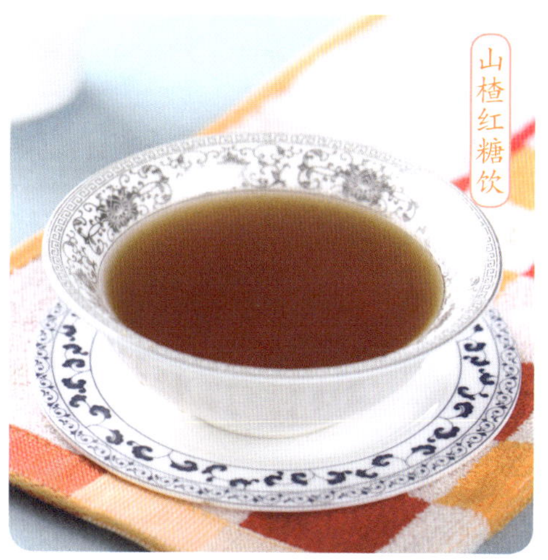
山楂红糖饮

山楂红糖饮

化瘀散寒，治慢性肠炎

原料：山楂250克，红糖50克。

做法：①将山楂放入铁锅内，炒至黑炭色。

②锅内加入清水1000毫升，熬至400毫升，加入红糖调匀，滤汁即可。

用法用量：空腹1次服下。每天早晚各服用1次。

石榴皮红糖饮

涩肠止泻

原料：石榴皮1个，红糖25克。

做法：①将石榴皮放入锅内，加3碗水。

②大火烧开，然后转成小火，加入红糖，熬成1碗即可。

用法用量：每饮1剂，每天服用2次。

川楝子方

通治急慢性肠炎

原料：川楝子150克，大米适量。

做法：川楝用米拌炒成炭，研粉过筛即可。

用法用量：每次1.5克，每天3次，温开水送服。

病毒性肝炎
鸡骨草猪瘦肉汤疗效好

肝炎是指发生在肝的炎症，是由多种致病因素，如病毒、细菌、寄生虫、化学毒物、药物、酒精及自身免疫因素使肝细胞受到破坏，肝功能受损，引起身体一系列不适症状，以及肝功能指标的异常。病毒性肝炎只是其中的一种，它是由多种肝炎病毒引起的以肝病变为主的一种传染性疾病。

鸡骨草猪瘦肉汤对于治疗病毒性肝炎中的黄疸型肝炎效果显著。

中医认为，鸡骨草具有清热利湿、退黄疸的功效。与猪瘦肉配伍应用，具有调味和中、开胃的作用，特别适用于急性黄疸型肝炎的治疗。

不过鸡骨草味甘，性凉，如果食用生冷食物后经常出现胃痛、腹痛、腹泻等症状，请不要饮用此款汤品。

鸡骨草猪瘦肉汤

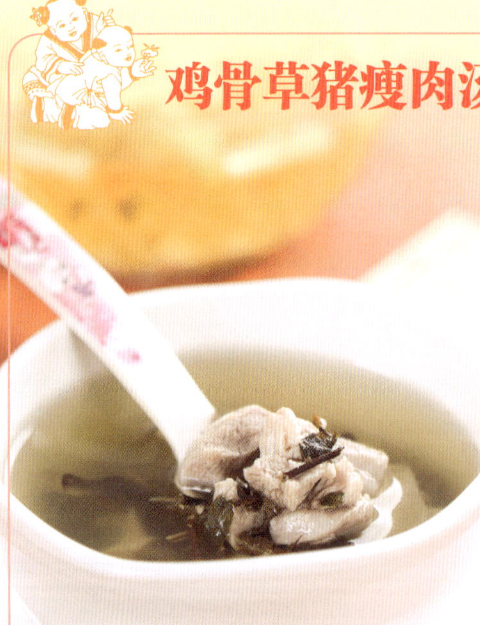

材料 猪瘦肉100克，干鸡骨草全草100克。

制法 ❶ 将鸡骨草、猪瘦肉分别洗净；猪瘦肉切块，备用。

❷ 把上述全部用料一同放入锅内，加入清水1000毫升。

❸ 先用大火煮沸后，再转为小火煎至300毫升即可。

服用方法 每天1剂，分3次服用，直至痊愈为止。

其他功效 此汤还可用于治疗肝硬化腹水，以及急性胆囊炎、胆结石属湿热者。

服用禁忌 ❶ 鸡骨草的种子有毒，使用时需将豆荚摘除，以防中毒。

❷ 凡虚寒体弱的中老年人慎用本方。

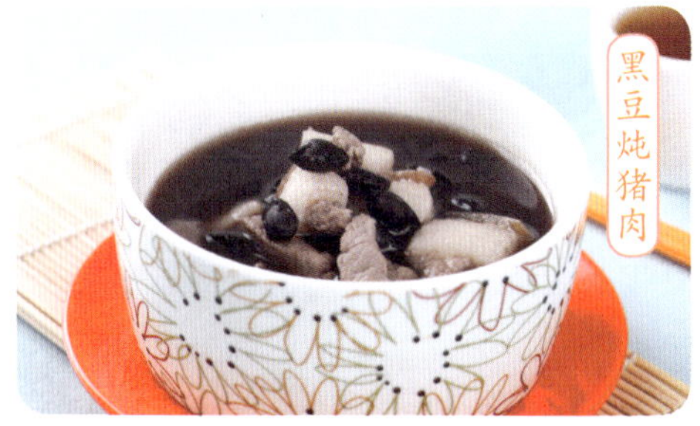

黑豆炖猪肉

适用于慢性肝炎恢复期

原料：黑豆150克，猪瘦肉250克。

做法：❶ 将黑豆、猪瘦肉分别洗净；猪瘦肉切小块。

❷ 将猪瘦肉与黑豆一同放入砂锅内，加入清水适量。

❸ 先用大火煮沸，撇去浮沫，再改为小火煨炖，待肉熟豆烂后，加入调料调味即可。

用法用量：饮汤食肉，随餐食。

南瓜粉

治疗病毒性肝炎

原料：南瓜1个。

做法：❶ 将南瓜蒂去掉，以手工或机械将南瓜粉碎成稀浆，过滤去渣。

❷ 等滤液自然沉淀后，次日倾尽清水，取出晒干，并压碎成粉备用。

用法用量：每日3次，每次30克。

刺儿菜汤

治疗传染性肝炎

原料：鲜刺儿菜全株200克。

做法：鲜刺儿菜洗净切碎，加清水400毫升，煎至200毫升，去渣取汁。

用法用量：每日1剂，分2次服完。

夏枯草大枣汤

适用于急性黄疸型肝炎

原料：夏枯草60克，大枣、白糖各30克。

做法：❶ 夏枯草、大枣分别洗净，备用。

❷ 将二者一同入锅内，加入清水，水煎去渣。

❸ 将上药取汁加白糖、水500~600毫升，再用小火煎至250~300毫升即可。

用法用量：早晚空腹分服。

柳枝茶

适用于病毒性肝炎早期患者

原料：带叶嫩柳枝100克。

做法：❶ 嫩柳枝放入锅中，加水2000毫升。

❷ 先用大火烧开，再改为小火，煎至200毫升左右即可。

用法用量：代茶饮，每天服用1剂。

大枣花生汤

降低转氨酶

原料：大枣、花生仁、冰糖各50克。

做法：加水先煮花生仁，后下大枣、冰糖。

用法用量：每日睡前服1剂，连续服1个月。

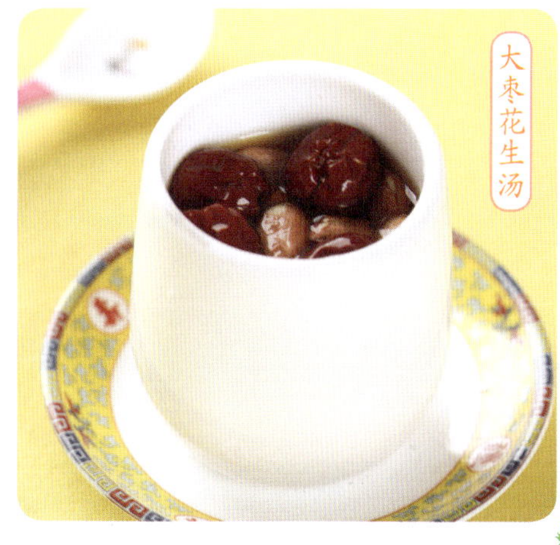

肝硬化

大叶紫珠草煮鸡蛋散瘀消肿效果好

肝硬化是由多种原因引起的慢性、进行性、弥漫性的肝损害。在我国，大多数为肝炎后肝硬化，一小部分为酒精性肝硬化和血吸虫性肝硬化。本病早期中医学属于“胁痛”“积聚”等范畴，晚期中医学属于“臌胀”“单腹胀”等范畴。在选择偏方上，早期以理气散积、化瘀通络为主，这时可以选择大叶紫珠草煮鸡蛋来辅助治疗。

中医认为，大叶紫珠草味苦、辛、性平，具有散瘀止血、消肿止痛的功效。与鸡蛋一同使用，可补充蛋白质，加强营养，益气养阴。

大叶紫珠草煮鸡蛋

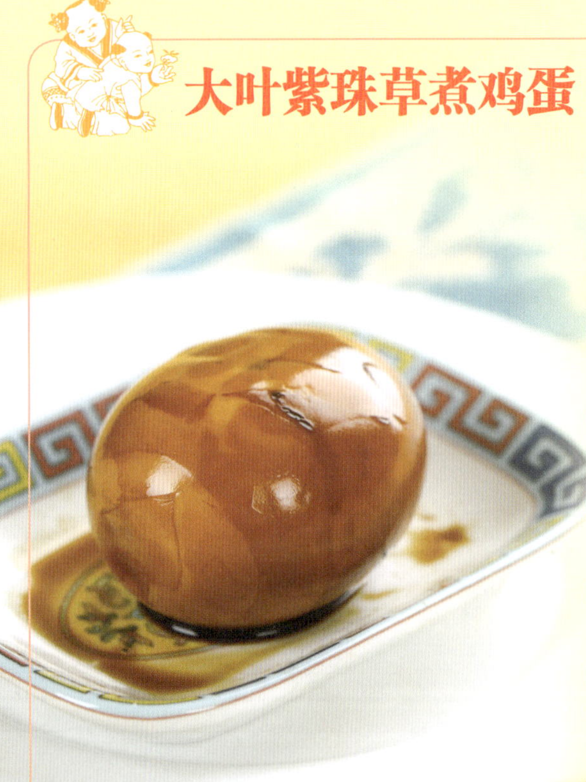

材料 大叶紫珠草120克（干品60克），鸡蛋4个。

制法 ❶ 将紫珠草、鸡蛋分别洗净，备用。

❷ 锅内加入清水适量，将二者一同放入锅中煎煮。

❸ 待蛋熟后去壳再煮2~3小时，直到蛋发黑为止。

服用方法 每次吃鸡蛋1个，每天吃2次，连续吃鸡蛋100个为1疗程。

其他功效 本方还用于治疗消化道出血、咯血、跌打肿痛、风湿骨痛等症。

服用禁忌 本方适用于肝硬化的早期辅助治疗，晚期出现严重的消化道出血的患者不宜继续使用本方，应及时就医。

【特效小偏方】

鲫鱼红花子

适用于肝硬化腹水

原料：鲫鱼1条，红花子30克。

做法：鲤鱼宰杀后处理干净，红花子捣碎，用布袋装，入锅，加水煮鱼，煮至鱼刺脱落为度。

用法用量：喝汤吃肉，每日1剂。

南瓜蒂山药末

缓解酒精性肝硬化

原料：南瓜蒂、山药各10克。

做法：南瓜蒂、山药焙干，研为细末，备用。

用法用量：每次服用1克，每天服用3次，用温开水送服。

注意事项：不要焙成焦黑色，以免影响疗效。

冬瓜皮槟榔饮

缓解肝腹水症状

原料：冬瓜皮60克，槟榔15克。

做法：❶ 将冬瓜皮、槟榔洗净，放入锅内，加入清水1000毫升。

❷ 先用大火烧开，再转为小火，水煎取汁。

用法用量：每天服用1~2次。

焙葫芦

缓解肝硬化腹水、小便不利

原料：陈葫芦1个。

做法：将陈葫芦焙干，研成细粉，服前于药粉内加入20克红糖。

用法用量：每晚以开水调服1小汤匙。虚寒滑泄者忌用。

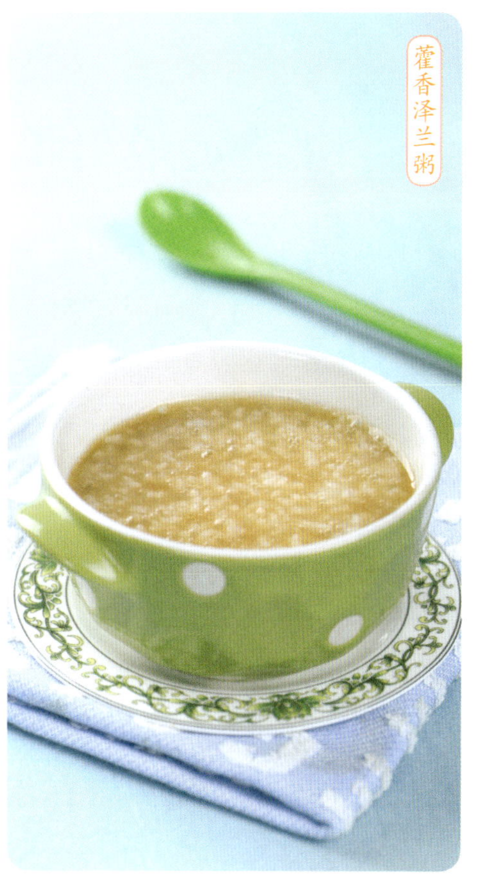
藿香泽兰粥

藿香泽兰粥

适于腹水初期或伴有外感湿邪者

原料：藿香、泽兰各15克，大米100克。

做法：❶ 将藿香、泽兰用水煎，去渣取汁。

❷ 大米淘洗干净，入锅内，加入药汁，如常法煮粥即可。

用法用量：每天食用2次，早晚温服。

辣椒根母鸡

缓解肝硬化、肝肿大引起的腹部胀痛

原料：老辣椒根100克，母鸡1只（约1500克）。

做法：将辣椒根洗净，和母鸡加水共炖。

用法用量：吃鸡肉饮汤，日数次。

脂肪肝
山楂是最好的偏方

试验证明，动物在完全切除肝后，无论用什么方法支持治疗，最多只能活50多小时，这证明肝是维持生命活动不可缺少的重要器官。肝本身并不储存多少脂肪，它只是一个处理脂肪的“化工厂”。如果因为肥胖、嗜食肥甘厚味等原因而打破了肝对脂肪代谢的平衡，就会有脂肪沉积在肝中，这不仅使肝迅速“发胖”，而且还会“强迫”本已十分辛劳的肝长时间地超负荷工作，脂肪肝就不知不觉地形成了。

多数脂肪肝病人都比较胖。中、重度脂肪肝有类似慢性肝炎的表现，如不爱吃东西、浑身无力、恶心、呕吐、肝区或右上腹隐痛等。用山楂泡茶是缓解轻度脂肪肝不错的方法。中医认为，山楂具有消食健胃、行气散瘀的功效。山楂入胃后，可促进肉食的消化，有助于胆固醇转化，有效降低脂肪在血管壁的沉积。脂肪肝的中老年朋友可常吃些山楂或用山楂泡水喝等，对于轻度脂肪肝大有益处。

山楂茶

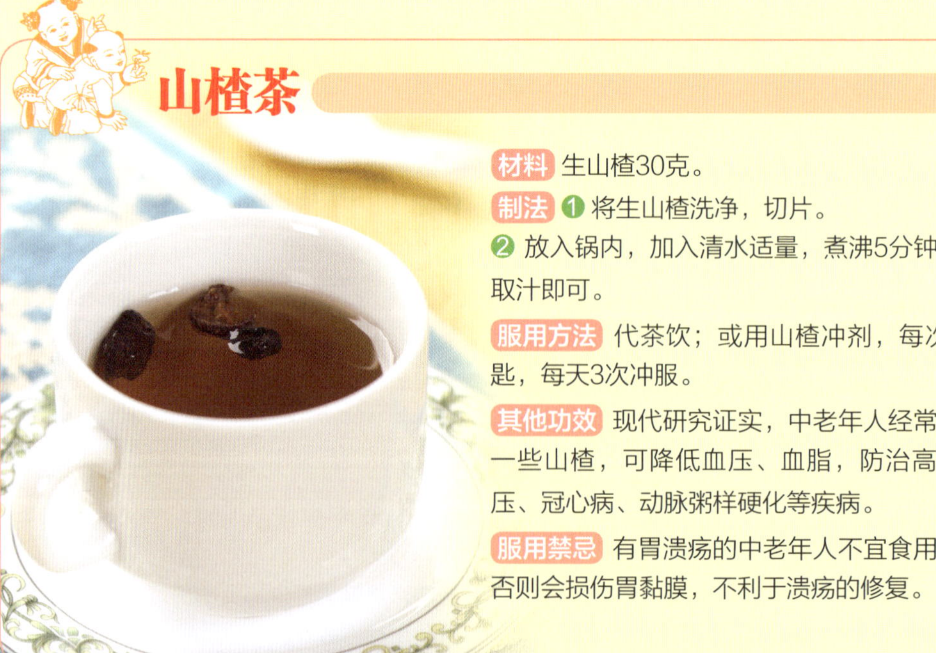

材料 生山楂30克。

制法 ❶ 将生山楂洗净，切片。

❷ 放入锅内，加入清水适量，煮沸5分钟，取汁即可。

服用方法 代茶饮；或用山楂冲剂，每次1匙，每天3次冲服。

其他功效 现代研究证实，中老年人经常吃一些山楂，可降低血压、血脂，防治高血压、冠心病、动脉粥样硬化等疾病。

服用禁忌 有胃溃疡的中老年人不宜食用，否则会损伤胃黏膜，不利于溃疡的修复。

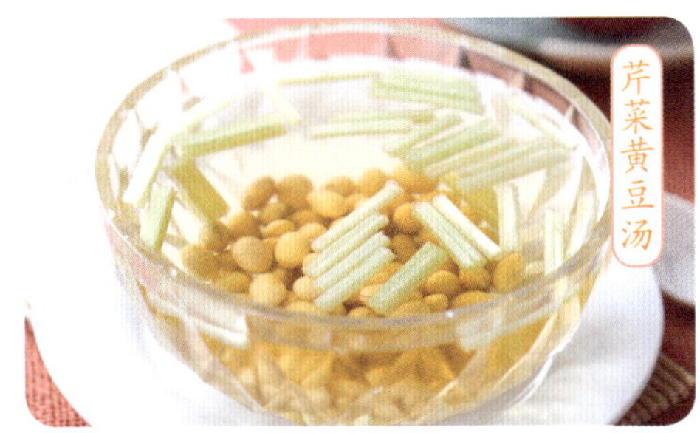

芹菜黄豆汤

疏肝理气

原料：鲜芹菜100克，黄豆20克。

做法：❶ 鲜芹菜洗净，切成片；黄豆提前12小时用水泡胀。

❷ 锅内加水适量，将二者一同煮至熟。

用法用量：吃豆吃菜喝汤，每天1次，3个月为1个疗程。

海带绞股蓝黄精汤

降脂减肥

原料：海带50克，绞股蓝、黄精各30克。

做法：❶ 海带泡发后，多洗几次，洗干净，切丝。

❷ 与绞股蓝、黄精一同煎汤。

用法用量：每天服用1剂，3个月为1个疗程。

白术车前枣

补脾益气，疏肝止痛

原料：白术、车前草、郁金各12克，大枣120克。

做法：❶ 将白术、车前草、郁金纱布提前包好，备用。

❷ 将药包和大枣放入锅内，加水共煮，尽可能使枣吸干药液，去渣吃枣。

用法用量：每天吃枣25~30克。

柴归山楂饮

缓解脂肪肝症状

原料：柴胡、当归各15克，鲜山楂100克。

做法：❶ 将柴胡、当归加水煮，取200毫升药汁；山楂洗净，去核，打碎，取汁。

❷ 将柴胡和当归汁与山楂汁一同放入杯中，调匀服用。

用法用量：每天服用3剂。

丹参陈皮膏

活血化瘀，行气祛痰

原料：丹参100克，陈皮30克，蜂蜜100毫升。

做法：❶ 丹参、陈皮洗净，放入锅内，水煎取浓汁。

❷ 将药汁加蜂蜜，收膏即可。

用法用量：每次20毫升，每天服用2次。

玉米须冬葵子赤豆汤

适用于水湿停滞型脂肪肝

原料：玉米须60克，冬葵子15克，赤豆100克，白糖适量。

做法：❶ 先将玉米须、冬葵子洗净，然后水煎取汁。

❷ 将药汁同赤豆放入锅内，煮汤，加入白糖调味即可。

用法用量：吃豆饮汤，每日1剂，分2次饮服。

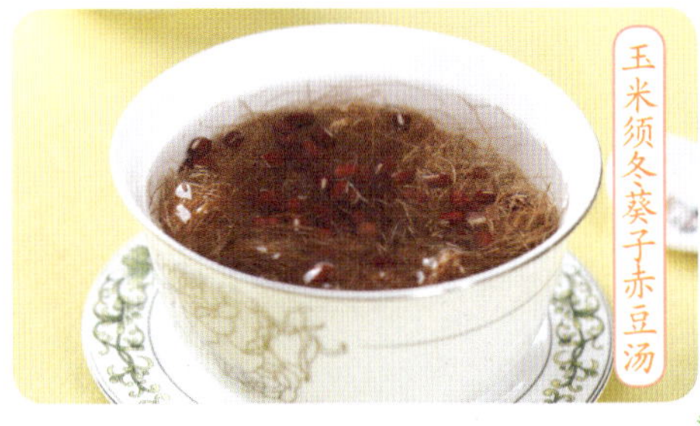

肝癌

田基黄是护肝的神仙草

中医认为，肝癌的发生与感受湿热邪毒或长期饮食不节、饮酒过度以及七情内伤等导致体内阴阳失衡有关。肝癌早期表现为短期食欲缺乏、腹胀、浑身无力等症状，半数人会有轻度肝肿大；发展到中晚期，多有肝区疼痛，上腹包块、食欲缺乏、发热；晚期则表现为黄疸、腹水、出血、消瘦等症状。田基黄与大枣一同炖汤可缓解肝癌某些症状。

田基黄是民间防治肝病的良药，具有清热解毒、散瘀消肿、退黄抗癌的功效，可抑制肝癌细胞生长；还有抗噬菌体作用。多用于肝、胆、胰及大肠癌症，对肝胆湿热蕴结、气血凝滞者非常有益。田基黄与大枣一同炖服，对肝癌出现胁肋胀痛、面目黄疸、不思饮食、口干口苦、浑身无力等症有很好的改善作用。

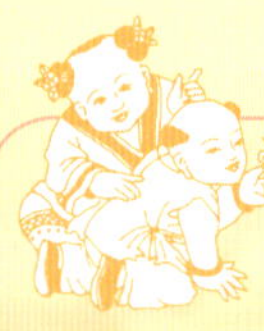

田基黄大枣汤

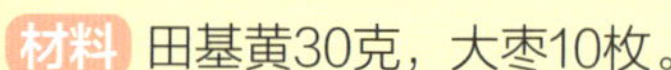

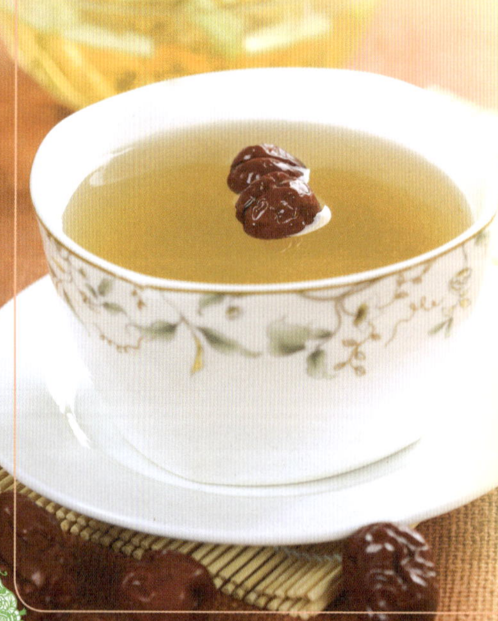

材料 田基黄30克，大枣10枚。

制法 ❶ 将田基黄、大枣洗净，备用。
❷ 将二者一同放入锅中，加清水适量。
❸ 先用大火烧开，再转为小火煎煮40分钟，捞出田基黄即可。

服用方法 每天上下午分次服用，食枣饮汤。也可用田基黄30克，研细末，加入砂糖开水冲服，每次3克，每日3次。

其他功效 此汤还有清热解毒、散瘀止痛、退黄等作用，可用于治疗黄疸、急慢性肝炎。

服用禁忌 体虚的中老年人慎用此方。

【特效小偏方】

刀豆香薷粥

适用于气滞血瘀型肝癌

原料： 刀豆子 30 克，猪肝 60 克，香薷 30 克，粳米 60 克，葱、姜、香油、食盐少许。

做法： ① 温水浸泡香薷，猪肝切成小丁。香薷浸出液沉淀，过滤备用。

② 香油下锅烧热，放入刀豆、猪肝、香薷浸出液，煸炒后，再加黄酒、盐、葱、姜炒拌入味。

③ 粳米淘净，下锅加水，煮成稀粥后拌入刀豆、猪肝等原料，再煮片刻即可食用。

用法用量： 分次食用。

佛手青皮蜜饮

治肝气郁结型肝癌

原料： 佛手20克，青皮15克，郁金10克，蜂蜜适量。

做法： ① 将佛手、青皮、郁金放入锅，加入清水适量，水煎2次，每次20分钟左右。

② 合并2次滤汁，待药汁转温后加入蜂蜜调匀即可。

用法用量： 每日1剂，上下午分服。

甜瓜饮

适用于肝胆湿热型肝癌

原料： 连根甜瓜全株50克。

做法： ① 将甜瓜全株洗净，放入锅中。

② 加入清水适量，水煎30分钟，去渣取汁即可。

用法用量： 每日1剂，上下午分服。

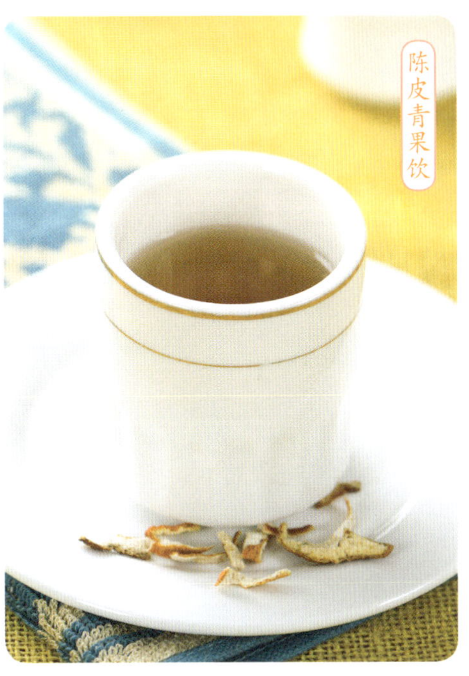

陈皮青果饮

陈皮青果饮

疏肝理气，行气活血

原料： 陈皮、青果各20克。

做法： ① 陈皮、青果分别洗净，放入锅内，加入清水500毫升。

② 先用大火煮开3分钟，再改用小火煮20分钟，滤渣取汁即可。

用法用量： 每日分早晚2次服用。

鸡骨草田螺汤

清热利湿，疏肝止痛

原料： 鸡骨草30克，田螺250克。

做法： ① 把田螺放入清水，养24小时，勤换水，去除污泥。

② 取田螺肉洗净，与洗净的鸡骨草一起入锅内，煲汤即可。

用法用量： 每日中餐或晚餐佐餐食用。

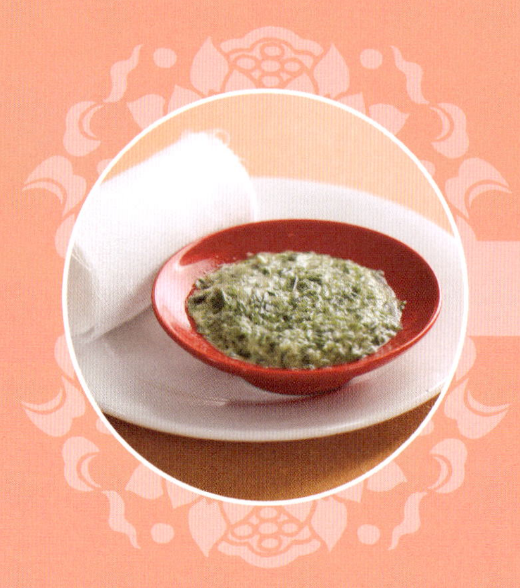

第六章

意外伤害小偏方

抚平中老年人的意外伤痛

中老年人由于年老体衰，平时行动缓慢、手脚不灵活，在生活中很容易出现一些意外事故，造成身体损伤。很多中老年人和子女并不在一起居住，一旦出现问题往往无人照顾，这是非常危险的。预防中老年人意外伤害，除了在生活中多注意细节外，有孝心的儿女还要为老人常备一些可以治疗意外伤害的小偏方，以备不时之需。

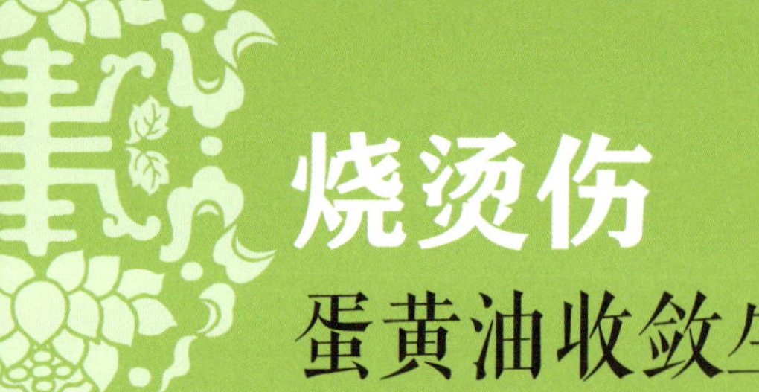

烧烫伤

蛋黄油收敛生肌效果佳

人到中老年感觉较迟钝，对烧伤疼痛不敏感，一旦发生烧烫伤，其程度往往重于年轻人，不可大意。

对于一般的烧烫伤，除及时采取必要的消毒处理外，还可用蛋黄油来处理。

蛋黄油就是从鸡蛋的蛋黄中煎取的油。中医认为，蛋黄油有清热润肤、消炎止痛、收敛生肌和保护创面的功效。

现代医学认为，蛋黄油中含有大量的维生素A、维生素D和卵磷脂等，这些物质可以促进皮肤的再生和代谢。因此蛋黄油是治疗轻度烧烫伤的良药。

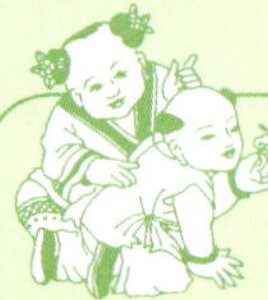

蛋黄油

材料 新鲜的柴鸡蛋3枚。

制法 ①将柴鸡蛋煮熟后，取出蛋黄捏碎，放在干净的铁锅内，用小火慢慢地烧。

②用木筷子不断轻轻搅动碎蛋黄。等锅内蛋黄逐渐变成黑色。

③当闻到一股糊焦味时，慢慢会发现锅内渐渐出现了一些液体，约有一小汤匙，这就是蛋黄油。

使用方法 将烧烫伤部位用生理盐水处理后，将蛋黄油涂于伤口处，每天1~2次。

其他功效 蛋黄油可以治疗很多疾病，外涂可以治疗湿疹、皮炎、冻疮、口腔溃疡、中耳炎、乳头皲裂、癣、鸡眼、痔等；内服还用于治疗胃溃疡、慢性胃炎等。

使用禁忌 实热证者（主要表现为口干舌燥、便秘、火气大等）不宜使用。

【特效小偏方】

白糖豆腐

有效止痛，可治烫伤

原料：新鲜豆腐1块，白糖50克。

做法：❶ 将豆腐用清水冲净，放入盘中。

❷ 盘中加入白糖，调匀即可。

用法用量：敷于烫伤处，豆腐干了即换，连换几次就可止痛。

南瓜叶末

止血消炎

原料：南瓜叶适量。

做法：将南瓜叶洗净，晒干，研为末即可。

用法用量：将伤口用生理盐水消毒，然后将南瓜叶粉末涂于伤口处。

冰片西瓜皮

清热解毒

原料：西瓜皮50克，冰片5克，香油20毫升。

做法：❶ 西瓜皮洗净晒干，烧成灰；冰片研细粉。

❷ 将二者一同用香油调匀，备用。

用法用量：将伤口用生理盐水消毒，再用棉签蘸上药涂于伤口处。

注意事项：孕妇忌内服。

荞麦汁

清热止痛

原料：荞麦适量。

做法：❶ 荞麦面炒黄，研为末。

❷ 用冷开水调匀，澄取汁，备用。

用法用量：外洗患处。

蒲公英白糖

清热，凉血，解毒

原料：鲜蒲公英200克，白糖、冰片各10克。

做法：❶ 将蒲公英洗净切碎，然后捣烂绞取汁液。

❷ 调入白糖和冰片，调匀即可。

用法用量：将伤口用生理盐水消毒，再用棉签蘸汁涂于伤口处。

黄瓜汁

治疗烧伤复原快，愈后无瘢痕

原料：生黄瓜数斤。

做法：黄瓜用冷开水反复洗净，捣烂取汁放在事先消毒好的容器中，用消毒棉签蘸黄瓜汁涂于创面。

用法用量：轻者每天涂3次，重者每天涂6~9次。

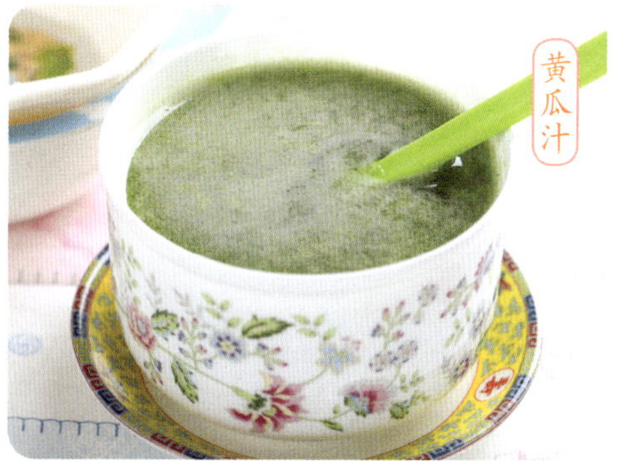

鲜牛奶

治Ⅰ度或Ⅱ度烧伤

原料：鲜牛奶1小杯。

用法用量：将消毒过的纱布浸入牛奶中，取出，湿敷于烧伤处，然后再浸入牛奶中，再湿敷，反复数次。

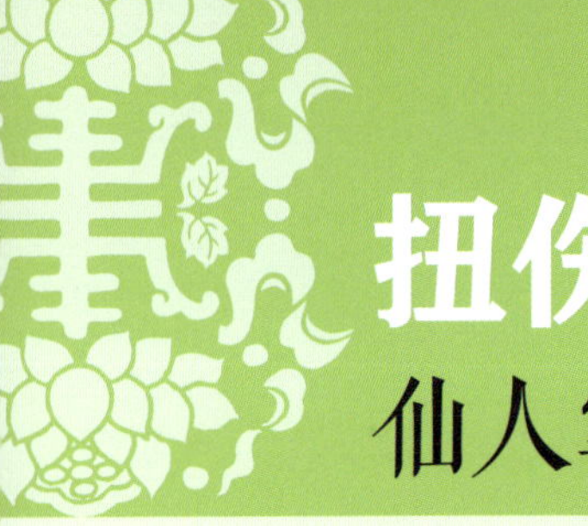

扭伤

仙人掌汁散瘀消肿有奇效

扭伤在中老年人群中尤为常见，中老年人常见的扭伤有腰扭伤、踝扭伤、腕扭伤、肩扭伤、膝扭伤、肘扭伤等。扭伤时，由于软组织内小血管破裂，以局部疼痛为主要表现，同时伴有局部肿胀、肌肉痉挛、不能如常活动。

发生扭伤时，不要轻易在伤患处贴膏药，可以用仙人掌汁来救急。

中医认为，仙人掌具有清热解毒、舒筋活络、散瘀消肿、解肠毒、凉血止痛的功效。赵学敏在《本草纲目拾遗》中记载，仙人掌“味淡性寒，功能行气活血，清热解毒，消肿止痛”。现代研究显示，仙人掌的茎、果实中都含有能镇痛和抗炎的成分，对于急性软组织损伤非常适合。

仙人掌汁

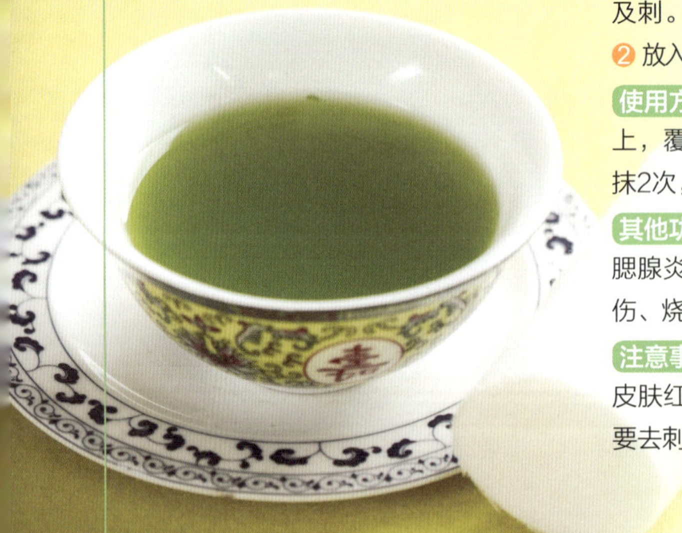

材料 新鲜仙人掌块。

制法 ①将新鲜仙人掌洗净，刮去外皮及刺。

②放入捣蒜罐中，用捣蒜锤捣成糊状，备用。

使用方法 将仙人掌糊均匀涂于干净纱布上，覆盖于损伤部位并固定包扎。每天涂抹2次，5天为1个疗程。

其他功效 仙人掌汁外用还可治疗流行性腮腺炎、乳腺炎、痈疖肿毒、外痔、蛇咬伤、烧烫伤等症。

注意事项 仙人掌刺内所含的毒汁易引起皮肤红肿、疼痛、瘙痒等过敏症状，用前要去刺。

【特效小偏方】

赤豆粉

治血肿及扭伤

原料：赤豆200克。

做法：赤豆磨成粉。

用法用量：赤豆粉用凉水调成糊，于当日涂敷受伤部位，厚约0.5厘米，外用纱布包扎，24小时后拆除。

西瓜皮

主治闪挫腰痛

原料：西瓜皮250克，白酒500毫升。

做法：将西瓜皮阴干，研细末。

用法用量：每次10克，用酒20毫升调服。一日三次。

小茴香热敷

缓解腰扭伤

原料：小茴香60克。

做法：将小茴香用盐炒热，分装成2包，备用。

用法用量：热熨患处，冷后更换。

生姜芋头

治疗腰扭伤

原料：生姜、芋头各等量。

做法：芋头削皮切碎，捣烂如泥，生姜捣烂绞汁，同搅拌，加入适量面粉，搅如糊状。

用法用量：依患部大小摊于胶布上贴患部，1天更换3次，如在冬季，可加温后再贴，此药须现配现用。

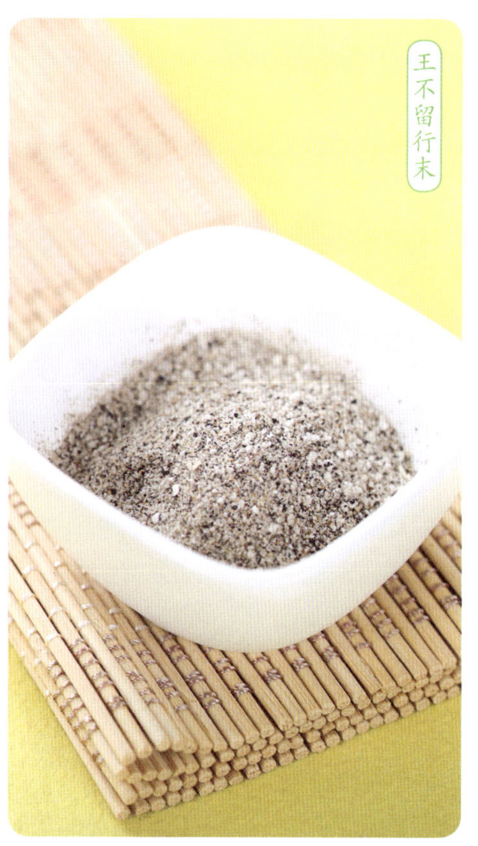
王不留行末

王不留行末

活血化瘀

原料：王不留行120克，黄酒适量。

做法：王不留行炒后，研为细末。

用法用量：每天服用2次，每次5克，用黄酒冲服。

红花活血方

缓解腰扭伤

原料：红花15克，制乳香、制没药各10克，黄酒适量。

做法：将红花、制乳香、制没药研成细末，用酒调成糊状。

用法用量：敷于患处，每天2次。

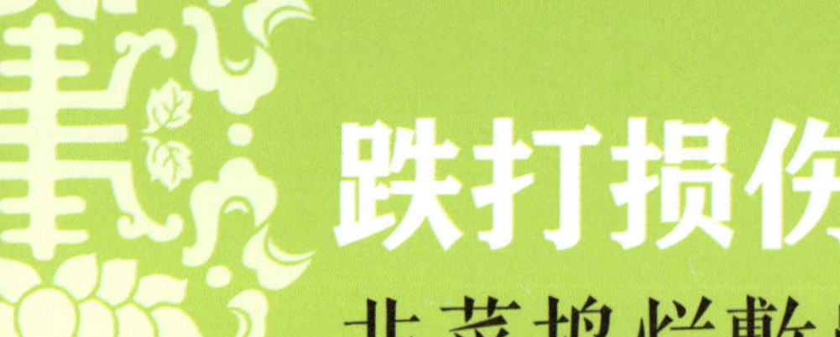

跌打损伤

韭菜捣烂敷患处，治伤又省钱

在生活中，一些中老年人由于腿脚不利索，难免会因跌、打、磕、碰等原因而受伤。伤处多有疼痛、肿胀、出血或骨折、关节脱位等表现。损伤的程度各有不同。有皮肤损伤伴有局部肿痛，甚至青紫，有的发生扭伤、出血或淤血。

有些人由于缺乏经验，采取了错误的救护措施，可能会造成严重的后果。学习和掌握正确的应急处理措施十分必要。

1. 患者在受伤部位疼痛停止之前不能进行运动，也尽可能不让受伤部位负重。这段时间的运动只能加重病情，甚至形成习惯性运动创伤。

2. 急性损伤部位在急性期绝不可按摩和热敷。

3. 如果患者耳、鼻等出血，出现面色苍白、出冷汗、神志不清、发生痉挛等症状时，要叫救护车送往医院。

伤后24小时内，只要不破皮，不应立即搽跌打药水，而应用冷水毛巾湿敷伤处，或用自来水冲之，以使局部血管收缩，减少组织水肿，可起到止血消肿止痛之作用。但冷敷时间不应过长，反之，血管收缩过度可致血液循环不良。待24小时过后，再用热敷，或搽正红花油、跌打损伤药酒等。

如果伤较轻，在冷敷等处置时，可使用一些偏方、验方外敷痛处，并观察伤情。但若是头部、腹部、胸部等受伤，为安全起见，还是到医院检查一下。

中医认为，韭菜外用可起到散瘀活血、行气导滞的作用，适用于跌打损伤等症；韭菜本身也有温中行气、散血解毒、消肿止痛的功效。将连根韭菜捣汁治疗跌打损伤效果更好。

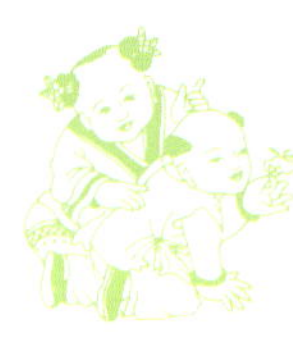

韭菜贴敷方

材料 连根韭菜50克。

制法 ❶ 把韭菜洗净，沥干水分，切小段。❷ 将韭菜放入洗净的捣蒜罐中，用捣蒜锤捣成糊状即可。

使用方法 将韭菜糊敷在受伤部位，厚度在2~3毫米。如果是四肢受伤，可用洁净纱布条裹缠患处；如果是躯体部位受伤，则可用纱布覆盖在韭菜糊上，再用药用胶布贴牢即可。

其他功效 韭菜贴敷还可以用于反胃、肠炎、吐血、胸痛等症的辅助治疗。

使用禁忌 尽量选择天然的、无农药、无污染的新鲜韭菜。

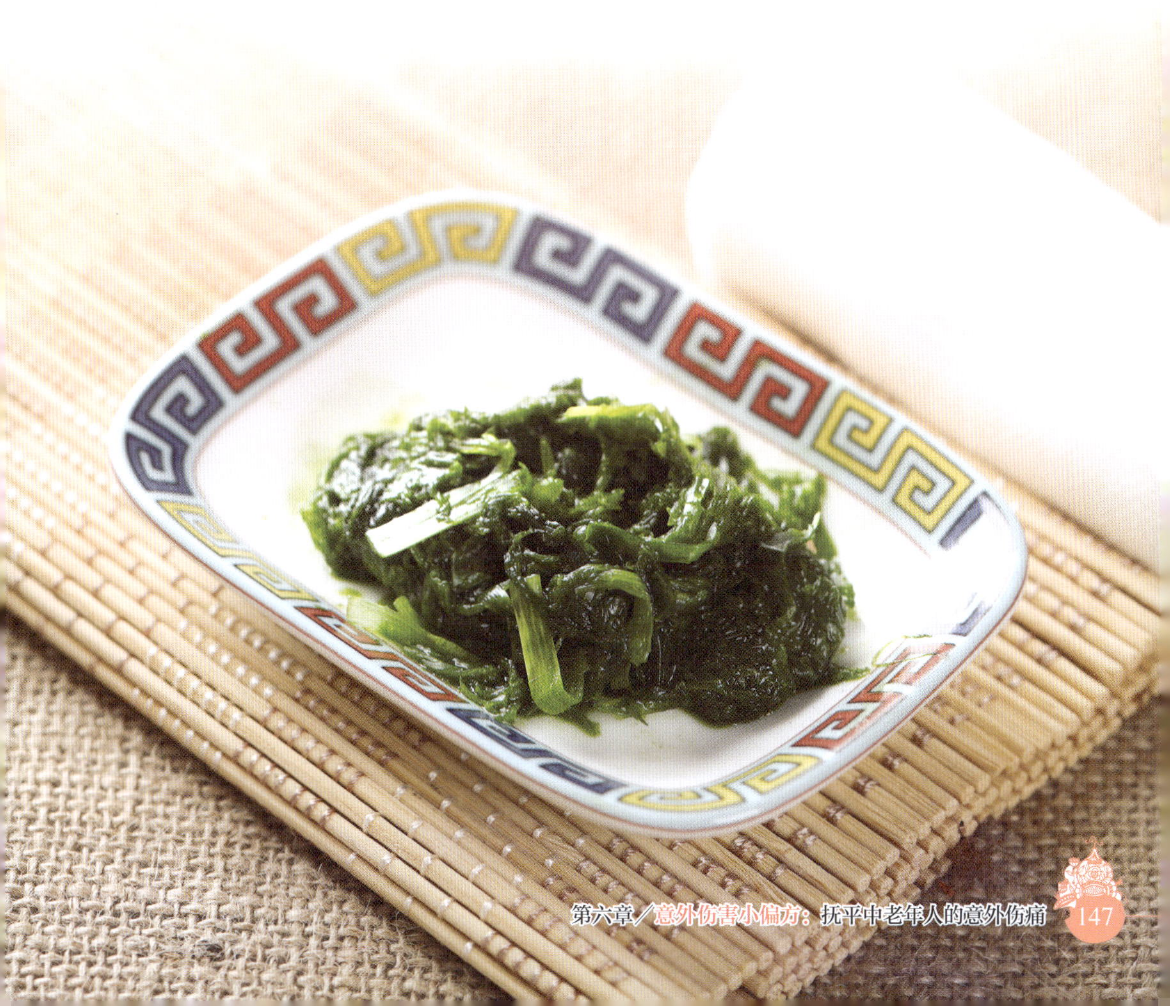

【特效小偏方】

芥末醋

缓解跌打损伤引起的瘀血肿痛

原料：芥末50克，醋适量。

做法：芥末用水润湿，加醋调成糊状，抹在纱布上敷于患处。

用法用量：敷3小时后取下，隔2~3天再敷1次。

丝瓜末

减轻胸腹部跌打损伤

原料：老丝瓜1个，白酒适量。

做法：❶ 将老丝瓜洗净，切片，晒干。
❷ 放入铁锅中，用小火焙炒成棕黄色，研为细末，装瓶。

用法用量：用白酒冲服，每次服3克，每天服用2次，3天为1个疗程。

月季红茶

用于筋骨疼痛、脚膝肿痛等症

原料：月季花10克，红糖30克，红茶1.5克。

做法：❶ 将月季花洗净，同红茶放入茶杯中。
❷ 冲入80℃左右沸水，加入红糖，浸泡10分钟饮用。

用法用量：代茶饮。

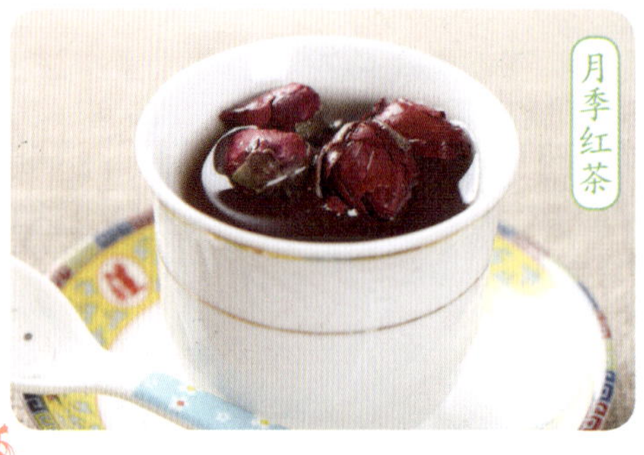
月季红茶

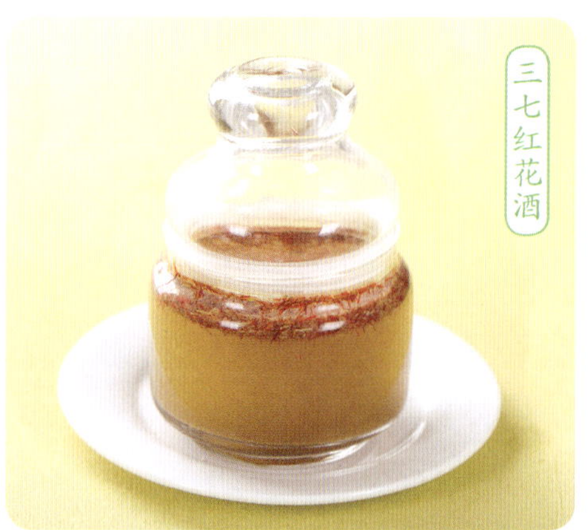
三七红花酒

三七红花酒

止血、散瘀效果好

原料：三七5克，红花10克，白酒500毫升。

做法：❶ 将三七用净湿布抹干净，切片。
❷ 与红花一同放入酒瓶内，加入白酒，密封7天即可。

用法用量：每天饮用2次，每次20毫升。

鲜栗子泥

治跌打肿痛

原料：鲜栗子适量。

做法：将鲜栗子剥壳，捣烂如泥。

用法用量：敷于患处。

四季花茶

适用于跌打损伤

原料：月季花、玫瑰花、凌霄花、桂花各1克，红糖适量。

做法：❶ 将月季花、玫瑰花、凌霄花、桂花分别洗净。
❷ 将上述四药放入保温杯，加入红糖，用沸水冲泡，盖紧杯盖闷5分钟即可。

用法用量：代茶饮。

鸡血藤酒

适用于跌打损伤所致的筋骨疼痛

原料：鸡血藤60克，冰糖50克，白酒500毫升。

做法：❶ 将鸡血藤洗净，放入酒瓶内。

❷ 加入冰糖、白酒，密封浸泡 7 天后服用。

用法用量：每次20毫升，每晚1次。

韭菜膏方

消肿，减轻疼痛

原料：叶青、茎嫩、根粗的韭菜150克。

做法：❶ 韭菜洗净，甩掉水滴，切断，捣烂成浆糊状，摊在医用膏药布上，厚度为2~3毫米。

❷ 将受伤的部位用温开水洗净，再把韭菜膏贴在受伤的部位即可。

用法用量：受伤只红肿、疼痛，每晚贴1次；伤损较重者每天早晚各贴1次。

注意：受跌打损伤的部位，若破皮或裂口出血，不能贴敷。

丝瓜叶末

适用于跌打损伤筋断疼痛者

原料：丝瓜叶适量。

做法：取清晨采摘的丝瓜开花时的叶，阴干，研为末。

用法用量：用白酒调好，敷于患处，用干净的纱布包扎，次日换药再敷。

月季花叶

适用于筋断肿痛

原料：月季花叶适量。

做法：月季花叶洗净，捣烂。

用法用量：直接敷于患处。

老生姜外敷方

对跌打损伤有效

原料：老生姜1 块。

做法：将老生姜洗净，然后嚼烂。

用法用量：直接敷于患处，生姜干硬脱落后可再换新的姜。

葱白外敷方

消肿止痛

原料：葱白适量。

做法：将葱白捣烂，放入锅内，用小火炒热。

用法用量：将葱白泥外敷于患处，冷则更换。

蝉蜕葱膏

有很好的消肿作用

原料：葱1把，蝉蜕3~4个。

做法：将葱洗净，与蝉蜕一起捣烂即可。

用法用量：将药膏敷于患处。每天1次。

姜汁白酒面糊

消肿止痛效果好

原料：姜汁、白酒、面粉各适量。

做法：取姜汁、白酒，与面粉调成糊状。

用法用量：敷于患处，用消毒纱布固定。每天更换1 次。

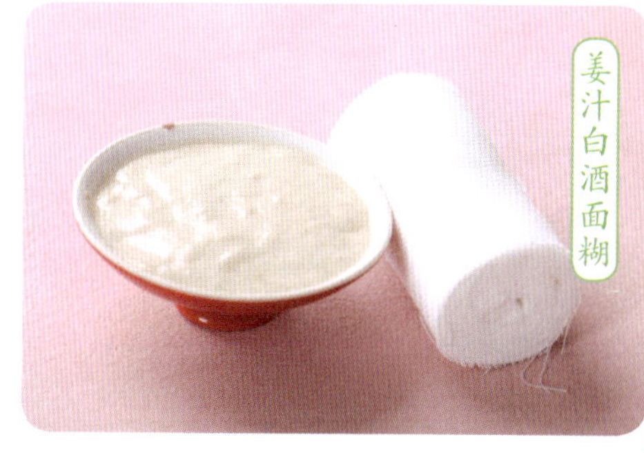
姜汁白酒面糊

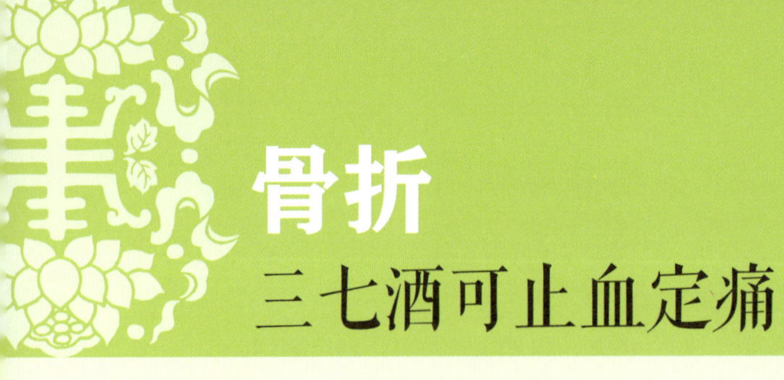

骨折

三七酒可止血定痛

俗话说“人老骨头脆”。人到了中老年后，骨组织中的无机物相对增多，并且碳酸钙大大增加，而磷酸钙却相应减少，具有弹性的有机物所占的成分也在逐渐降低，受到外力作用后很容易折断。

骨折经过一段时间的治疗后一般均能愈合，但是也有人骨折后几个月，甚至几年还未愈合。对于轻度的骨折，在经过必要的救治后，可以用三七来调理。《本草纲目》记载，三七可“止血，散血，定痛”。三七的最大特点是散瘀血、止血而不留瘀，对出血兼有瘀滞者非常适宜。

三七酒

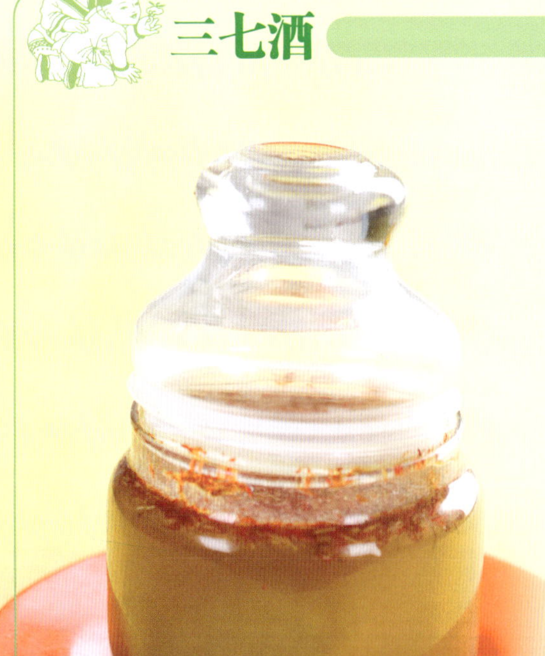

材料 三七主根60克，白酒（50度左右）1000毫升。

制法 ❶ 将三七主根洗净，晒干，将其敲碎成黄豆大小，用纱布袋包好。

❷ 将三七药袋装入酒瓶中，注入白酒，浸泡30天左右即可服用。

服用方法 每次饮用10毫升，每天服用2~3次。

其他功效 三七酒还可以用于治疗各种外伤出血、瘀血、吐血等。

服用禁忌 骨折康复1周以后就不要再服用三七酒了，否则对骨折后期愈合不利。

【特效小偏方】

蟹末

促进骨愈合

原料： 大螃蟹2只。

做法： 大螃蟹焙干，研为细末。

用法用量： 每次20克，用黄酒送服，每天2次，1个月为1个疗程。

白及末

适用于跌打骨折

原料： 白及适量。

做法： 白及研为末。

用法用量： 每次9克，用白酒调服，每天2次。

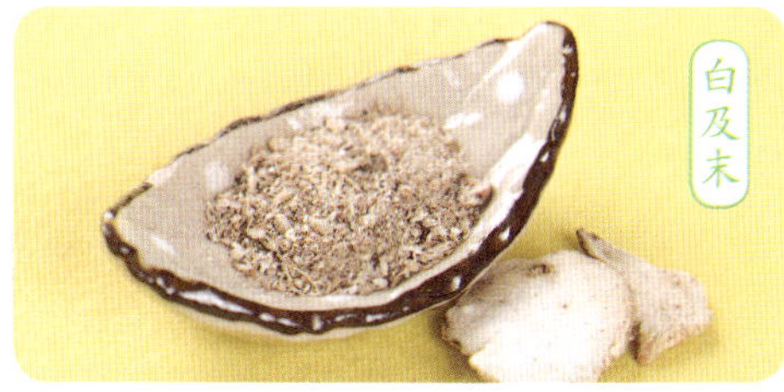

白及末

栀子葡萄根糯米饭

适用于损伤骨折

原料： 栀子、葡萄根、糯米饭各适量。

做法： ❶ 葡萄根清洗干净。

❷ 与栀子、糯米饭一同捣烂。

用法用量： 敷于伤处，3天1次。

石膏磁石末

适用于闭合性骨折

原料： 生石膏和磁石等量。

做法： 生石膏与磁石一同研细末，加水调匀。

用法用量： 每次取药泥10~15克直接敷于患处。

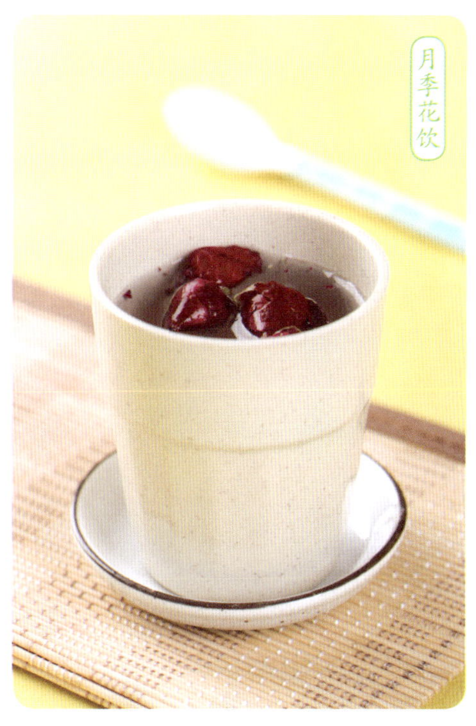

月季花饮

月季花饮

用于骨折初期兼气血不调者

原料： 开败的月季花3~5朵，冰糖少许。

做法： ❶ 将月季花洗净，放入锅中，加水200毫升。

❷ 先用大火烧开，再转为小火煮至100毫升，调入冰糖搅至溶化即可关火。

用法用量： 每天1剂，1次温服。

壮筋鸡

强筋接骨有奇效

原料： 雄乌鸡1只（约500克），三七5克，黄酒、酱油各适量。

做法： ❶ 将雄乌鸡宰杀，去毛及内脏，洗净。

❷ 将三七切片，纳入鸡腹中，用牙签封口加入黄酒，隔水炖熟即可。

用法用量： 佐餐，蘸酱油食。

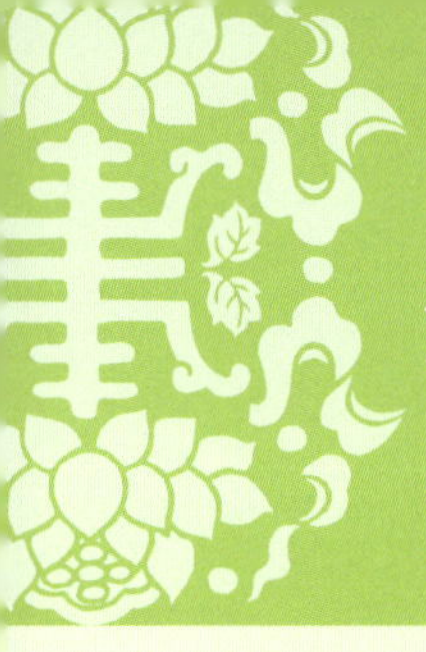

猫狗咬伤

鲜桃树叶外敷缓解症状

很多中老年人喜欢养宠物，尤其爱和小猫、小狗一起嬉戏，见到小狗小猫都喜欢上前去摸摸它们。可是，过分地抚弄、逗玩，它们就可能会挠伤或咬伤你。凡是被狗、猫咬伤，不管是疯狗、病猫还是正常的狗、猫（据文献报道，有相当多的狗、猫唾液带有狂犬病毒），千万不要急着去医院找医生诊治，而是应该立即用肥皂水或清水彻底冲洗伤口至少15分钟。万一找不到水源，甚至可以用人尿代替清水冲洗，随后再设法找水源。做好应急措施后，一定要及时去医院注射狂犬疫苗。

做好这些现场应急处理后，可用偏方同时辅助治疗。新鲜的桃树叶味苦，性平，具有清热解毒、杀虫止痒的功效，可治疗猫狗咬伤。如果是在秋冬季节没有鲜叶，可在夏季采取鲜叶，焙干研为细末，装瓶密封，使用的时候用米汤调服。

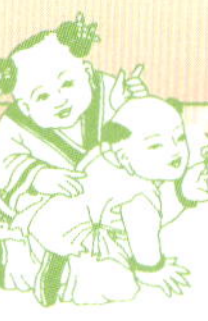

鲜桃树叶外敷方

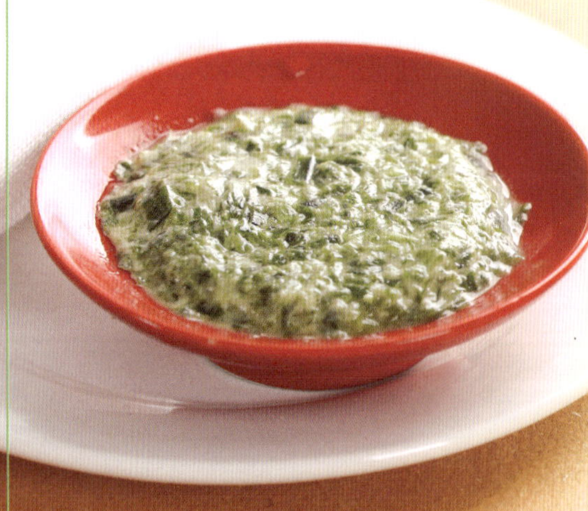

材料 鲜桃树叶适量。

制法 将鲜桃树叶洗净，晾干，嚼烂做成饼状，备用。

使用方法 ❶ 先用生理盐水或双氧水（过氧化氢）清洗狗或猫咬的伤口。❷ 伤口未化脓的患者，可以将药敷于伤口，一贴就可痊愈。伤口已经化脓的患者，可以将药敷在伤口周围，每天换药1次。

其他功效 本方还可以用于治疗疮疡、癣疮、湿疹、阴道滴虫等症。

【特效小偏方】

韭菜汁

治狗咬伤

原料：鲜韭菜若干，苦杏仁适量。

做法：❶ 鲜韭菜洗净，沥干，捣烂，绞取汁。

❷ 苦杏仁洗净，捣烂为糊。

用法用量：每服用1杯，隔7天再服，一共饮7杯。伤口上用冷茶洗净污血，再用苦杏仁糊敷上。

野菊花方

治猫狗咬伤

原料：野菊花（根茎叶并用）500 克。

做法：将菊花洗净，取一半捣烂敷伤口，另一半绞汁内服，此方为一次性用量。

注意事项：无论是否疯狗咬伤，应及时就医，清洗伤口。必要时需注射狂犬疫苗。

豨签草方

专治猫狗咬伤

原料：豨签草适量。

做法：❶ 先将伤口用力挤出一些血水，立即寻找豨签草的嫩叶，搓揉挤烂敷在伤口上即可。

❷ 事后须再到医院复查。

用法用量：每隔 1~2 小时更换新药。

地榆黄豆方

凉血活血，解毒消炎

原料：地榆 250 克，生黄豆 6~7 粒。

做法：地榆置砂锅内加水煎煮 40 分钟。

用法用量：被猫狗咬伤后，每隔 3 小时服药液 300 毫升。服药 3 日后，将生黄豆放口内咀嚼不咽，觉有豆腥味为犬毒已尽，甜味则是犬毒未尽，可继服 1 剂。

去血毒方

净血排毒

原料：大黄 15 克，桃仁 15 克，土鳖虫 7 只（伤重者用 14 只）。

做法：共为细末，白酒为引，水煎服。

用法用量：每隔 1 天服 1 次，服后大便溏泄，小便赤浊，待小便转清、大便如常，即毒尽停药。

胡椒末外敷方

活血消毒

原料：胡椒末 5 克（或生姜 3 克，红糖 3 克）。

用法：被狂犬咬伤时，立即取胡椒末敷患处。或以生姜、红糖捣烂敷患处。

注意事项：使用本方后，应立即去医院接受治疗。

甘草甘遂外涂方

治疯狗咬伤

原料：甘草、甘遂各3克，醋少许。

做法：❶ 将甘草、甘遂捣烂。

❷ 用醋将二者调匀。

用法用量：外涂伤处。

注意事项：此方切不可内服。

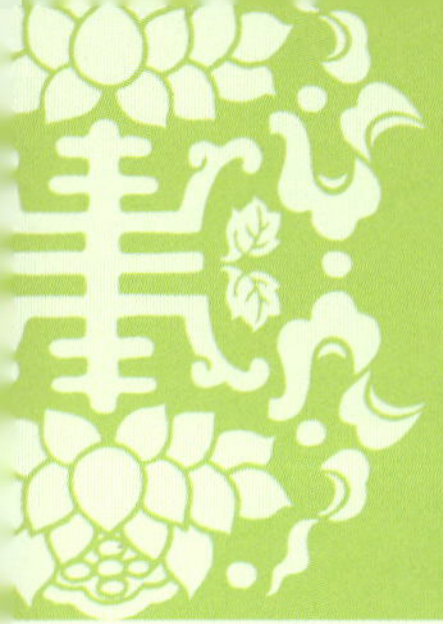

蚊虫叮咬

家有驱蚊草，蚊虫不近身

每到夏季，蚊虫肆虐，很多中老年人因此不堪其扰。尽管家里防蚊措施很好，但是晚上外出散步，难免还会被蚊虫所扰。一般情况下，蚊虫叮咬会出现小红丘疹、局部瘙痒，个别情况下出现叮痕或硬肿；蚊虫还是其他许多疾病的传播媒介。

驱蚊草是治蚊虫叮咬的一个小偏方。凡有特殊气味的植物大都有驱蚊作用，这种现象称为忌避作用。驱蚊植物种类繁多，常见的有芸香、薄荷、夜来香、黄柏、茴香、除虫菊、樟树、苦楝、桉树、肉桂等。

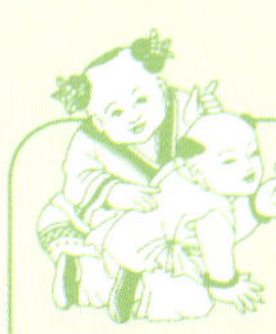

驱蚊草

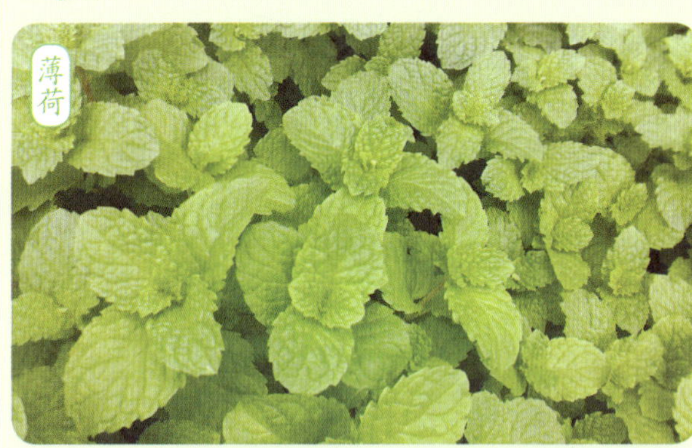

薄荷

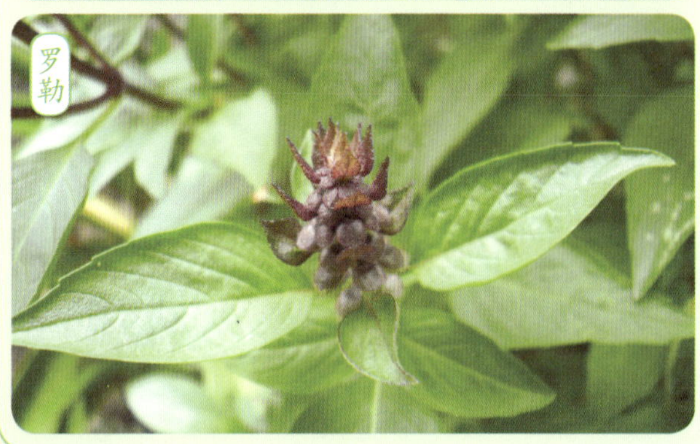

罗勒

材料 薄荷、罗勒等芳香植物各一盆。

使用方法 薄荷、罗勒等芳香植物都具有驱蚊效果，可在室内摆放几盆，既能驱蚊，又能美化环境。

其他功效 薄荷和罗勒具有清热消暑、化痰解毒功效，夏季摘取新鲜植物叶片泡茶，是非常美妙的清凉饮料。

使用禁忌 ❶ 夜来香、锦紫苏、驱蚊草等气味有驱蚊除蝇作用，但香味不能太浓，否则易引起不良反应。

❷ 过敏体质的中老年人不宜养各类开花植物，因为花粉是常见的过敏原。

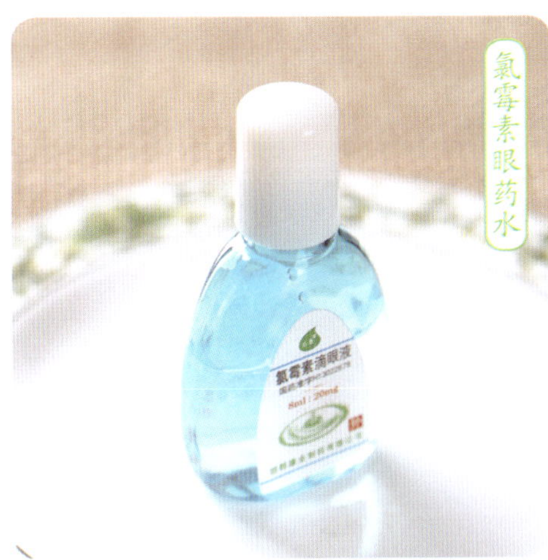

氯霉素眼药水

止痒，止痛，消炎

原料：氯霉素眼药水。

做法：被蚊虫叮咬后，可立即把眼药水滴于患处1~2滴。

用法用量：均匀涂搽，效果显著。氯霉素眼药水使用后应将瓶盖拧紧，不要使瓶口接触皮肤以免污染。用后放于安全处，不要让儿童接触。

鲜马齿苋茎叶汁

止痒消肿

原料：鲜马齿苋茎叶适量。

做法：鲜马齿苋茎叶洗净捣烂取汁，药渣留用。

用法用量：马齿苋汁加入开水温服；药渣涂于患处。

肥皂涂抹

迅速消除痛痒

原料：肥皂1块。

用法用量：用肥皂涂抹蚊虫叮咬处。

雄黄蒜酒

解毒，镇痛，止痒，消肿

原料：雄黄10克，独头蒜10头，白酒（60度）200毫升。

做法：❶ 独头蒜去皮，备用。

❷ 雄黄与大蒜一同浸泡在白酒内，经10天左右即可使用。

用法用量：涂于蚊虫叮咬处，每天1~2次。

蜂胶酊

止痒消肿

原料：蜂胶粉150克，医用酒精1000毫升。

做法：将蜂胶粉碎装入褐色玻璃瓶中，加入酒精浸泡，即成蜂胶酊。

用法用量：直接涂于叮咬处，几分钟即可见效。

大蒜片外擦

止痛去痒，消炎

原料：大蒜1头。

做法：大蒜切片。

用法用量：在蚊虫叮咬处反复擦拭1分钟左右。

注意事项：皮肤过敏的中老年人应慎用。

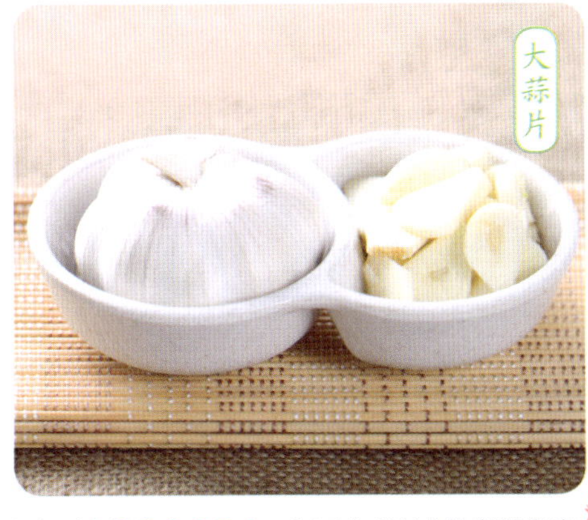

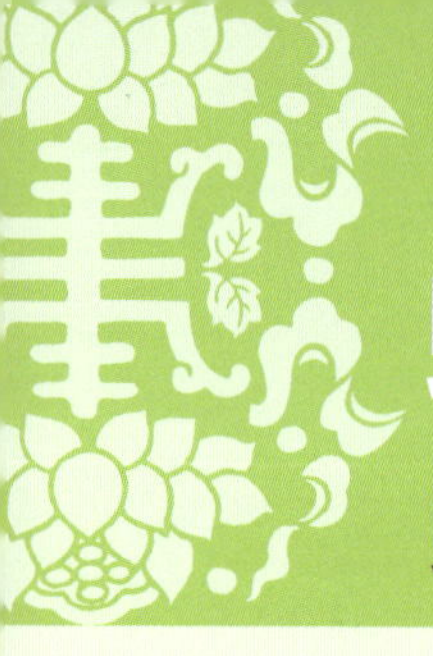

蜂蜇伤

蜂蜜大葱可救急

中老年人外出游玩、公园散步，都可能在不经意间受到黄蜂、蜜蜂蜇伤。被单只黄蜂、蜜蜂蜇伤后，一般只在蜇伤的部位出现红肿、疼痛、数小时后就会消退；如果是被成群的蜂蜇伤后，就有可能出现头晕、恶心、呕吐，甚至休克、昏迷或死亡。

对于普通的蜂蜇伤，可以用蜂蜜大葱泥来治疗。蜂蜜本身是一种营养丰富的天然滋养食品，有清热、解毒、止痛的功效；而大葱不仅可以发汗解表、通阳散寒，也有很好的解毒功效。二者合用对蜂蜇伤具有很好的清热解毒、消肿止痛、消炎功效。

蜂蜜大葱外涂方

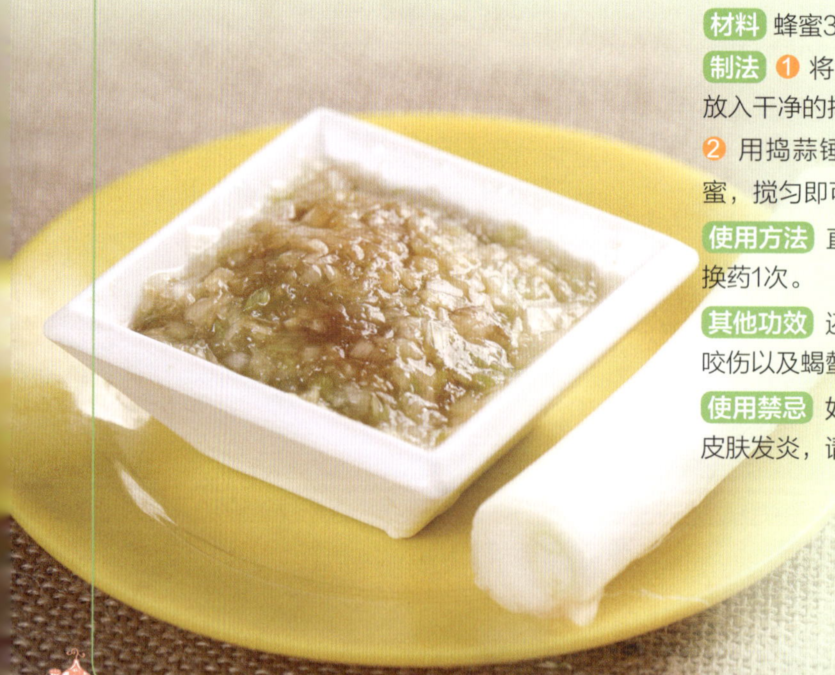

材料 蜂蜜30克，大葱2根。

制法 ①将大葱洗净，切小段，放入干净的捣蒜罐内。

②用捣蒜锤捣烂成泥，加入蜂蜜，搅匀即可。

使用方法 直接敷于患处，每天换药1次。

其他功效 还可用于狗咬伤、蛇咬伤以及蝎螫伤等。

使用禁忌 如果出现任何皮疹或皮肤发炎，请立即停止使用。

【特效小偏方】

蜂蜜葱泥

治蜜蜂蜇伤

原料： 蜂蜜30克，大葱2根。

做法： 大葱洗净，捣成泥，入蜂蜜，搅匀即可。

用法用量： 敷于患处，每天换药1次。

鲜芦荟叶

适用于蜂蜇伤

原料： 鲜芦荟叶适量。

做法： 鲜芦荟叶洗净，捣烂成泥。

用法用量： 敷于患处，至肿块消失。

蒲公英外敷法

清热解毒，治蜂蜇伤

原料： 蒲公英适量。

做法： 蒲公英捣烂备用。

用法用量： 外敷，每日2次。

剩茶外涂

止痛消毒

原料： 泡过的茶叶适量。

用法用量： 用茶叶贴于患处，多贴几次，疼痛立止。

七叶一枝花

清热解毒，消炎止痛

原料： 七叶一枝花、烧酒各适量。

做法： 七叶一枝花与烧酒磨汁，备用。

用法用量： 将上药外涂于患处，干后再涂，每日数次。

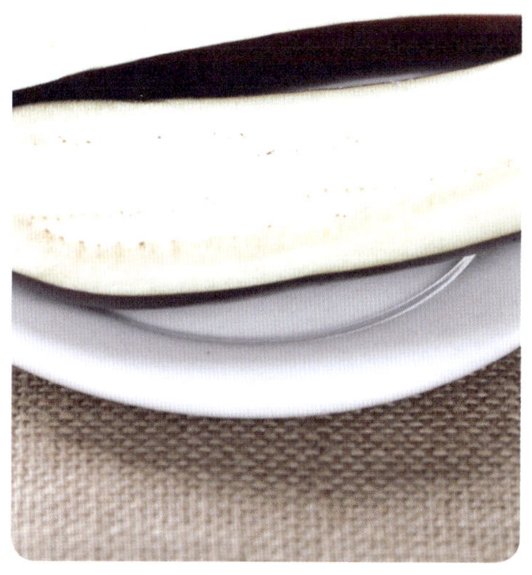

茄子外擦

治野蜂蜇伤

原料： 茄子1个。

做法： 茄子洗净，切开。

用法用量： 用断面涂搽患处，每日数次。

芋头梗

消炎，消肿，镇痛

原料： 芋头梗200克。

做法： 洗净，捣烂。如是大黄蜂蜇，速嚼生芋头，直到觉出芋头有腥味，舌麻为止。

用法用量： 外敷。隔天如未愈可再用1剂。

食物中毒

小生姜有大功效

很多老年人吃东西时，存放过久的变质食物都不舍得丢掉；或者，由于缺乏一些常识，吃了一些相克的食物等，很容易出现食物中毒。轻微食物中毒，可能只是出现恶心、呕吐、腹痛、腹泻等症状；但如果中毒比较严重，常会因上吐下泻而致脱水、休克，甚至死亡。

对于一些轻微的食物中毒，比如鱼蟹中毒，可以选用姜汁来调理。生姜是芳香性辛辣健胃的食物，可解因食鱼蟹中毒引起的呕吐等症状。我们平时在烹调鱼、蟹、禽肉等食物时，加几片生姜，不但可以调味，还可以防毒。

生姜汁

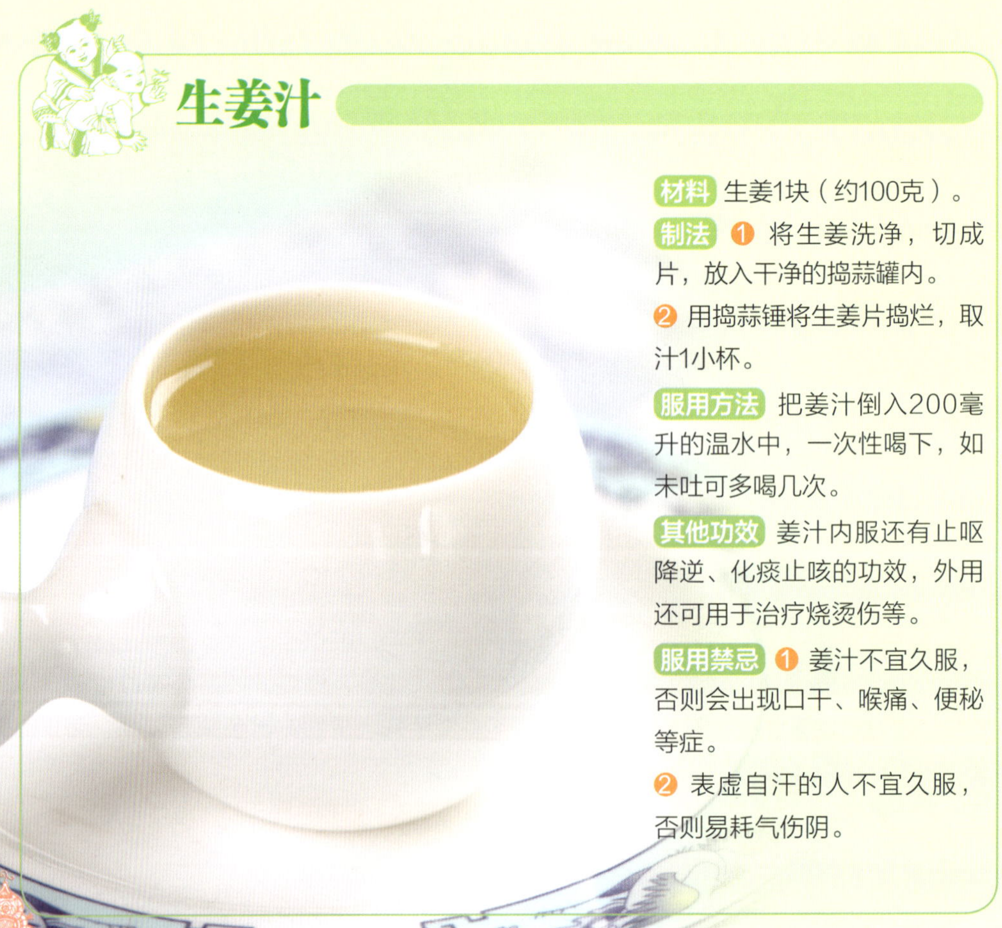

材料 生姜1块（约100克）。

制法 ❶ 将生姜洗净，切成片，放入干净的捣蒜罐内。

❷ 用捣蒜锤将生姜片捣烂，取汁1小杯。

服用方法 把姜汁倒入200毫升的温水中，一次性喝下，如未吐可多喝几次。

其他功效 姜汁内服还有止呕降逆、化痰止咳的功效，外用还可用于治疗烧烫伤等。

服用禁忌 ❶ 姜汁不宜久服，否则会出现口干、喉痛、便秘等症。

❷ 表虚自汗的人不宜久服，否则易耗气伤阴。

【特效小偏方】

盐水

用于各种轻度食物中毒

原料：盐适量。

做法：盐炒黄，备用。

用法用量：用开水溶化内服，用来催吐；也可用盐1汤匙，煎汤内服，促进呕吐。

鲜冬瓜汁

解海鲜之毒

原料：冬瓜、白糖各适量。

做法：❶ 冬瓜洗净，去皮，切小块，放入碗中。

❷ 加入少量的清水、白糖，捣烂成汁即可。

用法用量：缓慢咽服。

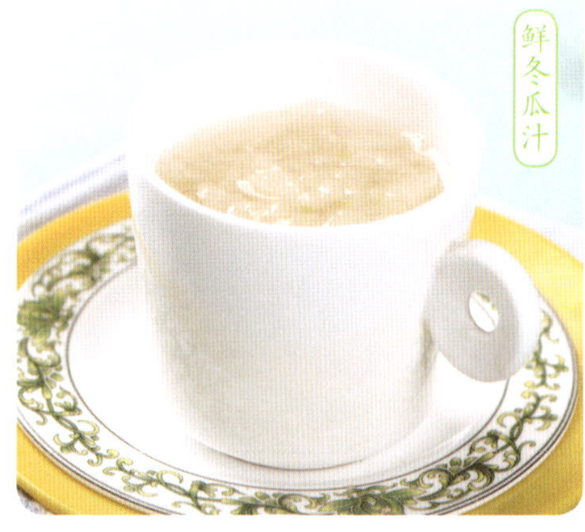

生绿豆浆

解有机磷农药中毒

原料：绿豆480克，食盐60克。

做法：绿豆洗净，浸泡，用小磨加水2000毫升碾制成绿豆浆汁，过滤饮用。

用法用量：灌服，每次120~500毫升，连服数次，并及时将患者送往医院救治。

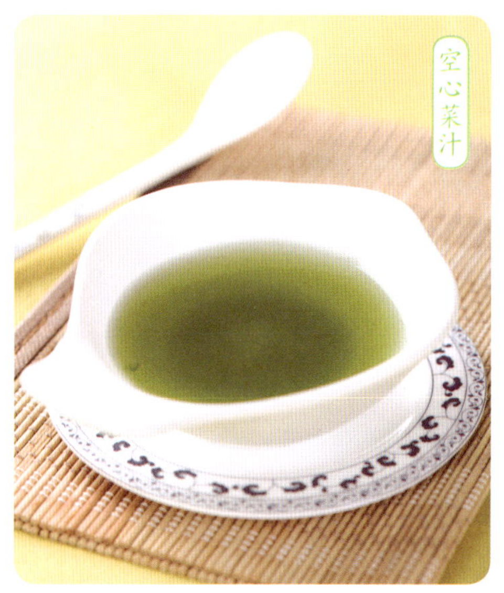

空心菜汁

用于治误食野菌、毒菇中毒

原料：空心菜（蕹菜）500~1000克。

做法：将空心菜洗净，捣烂取汁。

用法用量：1次服下。服后应及时去医院诊治。

杏树皮

解吃杏仁中毒

原料：杏树皮60克。

做法：将杏树外表皮削去不用，取中间纤维部分，加水 200 毫升，煮沸 20 分钟，去渣。

用法用量：饮汁温服。一般于 2 小时后可见症状好转，4 小时后可完全恢复正常。

紫苏叶甘草解毒方

用于食鱼蟹中毒

原料：紫苏叶、甘草各9克。

做法：水煎服。

用法用量：灌服催吐。

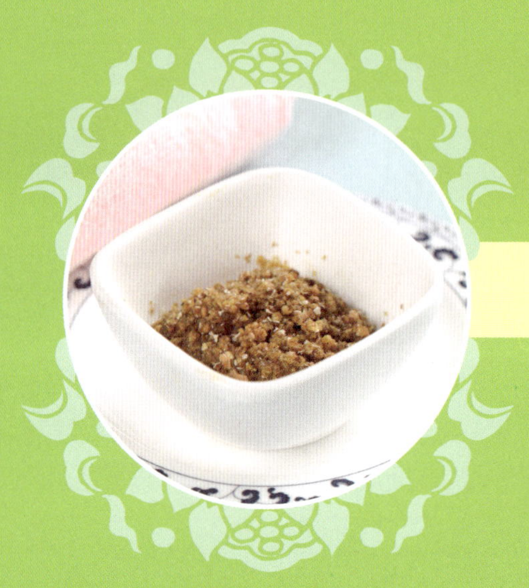

第七章

关节病小偏方

给身体的机器部件做好保养

如果把我们的身体比作是一部结构复杂的机器，那么各个关节就是这台机器上的“轴承”。“轴承”要正常工作，就需要不断地保养。可是随着年龄的增长，很多中老年人已经疏于对这些“轴承”进行保养了，因此一些关节小毛病就成了不可避免的问题。事实上，只要我们能正确运用一些小偏方对关节进行合理保养，是完全可以消除或延缓这些病变的。

风湿性关节炎

白芥子和生姜配合可保护关节

风湿性关节炎是一类中老年人常见的急性或慢性结缔组织炎症。症状表现为关节受累为主。病变常侵犯膝、踝、肩、肘、腕等关节，还有一小部分患者脊柱关节受累。主要以红、肿、热、游走性疼痛为特点。

平时，中老年人可以选择白芥子配合花椒来调理。《本草纲目》记载，白芥子“利气豁痰，除寒暖中，散肿止痛。治喘嗽、反胃，痹木脚气，筋骨腰节诸痛”，可用于关节酸痛、麻木等症。花椒对风湿也有一定的效用。从花椒中提取具有医疗和滋补效用的成分而制成的保健药，对治疗关节疼痛具有显著功效。

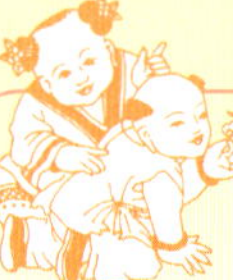

白芥子花椒糊

材料 白芥子、花椒各60克，黄壳鸡蛋1枚。

制法 ❶ 根据患病部位的大小、多少，到药店买回中药白芥子（各药店有，以能覆盖患病部位为宜）。

❷ 取与白芥子等量的花椒，与芥子共同焙干，研为细末。

❸ 黄壳鸡蛋敲碎，调成糊状敷于患处，用纸巾包好，再用毛巾包扎好，以免药液流失。包好后5~7小时患部开始发烫，发烫3~5小时解开，以免患部出现水疱。

使用方法 重者一般反复包3~4次即愈，轻者一般1~2次即见显著好转。

其他功效 白芥子外敷还可消除肿毒，对寒痰哮喘、胸胁刺痛、风寒头痛等症也有很好的疗效。

使用禁忌 ❶ 皮肤过敏的中老年人不宜使用。

❷ 有皮肤溃疡的中老年人也不要用。

【特效小偏方】

酒烧蛋

缓解多年风湿性关节炎

原料：红皮鸡蛋3枚，60度白酒500毫升。

做法：❶ 鸡蛋洗净，放入小锅内，再倒入白酒，让酒刚好没过鸡蛋为止。

❷ 把锅加一下温，再把酒点燃。待火熄后，趁热将鸡蛋去皮连同残酒一起吃下，捂上被子睡觉，让浑身出一场大汗，汗出越多越好。

用法用量：轻则1剂，重则连续3天各1剂，即见显著效果。此法最好在睡前进行。

大粒盐热敷

缓解风湿关节疼痛

原料：大粒盐1千克。

做法：❶ 用棉布缝制长20厘米、宽15厘米的双层口袋，中间絮上些棉花。

❷ 把大粒盐放锅内炒几分钟，炒到听到响声即可。

❸ 把盐装进棉布袋里，封好口。

用法用量：睡觉前把棉布袋放于关节疼痛处，盖上棉被，每晚敷1小时左右，1周为1个疗程。

木瓜汤

通痹止痛

原料：木瓜4个，蜂蜜300克。

做法：❶ 将木瓜蒸熟，去皮，捣烂如泥。

❷ 蜂蜜与木瓜泥调和匀，放入洁净的瓷器内即可。

用法用量：每日清晨空腹用开水冲服，每次1~2匙，10~15天为1个疗程。

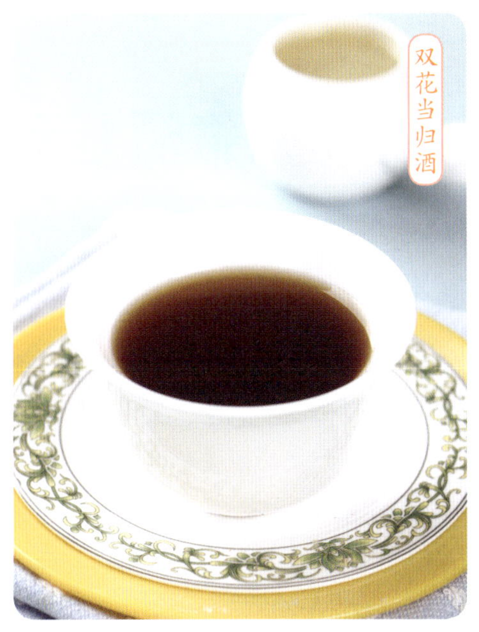

双花当归酒

治风湿骨痛

原料：玫瑰花15克，红花、当归各10克。

做法：❶ 将上述药材放入砂锅中，加3碗水。

❷ 大火烧开，然后转成小火，煎至1碗即可。

用法用量：每日1剂，用黄酒兑服。

老姜陈艾

治关节风湿痛

原料：姜母子（老姜）500克，有酸涩味的大柑壳2个（去白瓤，留青皮），陈艾250克，白酒500毫升。

做法：❶ 老姜、大柑壳、陈艾切成碎末，用白酒同炒至酒干，趁热外敷关节。

❷ 冷后炒热再外敷。如干可再喷酒。

用法用量：一日外敷3~5次，1剂可连用3天，立即见效。

类风湿关节炎
丝瓜络酒赶走盘踞的湿毒

类风湿关节炎是一种由自身免疫障碍导致免疫系统攻击关节的长期慢性炎症。晨僵是类风湿关节炎的最典型的症状，早晨起来患者会发现关节不灵活，起床活动后晨僵减轻或消失；同时患者还会出现关节肿痛，还可能会出现乏力、疲劳、发热等症状。遇刮风下雨，疼痛更是难忍，起卧床都要家人帮助。60岁以上的老年女性是类风湿关节炎发病的主要人群。

选用偏方改善类风湿关节炎以温阳散寒、祛风除湿、益气和营、活血化瘀、化痰通络等为主。丝瓜络具有通经活络、清热解毒、利尿消肿的功效，与具有活血作用的白酒相结合，具有祛湿通络的功效，可以用来治疗风寒湿痹型类风湿性关节炎，症见关节疼痛、遇热痛减、关节活动不利、小关节变形的患者。

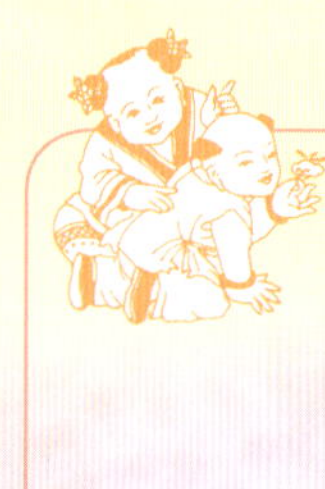

丝瓜络酒

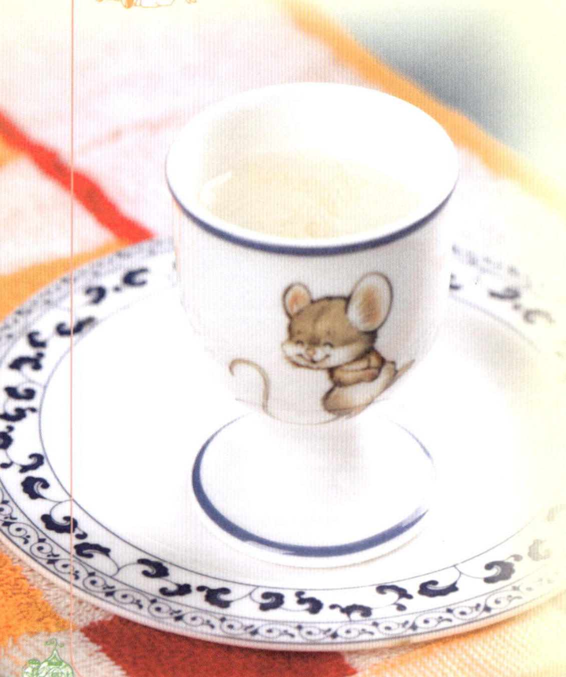

材料 丝瓜络50克，白酒500毫升。

制法 ❶ 将丝瓜络洗净，放入酒瓶中。❷ 注入白酒，浸泡7天，去渣饮酒。

服用方法 每次饮15毫升，每日饮2次。

其他功效 此酒还有清热解毒的功效，可用于急性乳腺炎的治疗。

服用禁忌 丝瓜络本身性寒，适用于湿热所致的经络不通，如将其用于寒湿痹痛则效果并不理想，甚至会加重寒象（如鼻塞流清涕，恶寒喜暖，口淡不渴，面色淡白，大便溏泄），所以丝爪络酒宜用于热证的关节疼痛（表现为起病急骤关节疼痛，局部红肿热痛，痛不可触，屈伸不利）。

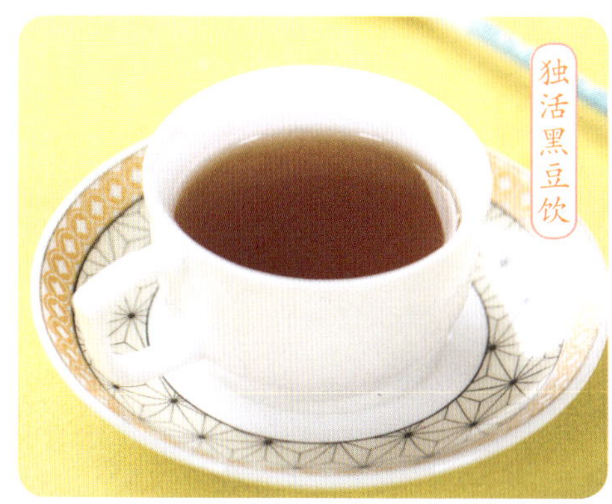

独活黑豆饮

祛风除湿，通络止痛

原料： 独活9~12克，黑豆60克，米酒适量。

做法： ❶ 独活与黑豆洗净，一同放入锅内。

❷ 先用大火烧开，再用小火煎至500毫升，去渣取汁，兑入米酒即可。

用法用量： 温服，每日服用2次。

五加皮酒酿

祛风除湿，温经通脉

原料： 五加皮50克，糯米500克，酒曲适量。

做法： ❶ 五加皮加水适量泡透，煎煮30分钟，取药液约300毫升，共取2次。

❷ 药液与糯米同烧煮成干饭，待冷后加酒曲拌匀，发酵成酒酿。

用法用量： 每日适量佐餐食。

葱白生姜外敷方

祛瘀散寒

原料： 连须葱白50克，生姜500克，食醋适量。

做法： ❶ 将葱白、生姜捣烂取汁备用。食醋倒入锅内，煮沸。

❷ 将葱姜汁倒入小火熬成膏状，摊在洁净的纱布上，外敷患处。

用法用量： 每日晚上敷于患处，次日清晨取下。

五加皮韭菜子饮

缓解类风湿症状

原料： 五加皮15克，韭菜子12克。

做法： ❶ 将上述药放入砂锅内，加3碗水。

❷ 大火烧开，然后转成小火，煎至1碗即可。

用法用量： 顿服，每日服用1~2次。

防风薏苡仁饮

缓解风湿痹痛症状

原料： 防风10克，薏苡仁30克。

做法： ❶ 防风与薏苡仁放入锅内，加入清水适量，一同水煎。

❷ 先用大火烧开，再转为小火煎取药汁200毫升。

用法用量： 每日服用1剂，1次服完，连服7天为1个疗程，停3天后再服下一个疗程。

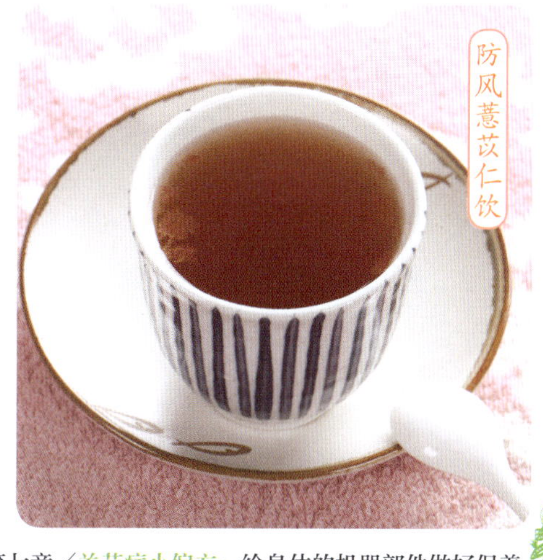

肩周炎

细辛配老姜，胜过大药方

肩周炎俗称“五十肩”，是指肩关节的周围软组织发生损伤而引起的广泛性无菌性炎症。本病多发生于50岁左右的中年人，主要症状表现为肩部疼痛、压痛、肩关节活动受限，甚至出现肌肉萎缩与痉挛等。

肩周炎归属于中医痹证范畴。宋代医家严用和在《济生方》中指出，此病“皆因体虚、腠理空疏，受风寒湿气而成痹也”。认为此症多由风寒湿邪乘虚而入。根据这个特点，可用细辛生姜白酒方进行外敷治疗。

中医认为，细辛有祛风散寒的功效，对于风湿痹痛有很好的治疗效果；老生姜能扩张血管，促使身上的毛孔张开，这样就能把体内的寒气带出体外；白酒则有行药势、通血脉、散湿气、除风下气的功效。用此方治疗肩周炎可收到良好效果。

酒炒姜细辛

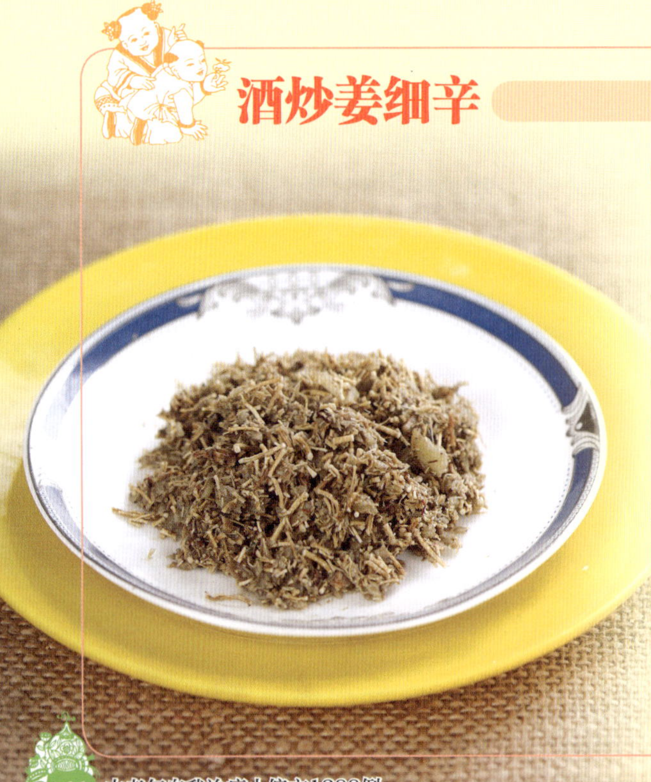

材料 细辛80克，老姜300克，60度高粱酒100毫升。

制法 ❶ 细辛研为末，老姜洗净。

❷ 将二者混合捣成泥后，放入铁锅内炒热。

❸ 加入白酒调匀，再微炒。

使用方法 将炒过的药物摊于纱布上，热敷肩周疼痛处。每晚1次，一般5~14天可见明显效果。

其他功效 此方有消肿止痛的功效，还可用于跌打损伤的治疗。

使用禁忌 使用此法时避免受凉感寒。

【特效小偏方】

石菖蒲透骨草

缓解肩周炎症状

原料：石菖蒲、透骨草各200克，嫩柏树叶300克，白酒100毫升。

做法：① 将嫩柏树叶捣碎，石菖蒲和透骨草切细。

② 将三者一同放入铁锅中炒热，加入白酒，继续翻炒片刻，起锅。

用法用量：趁热用布包裹起来，热敷关节疼痛处，冷却后取下。包裹要有一定厚度，防止烫伤。每日2次，15天为1个疗程。在治疗期间每日做几次双臂划圆圈运动。

螃蟹泥

缓解酸疼胀麻

原料：大活螃蟹1只。

做法：① 将螃蟹在清水中浸泡，等它腹中的泥排完后，从水中取出来。

② 螃蟹捣成泥状，摊在直径8厘米左右的粗布上。

用法用量：贴敷在肩部最疼的地方。每日晚上贴上，次日清晨取下，2~3次后疼痛可大为减轻或消失。

醋调中药外敷

温经散寒，通络止痛

原料：川乌、草乌、樟脑各90克。

做法：将上药研为细末，备用。

用法用量：根据病痛部位大小取药末适量，用醋调成糊状，均匀敷于压痛点，约0.5厘米厚，外敷纱布，再用热水袋热敷30分钟，每日用1次，15次为1个疗程。

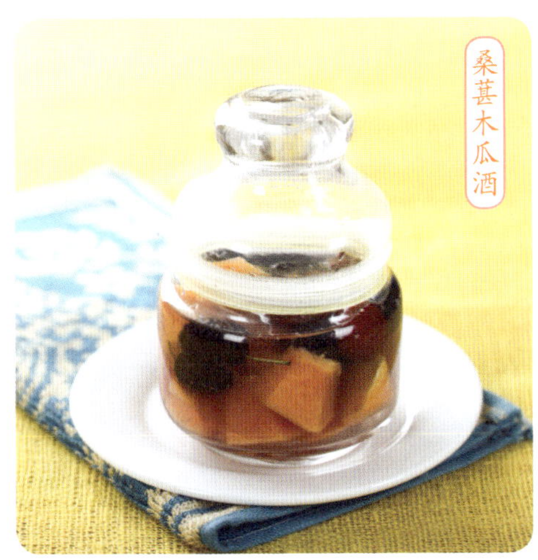

桑葚木瓜酒

祛风除湿，通络止痛

原料：桑葚250克，木瓜、冰糖各100克，大枣50克，白酒3000毫升。

做法：将上药一同放入大酒瓶中，注入白酒，密封，浸泡半个月即可。

用法用量：每次15毫升，每日2次。

生姜葱白泥外敷

疏通经络，活血化瘀

原料：老生姜100克，葱白50克，米酒25毫升。

做法：将上三者一同捣烂，放入锅内炒热，取出。

用法用量：热敷于患处。每日1次。

醋调葱泥外敷

通络止痛效果好

原料：葱白30克，食醋少许。

做法：将葱白捣烂如泥，加入食醋调匀成糊状。

用法用量：敷于患处。每日1次。

注意事项：表虚多汗者忌用。

颈椎病

醋炒麦麸可舒筋活血

颈椎病是一种以退行性病理改变为基础的疾患，是中老年人的常见病和多发病。主要表现为疼痛，包括颈部、头部、胸背部、上臂部、肩胛部持续性或间歇性疼痛，上肢麻木无力、肌肉萎缩；有的人还伴有头晕、眼花、耳鸣等症状。

颈椎病属于中医的“痹病”范畴，本病多因肾气不足，使得卫阳不固，风寒湿邪乘机侵袭，以致气血运行不畅，经络阻滞，出现颈部僵直，引至痹痛。因此在选择偏方时应以补肾气、活血止痛、强筋骨为主。

中医认为，麦麸有清热解毒、补虚敛汗的功效，对于风湿痹痛有一定的辅助治疗效果，与醋合炒，能舒筋活血、行气止痛，对颈椎病有很好的辅助治疗效果。

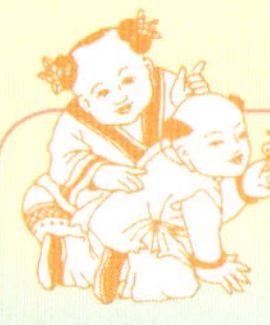

醋炒麦麸

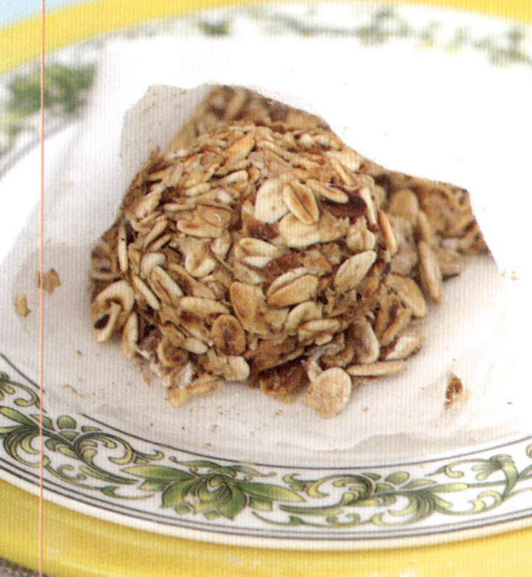

材料 食醋1000毫升，麦麸1000克。

制法 ❶ 把麦麸放进铁锅内，加入醋搅拌在一起（醋的加入量能把麸子用手攥成团即可）。

❷ 用中火拌炒至热烫，大约到70℃时出锅，趁热装入消毒纱布袋（婴儿枕大小）中，扎紧袋口。

使用方法 取仰卧位，把袋子放置在颈椎下面，布袋上面最好放一块厚毛巾，凉后再炒热再敷，每次热敷不少于30分钟，发病时每3小时敷1次，每日敷2~3次。

其他功效 醋炒麦麸对于寒湿脚气（脚气有干脚气、湿脚气之分，湿脚气又分为寒湿脚气、湿热脚气、湿毒脚气等种类）也有一定的效果。

使用禁忌 使用此法时一定注意不要烫伤皮肤，同时避免颈部受凉。

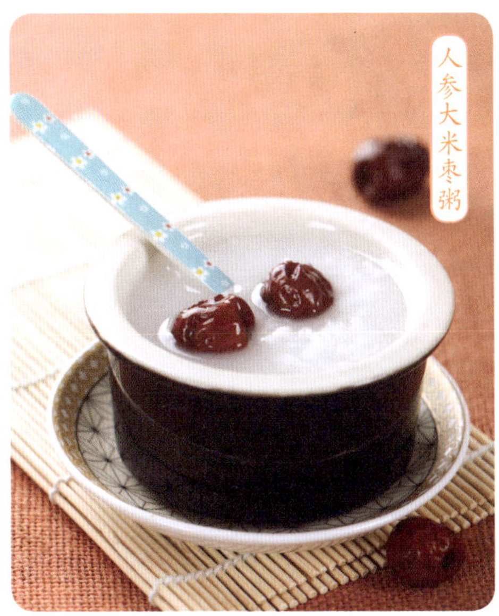

人参大米枣粥

适用于气血亏虚型颈椎病

原料： 人参3克，大米50克，大枣15克，白糖适量。

做法： ❶ 人参粉碎成细粉，大米淘洗干净，大枣洗净。

❷ 将大米、大枣放入锅内，加入适量清水，用大火烧沸，改用小火煮粥。

❸ 再加入人参粉、白糖调匀即可。

用法用量： 喝粥吃枣，每日1剂。

山药生姜母糊

缓解颈部疼痛

原料： 山药、生姜母各15克，蜂蜜少许。

做法： 将山药、生姜母置石臼中捣成糊状，再用蜂蜜调匀。

用法用量： 每日晚上敷痛处2小时，10天为1个疗程。

胡椒根烧蛇肉

适用于风寒型颈椎病

原料： 胡椒根100克，乌蛇肉250克，葱、姜、盐、黄酒、清水各适量。

做法： ❶ 乌蛇肉洗净，切成2厘米长的段；胡椒根洗净。

❷ 将胡椒根和蛇肉段一同入油锅内，加入葱、姜、盐、黄酒、清水。

❸ 用大火烧沸，再改用小火烧熬至蛇肉熟透即可。

用法用量： 每日1剂，分2次服食。

桑枝炖母鸡

适用于神经根型颈椎病

原料： 老桑枝60克，母鸡1只。

做法： ❶ 母鸡宰杀，去毛及内脏，切成小块。

❷ 将老桑枝洗净，与鸡肉块一同放入锅内，加水煲汤，加盐调服。

用法用量： 佐餐食。

淫羊藿威灵仙外擦

适用于颈椎病

原料： 淫羊藿50克，威灵仙50克，米醋1500毫升，大生姜1块。

做法： 将淫羊藿、威灵仙、米醋一同入锅内，煎数沸，离火浸渍备用。

用法用量： 将生姜切成两段，用切开的一端蘸药液自上而下揉擦颈椎及颈椎两旁3厘米处，颈部要保持湿润，擦至皮肤发红为度，疼痛部也可擦，每日1次。

腰椎间盘突出

一杯夜交藤茶，腰痛无影踪

中老年人由于长时间缺乏运动，肌肉无力，血液循环不畅，造成腰椎间小关节囊松弛，加速了椎体的退行性改变，导致出现腰椎间盘突出。中医认为，本病多因肝肾不足，风寒湿邪侵入，反复过劳或跌仆损伤所致。

夜交藤（即首乌藤）性平，味甘，归心、肝经，具有安神养血、祛风通络、除湿止痛的功效，对风湿痹痛等症有一定的功效。夜交藤水煎代茶饮，对于腰椎间盘突出引起的放射性腰腿痛有显著的改善功效。

夜交藤茶

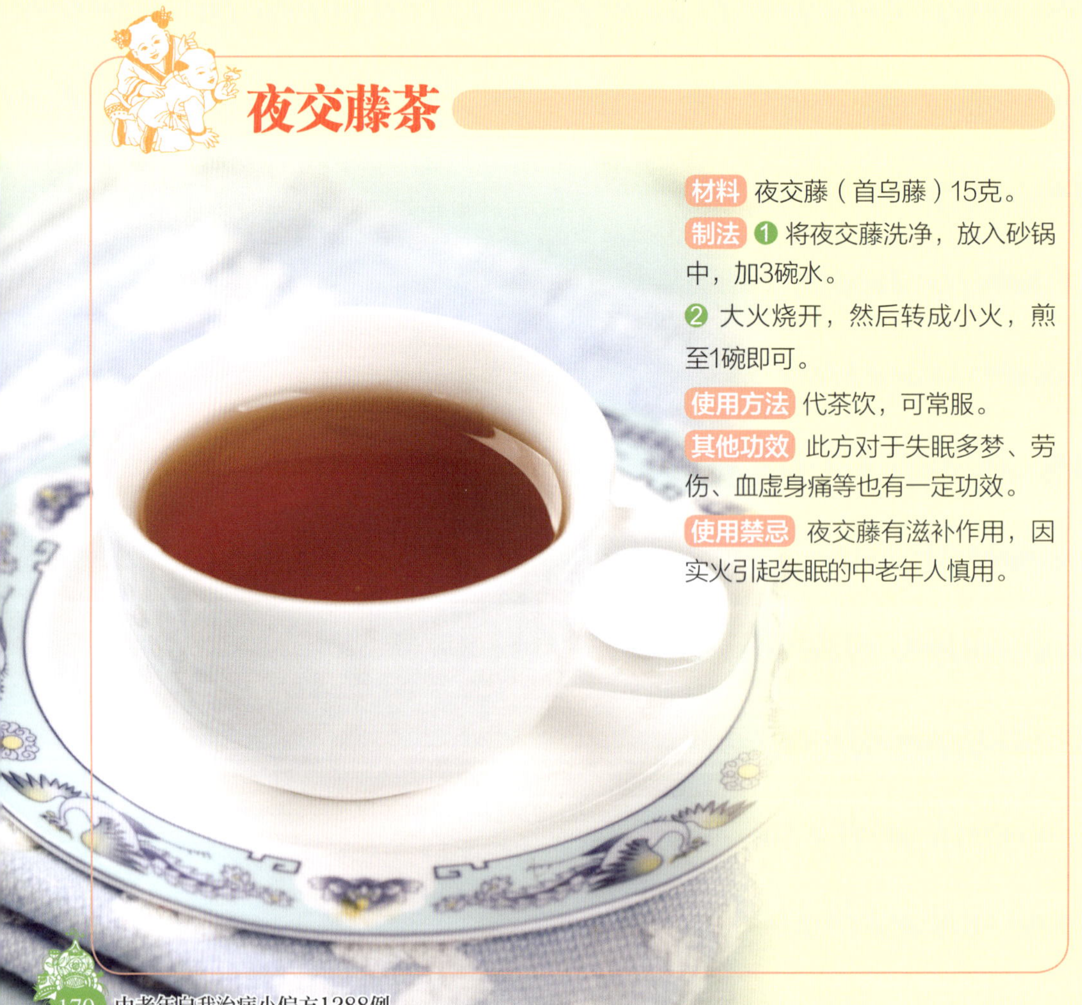

材料 夜交藤（首乌藤）15克。

制法 ❶ 将夜交藤洗净，放入砂锅中，加3碗水。

❷ 大火烧开，然后转成小火，煎至1碗即可。

使用方法 代茶饮，可常服。

其他功效 此方对于失眠多梦、劳伤、血虚身痛等也有一定功效。

使用禁忌 夜交藤有滋补作用，因实火引起失眠的中老年人慎用。

威灵仙杜仲蒸猪肾

补肾强骨，除湿止痛

原料：威灵仙55克，杜仲20克，猪肾1个。

做法：❶ 将二药分别研粉后混合拌匀，猪肾去掉筋膜，洗净剖开。

❷ 猪肾内放入药粉，摊匀后合紧，一同放入碗内，加水少许，慢火久蒸。

用法用量：食猪肾饮汤。每日1次。

注意事项：孕妇忌用。

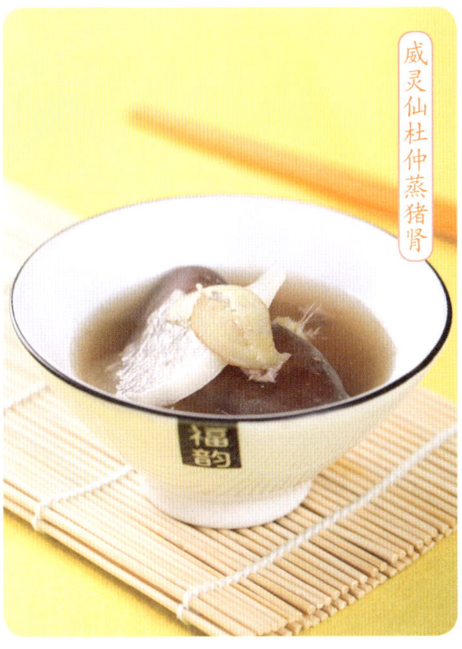

威灵仙杜仲蒸猪肾

穿山甲药膏

治疗腰椎间盘突出

原料：穿山甲6克，海马、木香各10克，五灵脂、王不留行各12克，鸡蛋清适量。

做法：将上药一同研为细末，用鸡蛋清拌成膏。

用法用量：敷于患处。尽量保持药膏不脱落，3日后取下。

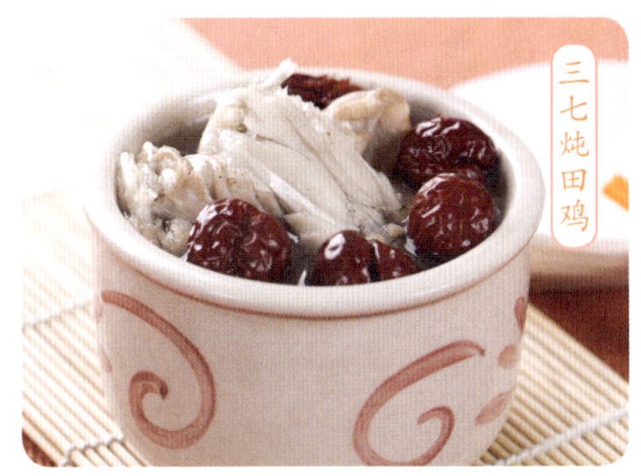

三七炖田鸡

三七炖田鸡

可益气活血，消肿止痛

原料：田鸡2只（约200克），三七15克，大枣4枚。

做法：❶ 田鸡去皮、头、内脏，三七打碎，大枣去核。

❷ 将三者一同入炖盅中，加入适量清水。

❸ 先用大火煮沸，再转为小火炖1.5小时即可。

用法用量：食肉饮汤，每日1剂。

辣椒叶

缓解腰椎间突出引起的腰痛症状

原料：辣椒叶适量，酒少许。

做法：将辣椒叶洗净，捣烂，炒热，将酒频频洒上，乘热敷于患处，以布条束。

用法用量：敷于患处，每次1小时，每日敷1次，10次为1个疗程。

羊骨粉

强健腰脊

原料：羊胫骨1根，黄酒适量。

做法：将羊腔骨用火烤至焦黄色，砸碎，研为细末。

用法用量：每次饭后用温黄酒送服5克，每日服用2次。

骨质增生

陈醋热敷让骨质不再增生

骨质增生，就是我们常说的骨刺，是中老年人常见病之一，好发于脊柱和全身各大关节。当增生的骨质刺激到了周围组织或压迫到了神经就会表现出一系列症状，主要症状表现为关节疼痛，常发生于清晨，活动后疼痛反而减轻，但如果活动过多，疼痛也会加重；另外还表现为关节僵硬，常出现在早晨起床时或白天关节长时间保持一定体位后。

据理疗临床经验发现，老陈醋治疗骨质增生的效果不错。用老陈醋热敷患处，不仅可以消炎止痛，还能起到软化骨刺的作用。

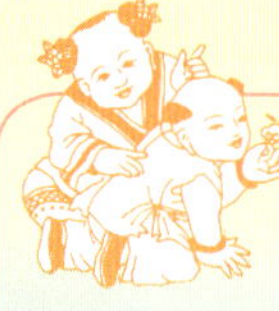

陈醋热敷方

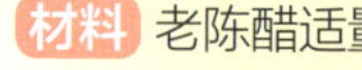

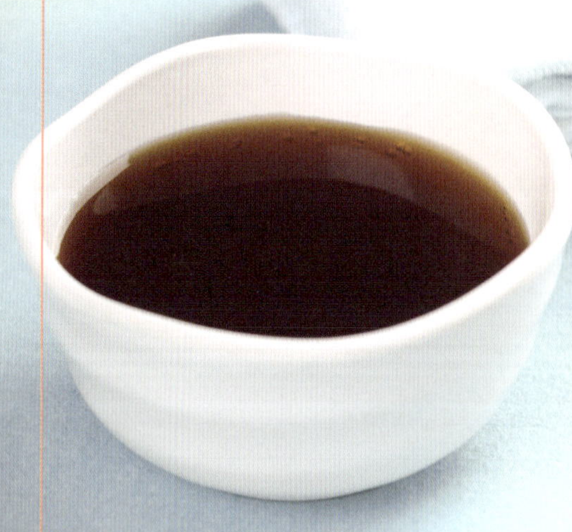

材料 老陈醋适量。

制法 ❶ 将陈醋放入小锅内，用大火煮开。

❷ 将毛巾浸泡于醋中，温度以患者能忍受为度。

❸ 再用热醋毛巾敷于患处，上面用热水袋保温。

使用方法 每日中午和晚上各敷1次，每次40~60分钟左右。一般2~3个月即可见效，半年可愈。为了提高效果，可配合做几节腰背部体操运动。

其他功效 用醋热敷还可用于缓解落枕、肩周炎、冻疮等病症。

使用禁忌 ❶ 用陈醋外敷的时候，不要与其他中药混合使用，因大部分中药含生物碱。

❷ 皮肤过敏的中老年人慎用。

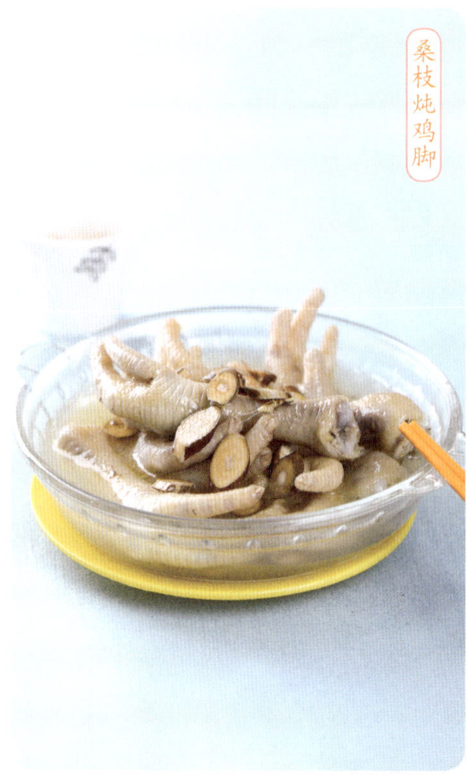

桑枝炖鸡脚

缓解骨刺疼痛

原料：桑枝15克，鸡脚250克。

做法：鸡脚洗净，与桑枝一同入锅内，加入适量的清水，煮至鸡脚熟烂为止。

用法用量：吃鸡脚，饮汤。每日1剂。

白矾醋液外敷

缓解关节疼痛

原料：白矾250克，醋1000克。

做法：白矾和醋放入砂锅，用小火煮至白矾溶化。

用法用量：等药温度适中时，外敷患处，每日2次，每次25~30分钟，15天为1个疗程。

夏枯草醋

清热散结，止痛效果好

原料：夏枯草50克，食醋100毫升。

做法：❶ 将夏枯草放入醋中浸泡2~4小时。❷ 然后二者一同入锅，煮沸15分钟左右即可。

用法用量：趁热熏洗患处20分钟。每日1~3次，每剂可使用2日。

茄子根泡脚

治骨刺所致的足跟痛

原料：茄子根适量。

做法：将地里的经霜茄子根挖出洗净，水煎数沸即可。

用法用量：趁热泡脚，冷则加温，每日1次，每次30分钟。

仙人掌泥外敷

清热解毒，驱寒散瘀

原料：仙人掌（最好是2年以上生长健壮的）适量。

做法：将仙人掌上的刺去掉，切碎，捣烂为泥。

用法用量：敷于足跟痛处，每日更换1次，5~6天为1个疗程。

威灵仙姜醋外敷

治疗足跟部骨刺

原料：威灵仙50克，鲜姜、醋各适量。

做法：❶ 将威灵仙及鲜姜捣碎，研成细末。❷ 用少量醋调成糊。

用法用量：外敷于足跟痛处，用纱布或胶布包扎固定，每日换药1次，数次可愈。

骨质疏松

茭白炒牛柳可强筋骨

骨质疏松开始并无明显症状，随着年龄的增长，有的老年人发现自己比以前矮了，有的人还出现驼背、腰酸背痛、关节疼痛、行走和活动不便等。有的老年人甚至轻轻跌一下都会出现骨折。偏方茭白炒牛柳具有强筋健骨的功效，特别适合骨质疏松者食用。

许多人看到茭白上的黑点会丢弃不吃，以为是老了或坏了，其实这些小黑点正是茭白笋可以抗骨质疏松的道理所在，这些黑点是一种名为“菰黑穗菌”的真菌，可以延缓骨质的老化。

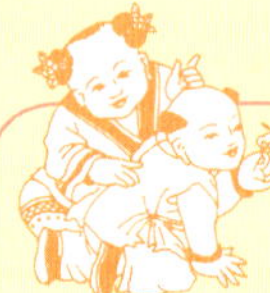

茭白炒牛柳

材料 牛柳100克，茭白250克，姜5片，大葱20克，醋、生抽、生粉、料酒、糖、盐各少许。

制法 ❶ 将醋、生抽、生粉、料酒、糖、盐混匀调成味汁，牛柳洗净，用味汁稍腌20分钟。

❷ 大葱洗净斜切厚片；茭白去外皮后，洗净切块。

❸ 起油锅爆香姜片，炒牛肉，倒入数滴醋炒匀。

❹ 再起油锅，爆炒大葱、茭白至熟，倒入正炒着的牛肉旧锅一齐炒匀，调味上碟即成。

服用方法 佐餐食用，宜常食。也可用茭白制作茭白奶汤常食。

其他功效 牛肉有补脾胃、益气血、强筋骨的功效。茭白还有清热解烦、除黄疸、解酒毒、利二便的功效。

服用禁忌 茭白性寒，身体虚寒、大便溏薄者不宜食用。

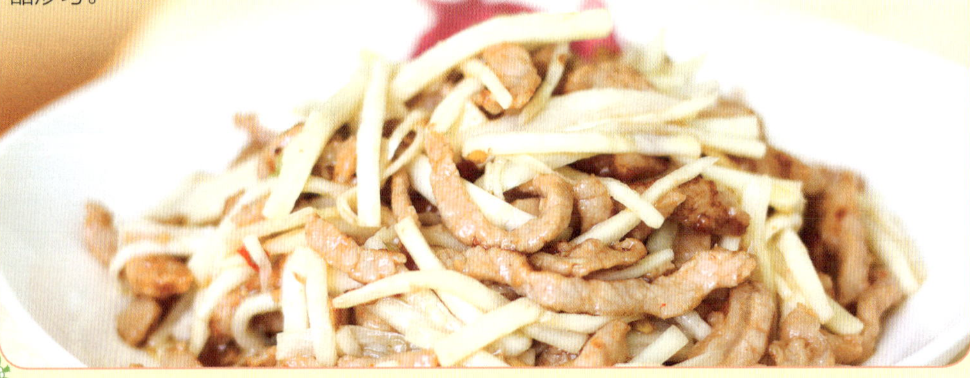

二仙烧羊肉

适用于肾阳虚衰型骨质疏松

原料：仙茅、淫羊藿、生姜各15克，羊肉250克，盐少许。

做法：❶将前三味装入纱布袋中，扎口。

❷羊肉切片，同药袋一同煮至羊肉熟烂，去药袋，加盐调味即可。

用法用量：食肉饮汤，每日1剂，分2次吃完。

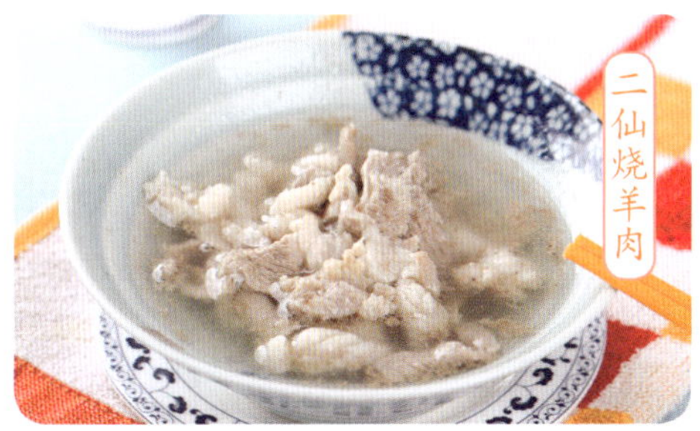

鹌鹑枸杞子汤

补肝肾，强筋骨

原料：鹌鹑1只，枸杞子30克，油、盐、味精各适量。

做法：❶将鹌鹑去毛和内脏，洗净。

❷加水与枸杞子一同煮为汤，加入少量油、盐、味精调味，煮至肉熟即可。

用法用量：食肉、枸杞子，饮汤，每日1剂。

芝麻核桃藕糊

补钙效果好

原料：红糖、黑芝麻、白芝麻、核桃仁粉各25克，藕粉100克。

做法：❶将黑、白芝麻共炒熟，研碎。

❷加入核桃仁粉、藕粉，用沸水冲匀后，放入红糖搅匀即可。

用法用量：每日1次，冲饮。

醋蛋方

补钙壮骨，改善骨质疏松

原料：鸡蛋2个，米醋400毫升，蜂蜜少许。

做法：❶鸡蛋洗净，晾干，放入玻璃瓶中，再倒入米醋400毫升，盖上瓶盖，但注意不要盖得太紧。

❷10秒钟后，蛋壳四周会不断地冒出气泡，说明蛋壳中的钙已经开始溶解。大约2天后蛋壳完全溶解于醋中。此时用筷子戳破蛋膜，使蛋白、蛋黄流入醋中。

❸将蛋打散，搅拌均匀，盖紧瓶盖，放入冰箱保存。

用法用量：食用时取1匙，加入5~8倍冷开水稀释，加入少量蜂蜜后饮用。每天2~3次。

万年青饮

对气滞血瘀型骨质疏松有效

原料：万年青20~30克，红糖适量。

做法：❶万年青洗净，放入锅内，加水150毫升。

❷将上药煎至50毫升，滤出，再加水120毫升煎至40毫升滤出。

❸混合2次药液，加入红糖调味即可。

用法用量：每日1剂，分3次服。

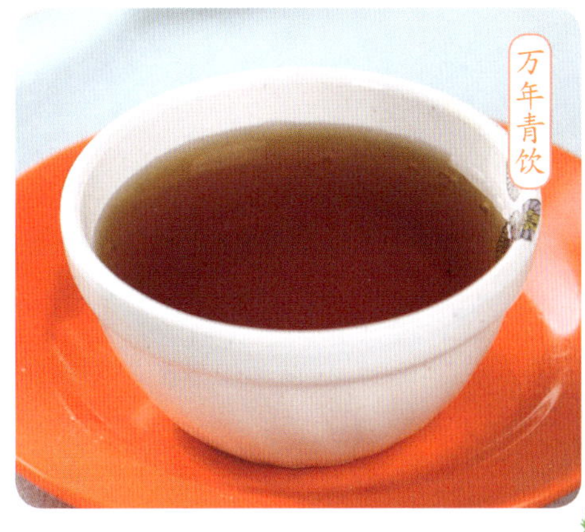

滑囊炎

薏苡仁水对坐骨结节滑囊炎有效

滑囊炎是滑囊的急性或慢性炎症。中老年人之所以容易发生滑囊炎，主要是由于长期持续反复、集中和力量稍大的摩擦及压迫引起的。比如说，有些瘦弱的老年人长时间坐硬凳引起的坐骨结节滑囊炎；鞋子太紧引起的脚跟后滑囊炎、跗趾滑囊炎等。滑囊炎主要症状表现为患病关节附近逐渐出现一个圆形或椭圆形大小不等疼痛包块，表浅的可摸到清楚的边缘，并有波动感，深位的边缘可不清，波动感也不明显。薏苡仁水对于治疗坐骨结节滑囊炎有很好的效果。

薏苡仁水具有健脾利湿、除痹止泻的功效。《本草纲目》记载，薏苡仁可“健脾益胃，补肺清热，祛风胜湿，养颜驻容，轻身延年”。现代医学认为，薏苡仁有增强免疫力和抗炎作用，薏苡仁油对细胞免疫、体液免疫有促进作用。

薏苡仁水

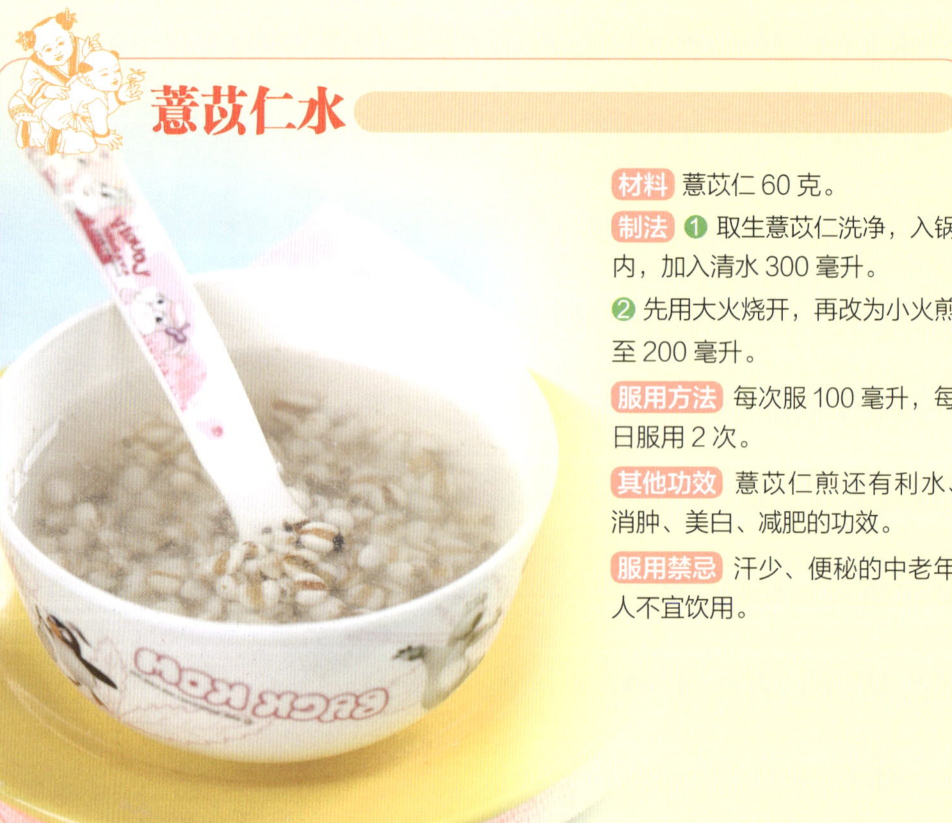

材料 薏苡仁 60 克。

制法 ❶ 取生薏苡仁洗净，入锅内，加入清水 300 毫升。

❷ 先用大火烧开，再改为小火煎至 200 毫升。

服用方法 每次服 100 毫升，每日服用 2 次。

其他功效 薏苡仁煎还有利水、消肿、美白、减肥的功效。

服用禁忌 汗少、便秘的中老年人不宜饮用。

【特效小偏方】

桑叶茶

抑菌，抗炎

原料：新鲜桑叶、蜂蜜各适量。

做法：①新鲜的桑叶用水洗净，放笼内蒸熟，晾干。

②用时取8克干桑叶，沸水冲泡，调入蜂蜜当茶饮。

用法用量：每日2次。

松树根洗液

治坐骨结节滑囊炎有效

原料：松树根适量。

做法：松树根放入锅内，加入清水适量，煎水5000毫升。

用法用量：待温时，倒入盆内，敷洗局部。每日2次，每次20~30分钟。

土豆生姜糊

杀菌解毒，治滑囊炎

原料：土豆、面粉各150克，生姜汁适量。

做法：①将生姜原汁用水按1:10的比例稀释备用。

②土豆去皮捣烂，加面粉，再加入生姜汁适量，一同拌匀，调成糊。

用法用量：纱布包敷患处，每6小时更换1次，数日见效。

海带绿豆汤

缓解滑囊炎

原料：海带15克，绿豆15克，甜杏仁9克，玫瑰花6克，红糖适量。

做法：先将玫瑰花用布包好，与洗净的海带、绿豆、甜杏仁一同入锅，加水适量，煮汤至熟，去玫瑰花，加入红糖调味即成。

用法用量：每日1次，连续食用20~30天。

苍术黄柏饮

对膝关节滑囊炎有效

原料：苍术50克，黄柏40克，薏苡仁30克，甘草10克。

做法：将上药一同入锅内，加水3碗，煎至1碗即可。

用法用量：每日1剂，分早晚2次服。

滑囊炎

缓解滑囊炎症状

原料：白芥子（按囊肿的大小随加减）、葱白、鲜姜各等份。

做法：①先将葱白、鲜姜洗净，共捣成泥状，用纱布包好压出乳汁。

②再将白芥子研成细末（越细越好），与葱姜汁调成软膏（稍软些）。

用法用量：药膏敷于囊肿上，待局部起水疱后，将软膏轻轻除去（勿使水疱破烂），用消毒纱布包好，直到囊肿上的皮肤角化，随角化层的脱落而愈。

虎杖根茎酒

治滑囊炎

原料：虎杖根茎300克，白酒1000毫升。

做法：虎杖根茎捣烂，泡于白酒中，浸泡15天后即可。

用法用量：每次服15毫升，每日2次。

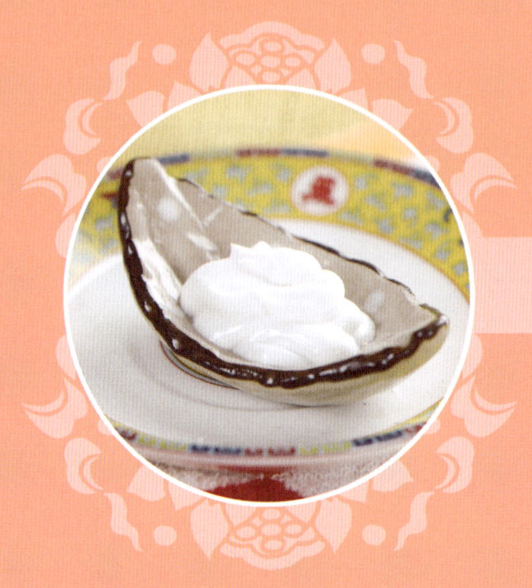

第八章

皮肤疾病小偏方

让衰老的脚步走得更慢一些

人过中年，皮肤开始衰老，60岁以后皮肤老化更加明显。老年人的皮肤有4个特点：一是萎缩，皮肤起皱变薄，干燥松弛，光泽减退，弹性减少，易出现紫癜、瘀斑等；二是增生，额面部出现老年疣、樱桃样血管瘤、日光性角化病等；三是迟钝，皮肤的功能降低，反应性逐渐减退，易受损伤，对各种病原微生物的防御力也削弱；四是敏感，对某些因素作用后的反应过于强烈，如皮肤干燥、瘙痒、疼痛等。对于老年人常出现的皮肤问题，选取一些针对性的偏方，能有效解除这些皮肤问题的困扰，还原皮肤健康态。

鸡眼

乌梅醋糊外敷有奇效

鸡眼是由于局部皮肤长期受到挤压摩擦而造成增生的角质层，形状像圆锥体一样嵌入皮内，尖顶突入真皮中压迫神经末梢，局部受到压迫或挤压，引起明显的疼痛。

用醋泡乌梅制成的乌梅醋糊外敷可有效治鸡眼。《神农本草经》记载，乌梅“主下气，除热烦满，安心”，可治死肌，蚀恶肉、胬肉。醋泡乌梅酸敛之性很强，可使鸡眼体凝固，脱水，进而脱落。

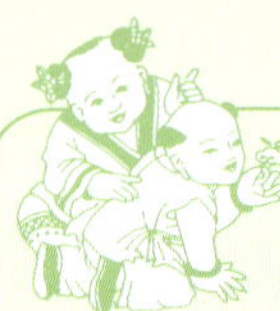

乌梅醋糊外敷方

材料 乌梅4~6克，优质醋20~30毫升。

制法 ❶ 将乌梅洗净，放入小玻璃瓶内。❷ 加入醋，浸泡7天左右，捣烂如泥，备用。

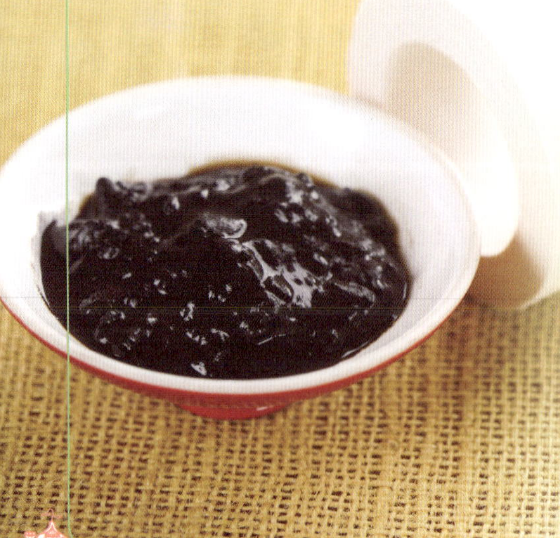

使用方法 ❶ 使用前，将患脚用温开水浸泡，用消毒刀片刮去表面角质层，以有轻微渗血为度。

❷ 视病灶大小，撕下一小块医用胶布，中间剪一个孔，贴在患处，暴露病变部位。

❸ 将乌梅醋糊敷在病变部位上，外面再用一块胶布贴好。每 3 天换 1 次药，一般贴 3~5 次即可见效。

其他功效 乌梅中含有多种有机酸，因此乌梅糊还可润肤止痒、抗过敏，对血虚风燥所致的皮肤瘙痒、荨麻疹、顽癣等也有很好的功效。

使用禁忌 ❶ 在使用此法时一定要做好消毒工作。刮表面角质层的时候力度不要过重。❷ 有糖尿病或者末梢循环不好的中老年人切不可自切削刮鸡眼，而应该去医院治疗。

【特效小偏方】

老葱皮外贴

治疗鸡眼效果好

原料：老葱1棵。

做法：❶ 先将脚用热水洗净、擦干。

❷ 将老葱的根部截一段，剥去干皮，取葱中间的两层。

用法用量：将两层葱皮贴在患处，用医用胶布固定住。两三天后换1次。

黑木耳外贴

治疗鸡眼

原料：泡发黑木耳1大朵。

做法：撕下一块黑木耳较厚的一片，用消毒的刀片剖开，备用。

用法用量：将患脚用温开水浸泡，去掉老皮，将黑木耳片贴在鸡眼上，外面医用胶布固定住，干了之后更换，7天为1个疗程。

红花地骨皮糊

软坚化瘀

原料：红花3克，地骨皮6克，麻油适量，面粉少许。

做法：将红花、地骨皮一同研为细末，加入麻油和面粉，调成糊状。

用法用量：将患脚用温开水浸泡，去掉老皮，用调好的药糊外敷患处，用干净的纱布包好，每2天换药1次。

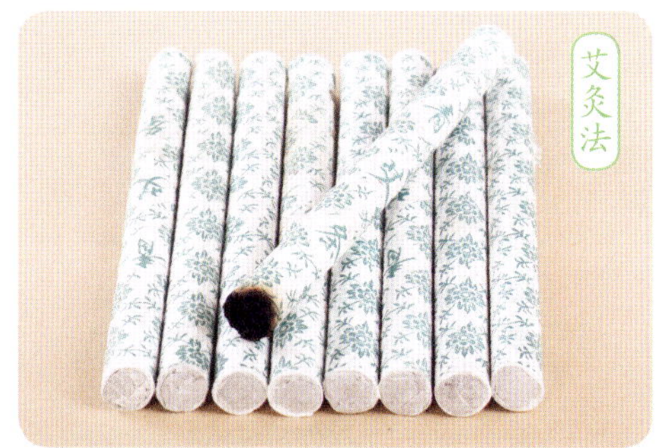

艾灸法

有效清除鸡眼

原料：艾条若干，冰片少许。

用法用量：❶ 将患脚清洗，将冰片放于患处。

❷ 点燃艾条对准鸡眼熏灸，距离0.5~1厘米，使鸡眼根部有烧灼感。

❸ 熏灸1分钟左右，反复熏灸5~6次，每日可进行1次。

半夏茎粉外敷

治疗鸡眼

原料：半夏茎适量。

做法：将半夏茎晒干，研成细末备用。

用法用量：将患脚用温开水浸泡，去掉老皮，放上生半夏粉，并用医用胶布贴好，过5~6天即脱落。

鸦胆子外贴

轻轻松松治鸡眼

原料：鸦胆子适量。

做法：将鸦胆子去壳取仁，用火微烤一下，捏扁，备用。

用法用量：将患脚用温开水浸泡，去掉老皮，将鸦胆子放在一块医用胶布上，贴在患处，每日 1 次。

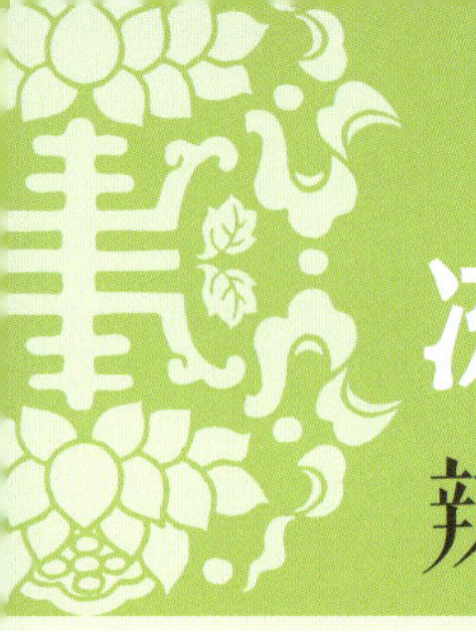

冻疮

辣椒配茄子根，治冻疮不留根

很多中老年人因先天体质较弱，血液循环较差，一到冬天就会出现冻疮。缺乏运动、手脚多汗潮湿、鞋袜过紧及长期户外低温下工作等都会导致冻疮的发生。冻疮初期又肿又痒，严重时还会出现水疱、溃疡。

辣椒配茄子根，对于冻疮有很好的治疗效果，在每年冻疮发作前使用，有很好的预防作用。茄子根性凉，味甘，有清热利湿、祛风止咳、收敛止血、抗菌等作用，外用可治冻疮。《开宝本草》记载，茄子根“主冻疮，可煮作汤渍之良”。辣椒本身性质偏辛热，有温通散寒的作用，对局部冻疮皮肤的血液循环有益。

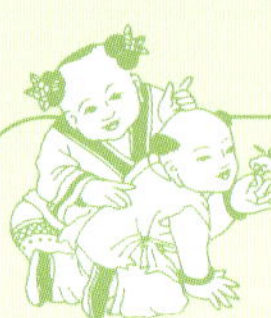

辣椒茄根煎

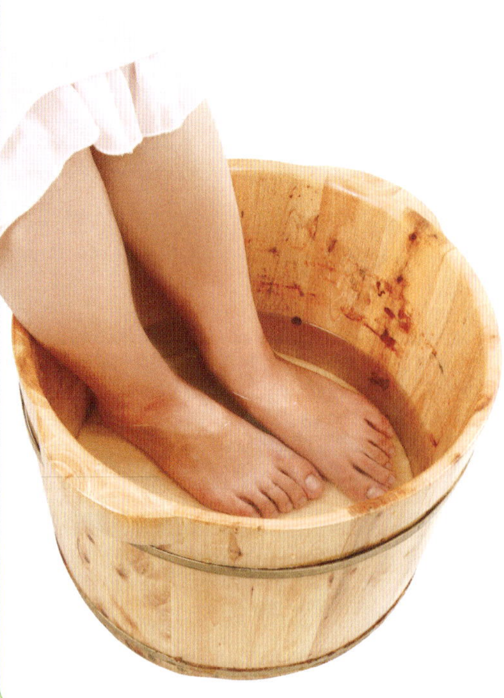

材料 茄子根数节，干红辣椒 10 个。

制法 ❶ 将茄子根、干红辣椒一同放入锅中，加入适量的清水。

❷ 先用大火烧开，再转为小火，煮 15 分钟，取水煎液。

使用方法 ❶ 将上面的水煎液趁热倒入盆内，将冻疮处放于盆上方，开始熏蒸。盆口上面可以盖上一块布，用以保持足够的湿度和温度。

❷ 熏完后再进行泡洗，直至水凉为止。每日可进行 2~3 次，3~5 天就会见效，一般 1~2 周可治愈。

其他功效 此方还有散瘀止痛的功效。

使用禁忌 本方只适用于冻疮未破溃的患者；如果已经出现破溃，应尽快涂抹抗生素软膏，以防感染。

【特效小偏方】

鲜山楂泥外敷

促进冻疮愈合

原料：鲜山楂100克。

做法：❶ 先将冻伤局部如手、足、耳等用温水洗净擦干。

❷ 将山楂用清水洗净后去核，捣成泥状敷于患处约2毫米厚，然后用无菌纱布包扎。

用法用量：保持3天不动。敷1~2次即可。

注意事项：冻伤局部出现溃面者禁敷。

辣椒蒂冬瓜皮方

治冻疮效果好

原料：辣椒蒂10克，冬瓜皮30克。

做法：上2味熬水洗冻疮处；另用冬瓜皮炒黄，研细末，香油调涂患处。

用法用量：每日1次，隔天换1次，至冻疮愈合。冻疮未溃者洗，已溃者则洗后外敷药膏。

茄梗辣椒梗荆芥方

消肿止痒

原料：茄梗、辣椒梗、荆芥各60~80克。

做法：将三者一同入锅内，加入清水2000毫升，用大火煮沸。

用法用量：将药汁倒入盆内，先熏后洗，每日1次，5~7天为1个疗程。

当归红花水

治冻疮有良效

原料：当归、红花、花椒各20克。

做法：将上药入锅内，加入清水适量，浸泡5~10分钟后，水煎取汁。

用法用量：将药液倒入盆中，用消毒纱布蘸药擦洗患处，待温时浸泡搓洗冻疮处。每日进行2~3次，5天为1个疗程。

双皮生姜水

散寒通络

原料：柚皮150克，橘皮90克，生姜15克。

做法：将上三者一同入锅内，加入清水适量，水煎取汁。

用法用量：将上药汁趁热倒入盆中，浸泡、搓洗冻疮处。每日1次。

茄子根水

对冻疮有良效

原料：茄子根2~3根。

做法：将茄子根去泥土，洗净，晒干，折成小段，放入锅中，水煎半个小时取汁。

用法用量：将煎液倒入盆内，趁热洗泡冻伤的手脚。每日泡洗2~3次，每次15~20分钟。

茄秆蜂蜜水

有效促进局部血液循环

原料：茄秆1000克，蜂蜜20克。

做法：❶ 茄秆洗净，晾干，切成短节，加水5000毫升。

❷ 滤去茄秆渣，加入蜂蜜，调匀即可。

用法用量：待茄秆水的温度降至40℃左右时进行泡脚。

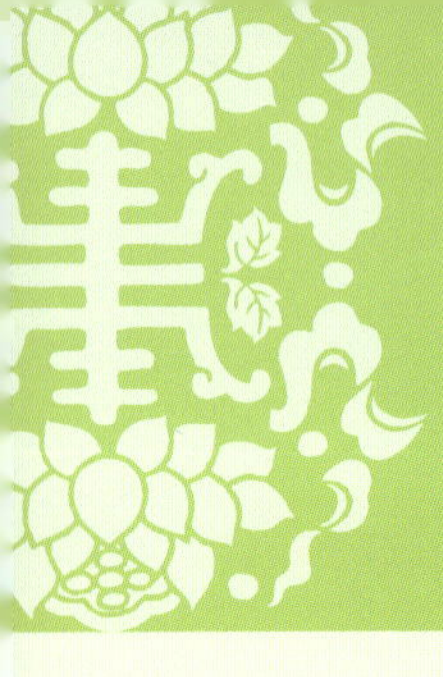

手足皲裂

白及可轻松治皲裂

中老年人皮下汗腺分泌减少，新陈代谢比较缓慢，导致皮肤角质增厚，皮肤干燥失去弹性，更容易发生手足皲裂。主要表现为手足出现长短、深浅不一的皲裂，甚至皲裂处有出血、疼痛剧烈等。中医认为，本病主要因风寒血燥、肌肤失去润滑保护所致，选择偏方以养血调肤除燥为主。

中医认为，白及有收敛止血、消肿生肌的功效，对于秋冬季手足皲裂有很好的疗效。《神农本草经》也记载，白及“主痈肿、恶疮、败疽……”。用白及制成药膏外敷，能软化角质、缓解疼痛、促进皲裂痊愈。

白及软膏

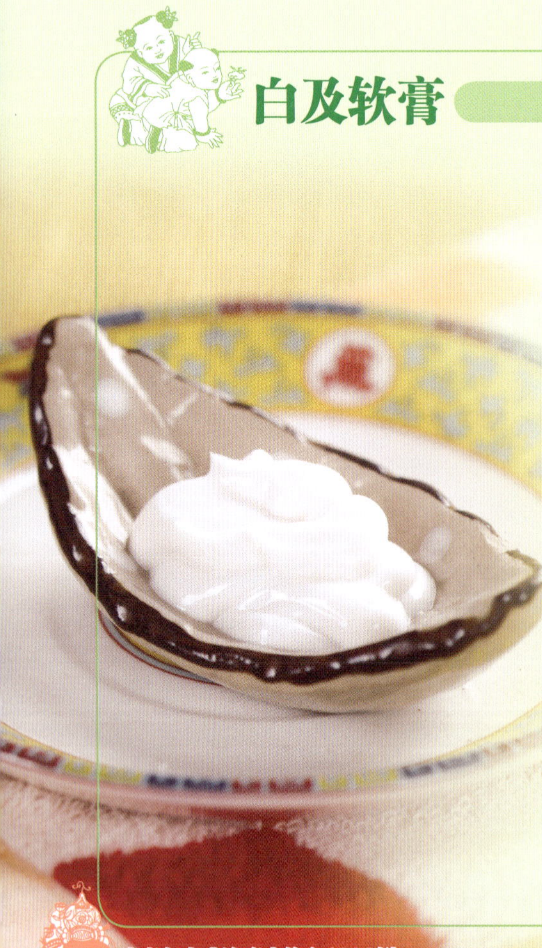

材料 白及10克，凡士林100克。

制法 将白及晒干，研为细粉。将凡士林加入白及粉中调成软膏。

使用方法 ❶ 先用热水泡洗手足患处，待角质层软化后擦干，用消毒的刀片削去过厚的角质层。

❷ 将药膏涂于患处，每日3次，连用直到痊愈。

❸ 如果裂纹较深，可用医用胶布贴敷住。

其他功效 ❶ 此膏还可祛腐生新，可用于疮疡肿痛等症。

❷ 外用涂搽还能有效消除脸上痤疮留下的痕迹，让肌肤变得光滑无痕。

使用禁忌 ❶ 此方只适用于轻度皲裂，如果皲裂严重，难以忍受，最好是尽快到医院就诊。

❷ 使用此方时，患处不能沾水。

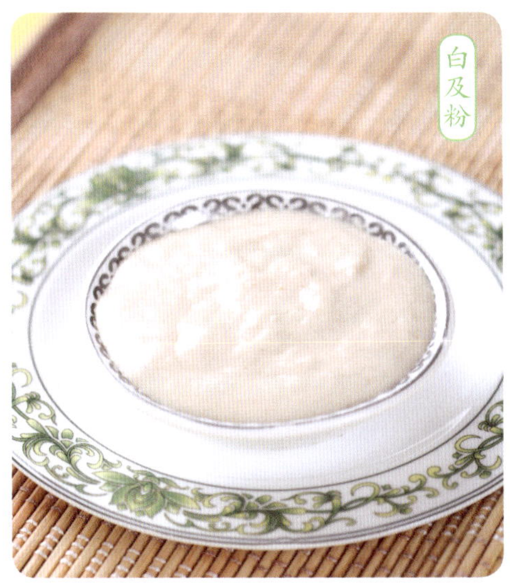

白及粉

生肌敛口，消肿解毒

原料： 白及粉15克，化猪油60克。

做法： 将两者调匀成膏状。

用法用量： 外搽患处，每日数次。

土蜂窝泥外敷

让皮肤不粗糙、不干裂

原料： 土蜂窝1个，麻油适量。

做法： 土蜂窝烙干研末，以麻油调匀，外敷患处。

用法用量： 每日2次。

地骨皮白矾汤

保护手足不皲裂

原料： 地骨皮30克，白矾20克。

做法： ❶ 将两药入砂锅内，加入清水适量。

❷ 先用大火烧开，再转为小火，水煎30分钟，去渣取汁。

用法用量： 用药汁温泡手足，每日泡1次。

黄豆药膏

生肌敛口有奇效

原料： 黄豆100克，凡士林200克。

做法： ❶ 将黄豆洗净，晾干，研细，过筛取末。

❷ 与凡士林混匀，装瓶备用。

用法用量： 使用时先将患处皮肤洗干净，再将药膏填平裂口，外用消毒纱布覆盖，每隔3天换药1次。一般换药2~4次即可见效。

桉树叶

有效缓解手足皲裂症状

原料： 大叶桉的鲜叶适量。

做法： ❶ 将桉树叶放入锅中，加清水，浸过药面，用大火煎至全部叶片呈暗褐色后，去药渣，滤过煎液。

❷ 将滤液改用小火煎熬，浓缩至滴水成珠即可。

用法用量： 用时视患部大小取膏适量，置火上烤软，趁热涂于患处。

松香柏树胶

适用于手足皲裂

原料： 柏树胶、松香各30克。

做法： 将二者一同研为细末，混合均匀，装瓶备用。

用法用量： 使用时将药粉撒于医用胶布上，用小火烊化，紧贴于裂口处。每日1次，直到痊愈为止。

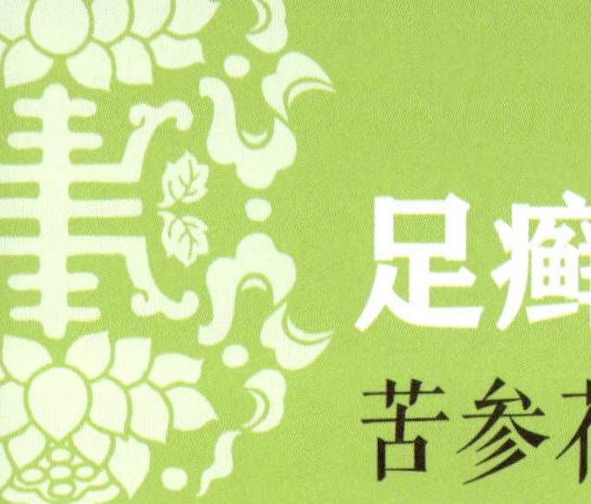

足癣

苦参花椒茶杀菌消毒效果好

足癣是由真菌感染引起的。其主要症状表现为趾缝水疱、脱皮或皮肤发白湿软，也可出现糜烂或皮肤增厚、粗糙、开裂，并可蔓延至足跖及边缘，奇痒难耐。中医认为，足部受湿邪外侵，经气不行，血脉不和而生足癣。选择偏方应以清热燥湿，疏风止痒为主。

中医认为，苦参具有清热燥湿、祛风杀虫的功效；花椒则可除湿散寒、活血通经、疏风止痒；绿茶本身含有鞣质，同样也具有收敛杀菌的作用；陈醋味酸，可抑制真菌生长，止汗止痒，软化皮肤。四者合用具有止痒杀菌的功效。

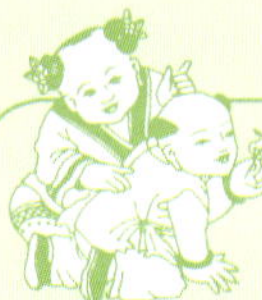

苦参花椒茶

材料 苦参15克，花椒、绿茶各10克，陈醋50毫升。

制法 ❶ 将苦参、花椒、绿茶一同放入锅内，加入沸水2500毫升。

❷ 将陈醋倒入，搅匀，一同浸泡2小时左右。

使用方法 每在晚上临睡觉前加热药液，然后倒入脚盆内，泡洗双脚30分钟左右。隔日1剂，连续用5~10剂。

其他功效 此方对于由真菌引起的其他疾病（如体癣、手癣等）也有一定的效果。

使用禁忌 足部有溃疡的中老年人不宜使用此方泡脚。

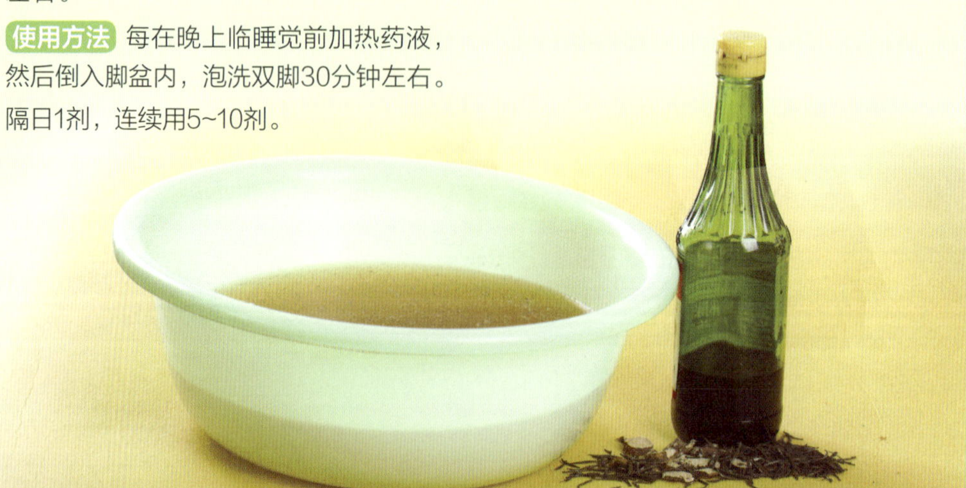

【特效小偏方】

白芍乌梅水

清热燥湿效果好

原料： 白芍50克，乌梅20克，白矾15克。

做法： ❶ 将白芍、乌梅入锅内，加入清水适量，水煎30分钟，去渣取汁。

❷ 与2000毫升开水一同倒入脚盆内，加入白矾，搅匀。

用法用量： 趁热先熏蒸双足，待温度适宜时泡洗双足，每日早晚各 1 次，每次熏泡 40 分钟，10 天为 1 个疗程。

蛇部汤

燥湿杀虫

原料： 蛇床子、地肤子、苦参、百部各60克。

做法： 将上药入锅内，加水2000毫升，水煎取汁1000毫升，滤取药液。

用法用量： 每日早晚各浸泡患处半小时，每日1剂，14天为1个疗程。

芦荟叶外擦

适用于足癣

原料： 芦荟叶 2 片。

做法： 将芦荟叶两侧刺削掉，从中间剖开，备用。

用法用量： 用芦荟剖面反复擦拭足癣表面，每日擦 2~3 次。

蒜醋液

缓解足癣症状

原料： 白醋、大蒜各500克。

做法： 把大蒜切碎捣烂浸泡在白醋中，2~3天即成。

用法用量： 每日把患足泡入蒜醋液中，次数不限，每次20~30分钟。

鸡蛋壳内膜

轻松告别足癣

原料： 新鲜鸡蛋1个。

做法： 将鸡蛋打破，将紧贴于蛋壳内壁的膜大块撕下。

用法用量： 使用前用淘米水温泡患脚，然后将鸡蛋壳内膜贴于患处，保留12小时再更换，连续贴3~5次。

苦参干姜汁

对足癣有良效

原料： 苦参20克，干姜4~6片。

做法： 将苦参、干姜放入锅内，用水煎熬30分钟，去渣取汁。

用法用量： 将药汁倒入脚盆内，并加入适量的开水，浸泡患足15分钟左右，每日泡1次，7天为1个疗程。

韭菜水足浴

快速消除足癣

原料： 鲜韭菜300克。

做法： 将鲜韭菜洗去泥沙，捣成泥状，放入脚盆，倒进开水半盆，将盆严盖，过10~15分钟待水温稍下降，将脚放入韭菜水内浸泡半小时后擦净.

用法用量： 一般用此方1次即有效，严重病例隔日再泡1次即可愈。但愈后原来穿的鞋袜必须彻底消毒。

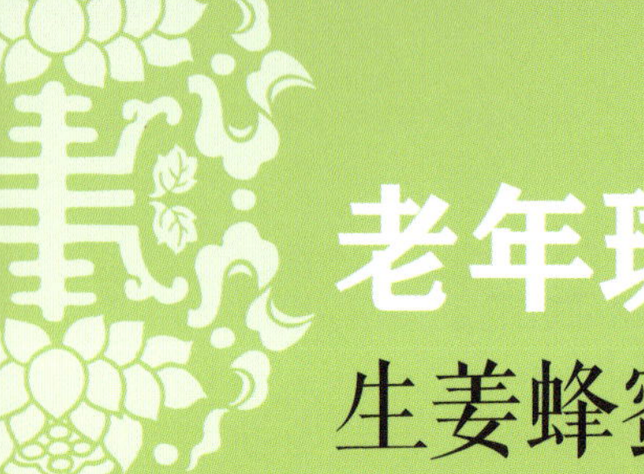

老年斑

生姜蜂蜜饮让自由基无处可藏

患了老年斑的老年朋友，皮肤上会出现一种脂褐质色素斑块，像长了“铁锈”一样。实际上，这种“体锈”是体内氧自由基过度活跃所致。中医认为，老年斑多因气血不畅，肝功能、脾功能衰退所致。

生姜具有发汗解表、温中止呕、润肺止咳、解毒等功效，其辛温发散的作用可促进气血的运行。生姜里含有的辛辣成分——姜辣素具有很强的抗氧化效果，可以快速清除自由基，抑制体内过氧化脂质的产生，防止或减少脂褐素的沉积。

蜂蜜具有补中润燥、缓急解毒的功效，蜂蜜中也含有大量的抗氧化剂、维生素C等，与生姜同用，对氧自由基引起的老年斑有一定的消除作用。

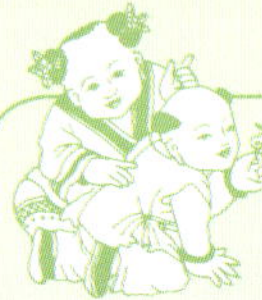

生姜蜂蜜饮

材料 生姜1块，蜂蜜1汤匙。

制法 ❶ 把生姜洗净切成片或丝，用200～300毫升沸水冲泡10分钟左右。

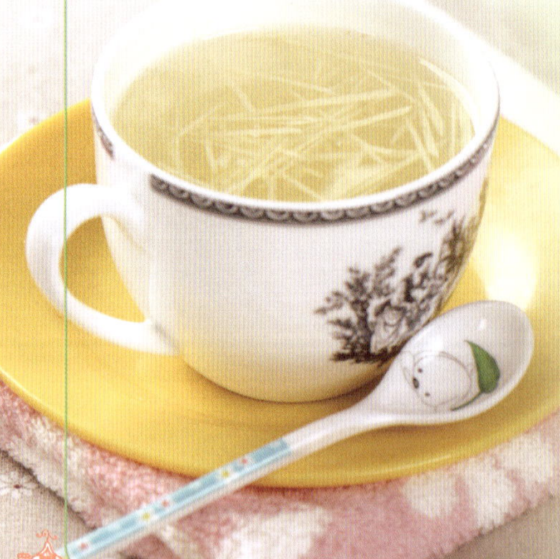

❷ 待水温冷却至60℃以下时，加入蜂蜜搅匀，即可饮用。

服用方法 每日饮用1杯，可明显减轻老年斑。长期坚持服用，不仅能从一定程度上防止老年斑继续生长，还能使原有的老年斑变浅、缩小。

其他功效 此方还可预防感冒、缓解痛经、美白肌肤。

服用禁忌 ❶ 此法只适用于颜色偏暗的老年斑，即虚证所引起的老年斑；如果老年斑颜色偏红，则属于实热火旺的类型，不宜用这个方法。

❷ 在加入蜂蜜时，水温不要过高，否则会破坏其中的维生素C，降低其抗氧化能力。

❸ 生姜具有发散作用，表虚自汗的人不宜久服，否则易耗气伤阴。

【特效小偏方】

瓜仁桂花橘皮末

增白祛斑

原料：西瓜籽仁250克，桂花200克，橘皮100克。

做法：将西瓜籽仁、桂花、橘皮一同研为细末。

用法用量：每次取10克，饭后用米汤调服，每日3次。

云南白药酒

去斑效果好

原料：云南白药、白酒各适量。

做法：将云南白药稀释于等量的白酒中。

用法用量：每日坚持蘸此酒涂抹患处数次。

蒜片外擦法

抗衰老，从内部击退斑点

原料：维生素 E 胶丸 1 粒，大蒜 1 头。

做法：❶ 把维生素 E 胶丸刺破，涂抹在老年斑处。

❷ 把大蒜切成薄片，贴在老年斑处，反复摩擦，直到皮肤充血发红为止。

用法用量：每天 3~5 次。直至老年斑消失为止。

茯苓美容方

洁面除瘢

原料：茯苓（中药店有售）、白酒各适量。

做法：❶ 将茯苓削成像枣一样的块，放入酒瓶内。

❷ 用白酒浸泡，再用纸密封 3 层，100 天后打开酒瓶，取出茯苓即可食用。

用法用量：每日吃 1 块，经常食用。

醋蜜茶

健脾胃，润肌肤，祛色斑

原料：香醋 1 匙，蜂蜜 l 匙，温开水 1 杯。

做法：香醋、蜂蜜放入杯子内，倒入温开水 1 杯调匀。

用法用量：每口早上空腹服用。长期服用，治老年斑有良效。

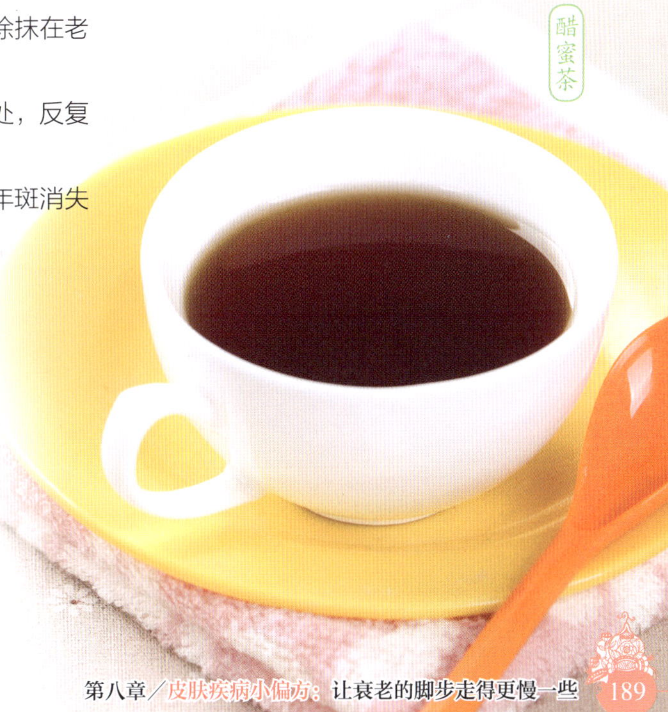
醋蜜茶

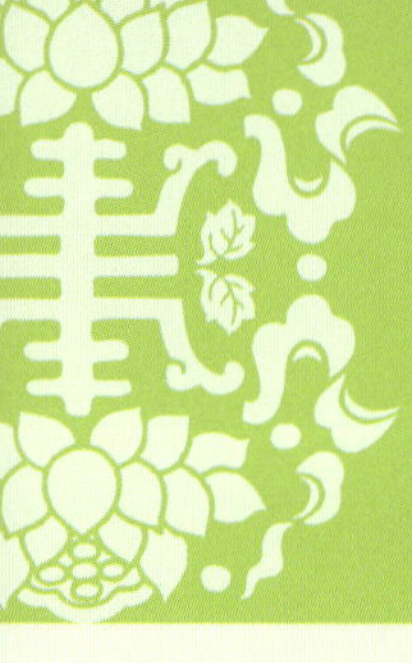

老年皮肤瘙痒症

黑芝麻桑葚糊可润肤止痒

由于衰老的原因，老年人的皮肤在形态构成、生理功能方面都逐渐退变，而皮脂腺和汗腺的分泌物也减少，皮肤失去润泽。显得枯燥，容易产生顽固性的皮肤瘙痒症。特别是在干燥的气候条件下，发病更为明显，夜间尤甚，影响休息和睡眠，用水洗或涂抹止痒药品也不能止痒，为老年人十分烦恼的病症。

老年人肝血亏虚，卫外不固，易感风邪，滞于皮肤之间则发为痒症。且风性燥烈，久留体内，又可致血虚化燥，不能润养肌肤而致皮肤愈加干燥瘙痒。所以治疗老年皮肤瘙痒时多从疏散风邪和养血润肤两个方面入手，黑芝麻桑葚糊养血润燥，对老年血虚型皮肤瘙痒症有不错的疗效。

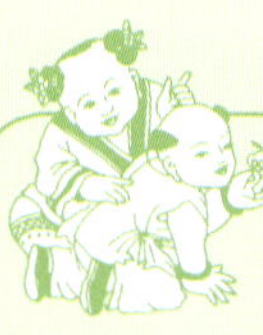

黑芝麻桑葚糊

材料 桑葚15克，黑芝麻30克，黄精、麦冬、生地黄各10克，糯米100克，冰糖适量。

制法 ❶ 黑芝麻炒香研末；各药分别洗净，加水400毫升，煎半小时，去渣，收取浓汁。

❷ 糯米淘净，加水800毫升，加入制好的药汁，倒入豆浆机中打成米浆。

❸ 再将捣烂的米浆缓缓倒入砂锅内，煮沸后放入黑芝麻末和冰糖化开，煮成糊状即可。

服用方法 每日1剂，可分2次服完。

其他功效 此糊还有清热滋阴、降血脂、润肠燥、乌发明目的作用。

服用禁忌 治疗期间应饮食清淡，忌酒和辛辣刺激食物，避免阳光曝晒，尽量不要搔抓。

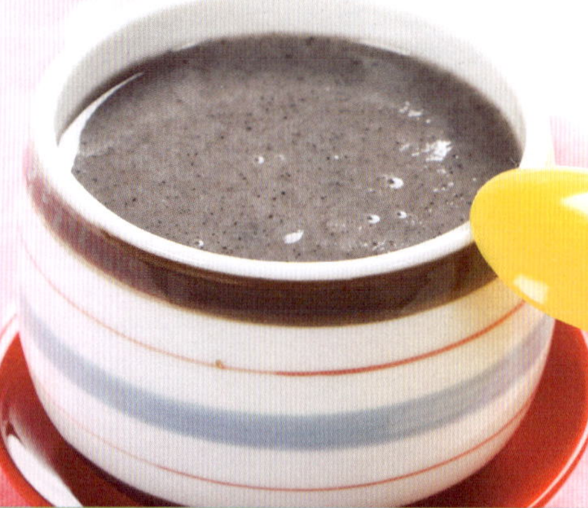

【特效小偏方】

桃仁粥

活血润燥

原料：桃仁（去皮尖）10 克，青粱米（或粳米）50 克。

做法：将桃仁和米研碎，如常法煮粥。

用法用量：每日早晨食用。食时，加入少许红糖。病愈后继续服用 3 天，以巩固疗效。

大枣炖泥鳅

养血润肤

原料：大枣 15 克，泥鳅 30 克，食盐适量。

做法：将大枣和泥鳅洗净。锅置火上，放入适量水，下入泥鳅和大枣，大火烧开，加入食盐，改用小火，炖熟即可。

用法用量：饮汤，食大枣、泥鳅。可常食。

火麻仁鸡血藤泡脚方

主治老年血虚引起的皮肤瘙痒

原料：火麻仁 30 克，鸡血藤 50 克，当归、赤芍各 20 克，川芎 15 克。

做法：将以上药物同入锅中，加水适量，煎煮 30 分钟，去渣取汁，与温水一同倒入泡足桶中。先温洗瘙痒处，再浸泡双足 20 分钟。

用法用量：每晚 1 次，7 天为 1 个疗程。

百部泡酒

杀虫止痒

原料：百部 50 克（中药店有售），高度白酒 250 毫升。

做法：百部用高度白酒密封浸泡 1 周，待用。

用法用量：使用时，洗净患处，用卫生棉蘸药液少许涂搽。

注意事项：使用此法前最好先在极小范围内试几天，无不适反应后方可正式使用。

醋和甘油混合液

软化角质，止瘙痒

原料：醋和甘油各 1 瓶（也可用纯净水取代醋，甘油和纯净水可按 1:4 或 1:5 的比例配制）。

做法：将醋和甘油按 3:7 或 4:8 的比例混合，调匀后立即涂抹于患处。

用法用量：每天数次外涂。

热淘米水方

护肤，止痒，杀菌

原料：淘米水 1000 毫升，食盐 100 克。

做法：淘米水中加入食盐，置于铁锅内煮沸 5~10 分钟，然后倒入脸盆中，温热适宜时，用消毒毛巾蘸洗患部。

用法用量：早晚各 1 次，每次搽洗 1~3 分钟。使用几次后可见效。

注意事项：洗澡时不宜用碱性大的肥皂，忌饮酒、戒鱼虾等。

芒硝、霜桑叶洗浴方

泄热，润燥

原料：芒硝 100 克，霜桑叶 30 克。

做法：材料加入水中煎煮 10 分钟左右，将滤液兑入温水中洗浴。

用法用量：每日 1 次，一般 3~5 次即有明显效果。

注意事项：在治疗期间，应忌饮酒及辛辣热燥食物。

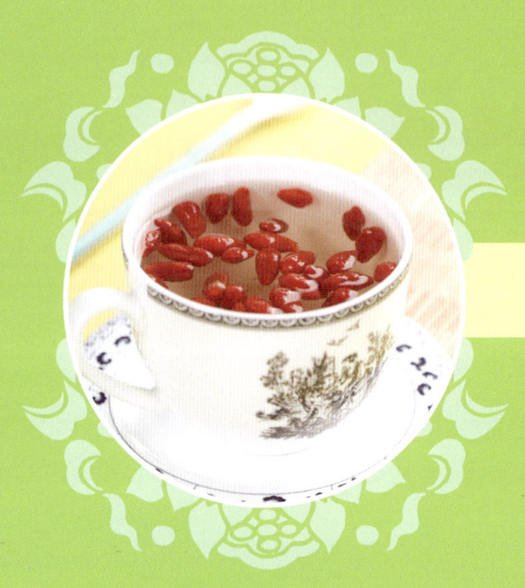

第九章

亚健康小偏方

神清气爽精神好

很多中老年人经常会出现心悸、头痛、心烦、焦虑、疲劳、失眠、情绪急躁等问题，但去医院检查却没有发现身体有什么异常。这其实是中老年人的亚健康状态，它是一种处于健康和疾病之间的临界状态。平时除了注意心理保健，调整不良的生活习惯外，还可以通过一些小偏方来提高身体素质，以改善亚健康状态。

心悸

人参猪心汤改善长期心悸

中老年人群中，存在相当多的亚健康患者。其中，心悸是很多中老年亚健康群体中比较常出现的症状之一。心悸主要表现为自觉心慌不安、心跳剧烈、不能自主，常伴有胸闷不适、气短乏力、头晕甚至喘促等。

使用人参猪心汤对于缓解心悸效果不错。人参可大补元气、开心益智、添精神、定惊悸、除烦渴。而猪心则有补虚、安神定惊、养心补血的功效，适用于心虚失眠、惊悸、自汗、精神恍惚等症。以二者做汤特别适用于出现活动即喘、心悸、心跳快或出现胸闷的中老年人。

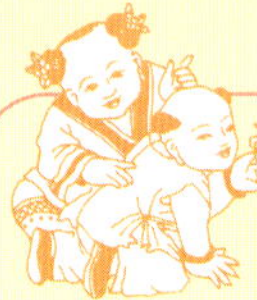

人参猪心汤

材料 人参片9片，猪心1个，姜片、盐、酱油、味精各适量。

制法 ❶ 将猪心去肥脂，洗净，切成两块，用热水烫一下。

❷ 把人参纳入猪心内，放入炖锅内，加清水适量。

❸ 先用大火烧开，再改为小火炖3小时左右，调味食用。

服用方法 将猪心切片食用，同时喝汤。

其他功效 ❶ 脾胃虚弱，出现浑身无力、不爱吃东西、常感觉腹部胀满或经常腹泻的中老年人可以食用。

❷ 手术失血过多，出现浑身无力、嗜睡、排便不畅、手脚冰冷的中老年朋友也可以食用。

服用禁忌 ❶ 因风热感冒而出现发热、喉咙痛、口渴者忌食此汤。

❷ 火气大、口渴或口苦，或有口臭、便秘、小便黄等实证者不宜食用。

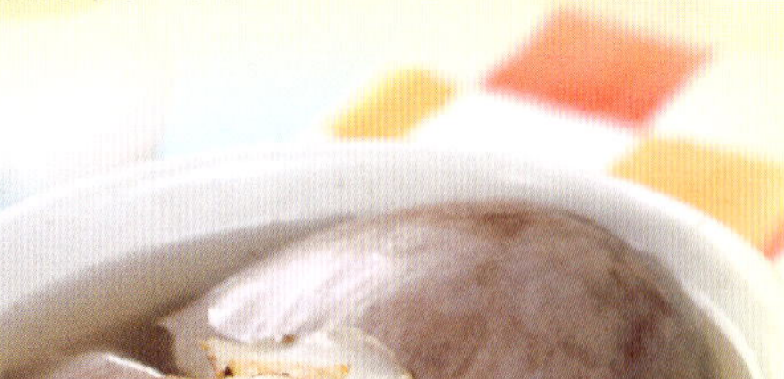

【特效小偏方】

玫瑰花烤羊心

养心安神

原料： 鲜玫瑰花50克，羊心500克，盐适量。

做法： ❶ 将玫瑰花放入锅内，加入盐，煮10分钟。

❷ 将羊心洗净，切成块，串在竹签上，蘸玫瑰花盐水在炭火上烤熟即可。

用法用量： 趁热食用或边烤边吃，每日1剂。

龙眼肉煮鸡蛋

滋阴养血，宁心安神

原料： 龙眼肉15克，鸡蛋2枚，冰糖适量。

做法： ❶ 鸡蛋和龙眼肉分别洗净，一起放入砂锅，加入清水适量。

❷ 先用大火烧开，再改为小火炖煮。

❸ 蛋熟后去壳，再煮1小时，加入冰糖溶化即可。

用法用量： 饮汤食蛋和龙眼肉，每日1剂。

人参枸杞子酒

对劳伤虚损、惊悸健忘等症有效

原料： 人参15克，枸杞子100克，熟地黄30克，白酒2000毫升，冰糖1000克。

做法： ❶ 将人参洗净，切片；枸杞子、熟地黄去杂洗净。

❷ 将上药一同装入纱布袋内，扎口，放入酒坛中。

❸ 坛中加入白酒、冰糖，密封，每日摇动1次，浸泡15天，静置过滤即成。

用法用量： 每次饮服15毫升，每日2次。

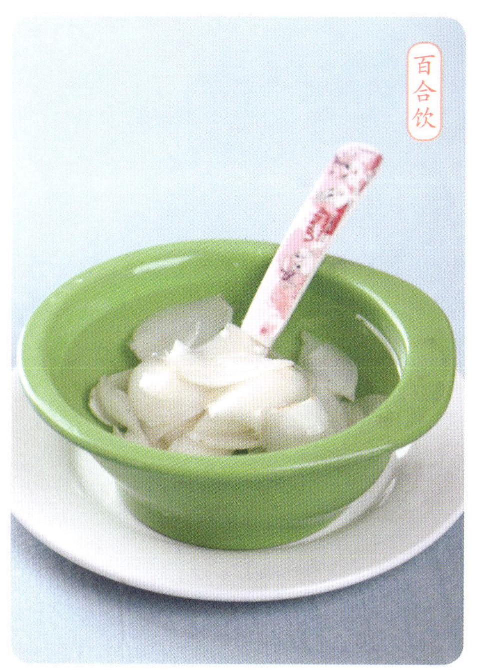

百合饮

适用于虚烦失眠、心悸不宁等

原料： 生百合100克，白糖适量。

做法： ❶ 将百合洗净，加水适量，用小火煎熬。

❷ 待百合熟烂，加入白糖，稍煮片刻即可服用。

用法用量： 每日服用1剂，分2次服用。

桑葚膏

滋补肝肾，养血安神

原料： 紫色鲜桑葚5000克。

做法： ❶ 将桑葚洗净，用榨汁机榨取汁。

❷ 将余渣放入锅内，加水煮透，去渣滤清，加入原汁，浓缩成膏。

用法用量： 每次10克，每日服用2次，用温开水冲服。

疲劳

枸杞子泡水四五粒，每日常饮两三杯

可以说，疲劳是亚健康的典型症状。当身体过度消耗时人体就会产生疲劳感。此时的疲劳，其实是大脑对身体“过用”叫停的信号，如果忽视这种信号，继续“疲劳”下去，会给健康带来极大的损伤。

从中医角度来说，气虚、阴虚、血虚的人容易感到疲劳，可以对证选用一些小偏方来调理。

枸杞子具有滋补肝肾、益精明目的功效，常用于虚劳精亏、腰膝酸痛等症。现代医学研究发现，枸杞子能显著增加肌糖原、肝糖原的贮备量，提高人体活力，具有显著的抗疲劳作用。

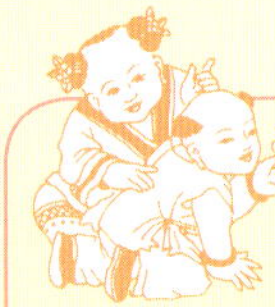

枸杞子茶

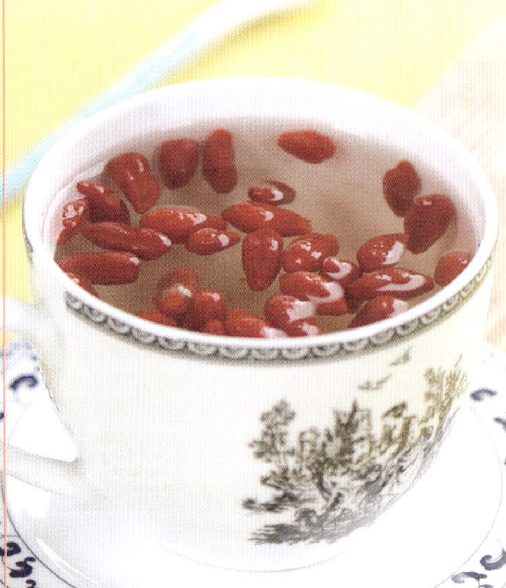

材料 枸杞子10克。

制法 ❶ 将枸杞子洗净，放入茶杯中，用开水冲泡即可，非常方便。

❷ 用枸杞子泡茶时，常可以搭配其他的食材，如枸杞子与大枣搭配，可补血安神；枸杞子与菊花搭配，有养肝明目的作用。

服用方法 每日1剂，代茶饮。可食枸杞子。

其他功效 枸杞子能够促进血液循环，防止动脉硬化以及肝内脂肪的囤积；富含各种维生素，可促进体内的新陈代谢，防止身体老化，是中老年人的补益佳品。

服用禁忌 脾虚便稀、感冒、发热、消化不良的中老年人慎服枸杞子茶。

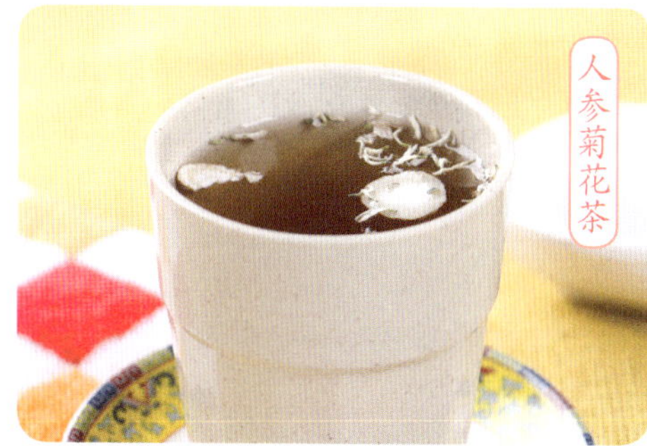

人参菊花茶

提神明目，抵抗疲劳

原料：干菊花4~5朵，人参10克。

做法：❶ 将人参洗净，切碎。

❷ 与菊花一同放入茶杯中，热水冲泡，加盖浸泡15分钟左右即可。

用法用量：代茶饮。

上党参膏

对年老体弱、身倦肢乏有效

原料：党参500克，北沙参250克，龙眼肉120克。

做法：❶ 将上药一同研为粗末，加水煎熬，煎取浓汁。

❷ 熬至滴水成珠，然后用瓷器盛贮。

用法用量：每次50克，每日服用2次。用白开水空腹冲服。

玫瑰参芪舒活茶

赶走一天的疲劳

原料：玫瑰花、西洋参、黄芪、枸杞子、绿茶各适量。

做法：将上述所有茶材放入茶壶中，冲入热开水，静置5分钟即可。

用法用量：代茶饮。

二精丸

助气固精，补肾生血

原料：黄精、枸杞子各1000克，白蜜适量。

做法：将二药合并研成细末，炼蜜为丸，如梧桐子大小。

用法用量：每次服30丸，每日1次，饭前用温开水或温酒送服。

西洋参茶

生津止渴，对抗疲劳

原料：西洋参片3克。

做法：将西洋参片放入茶杯内，用沸水冲泡，盖好杯稍闷泡即可。

用法用量：代茶饮。

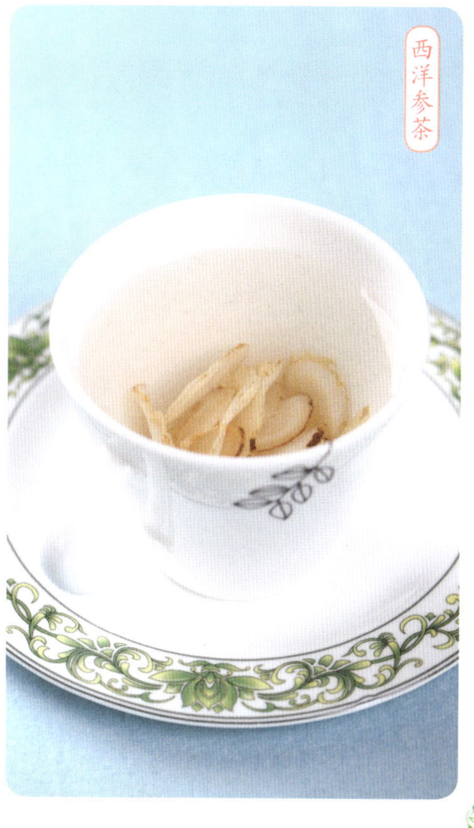

头痛

夏枯草菊花茶可治多种头痛

头痛是极其普遍的一种症状，除了少数因为疾病引起的头痛外，大多数头痛没有特异性，去医院检查往往查不出器质性病变，一般只要好好休息一下，头痛症状就会减轻或消失。这类头痛尤其在亚健康人群中最常见。当过度疲劳或精神过度紧张及不安时，常在额头、太阳穴或枕部出现持续性钝痛，有跳动感或紧束感，同时做事没精神、思维迟钝等症状。

对于这种头痛，可以尝试用小偏方来调理，如常饮夏枯草菊花茶，可用于肝气郁滞型头痛的调养。中医认为，夏枯草具有清火明目的功效，可用于治疗目赤肿痛、头痛等症；菊花本身也有散风清热、清肝明目的功效，对于感冒风热、头痛症状也有非常好的疗效，二者合用，有平肝解郁之功。

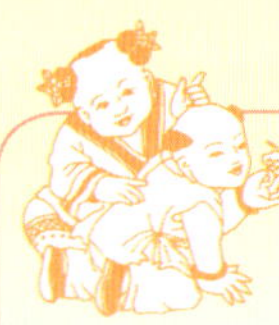

夏枯草菊花茶

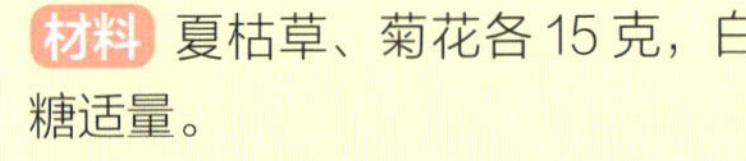

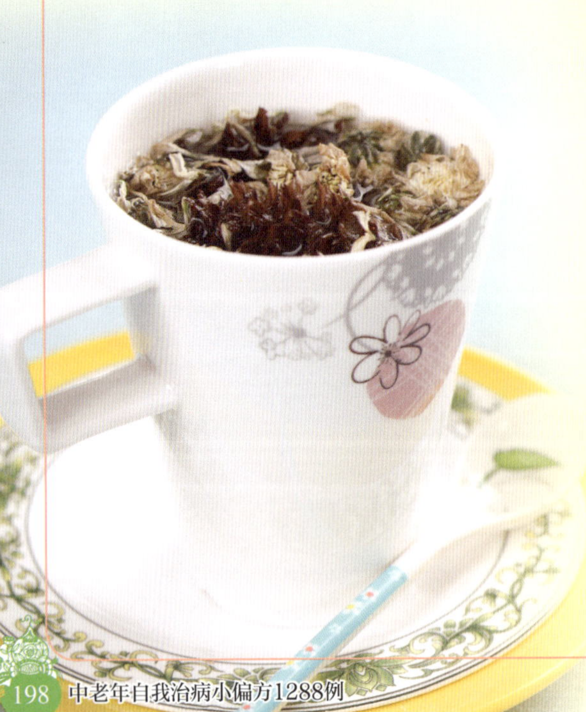

材料 夏枯草、菊花各15克，白糖适量。

制法 ❶ 将夏枯草、菊花分别洗净，放入茶杯中。

❷ 用沸水冲泡，加入白糖，浸泡15分钟左右即可。

服用方法 代茶频饮。

其他功效 此茶还有清肝火、降血压的功效，对于高血压病、高脂血症、高黏血症等有很好的疗效。

服用禁忌 ❶ 夏枯草和菊花的药性都偏寒，长期服用会伤脾胃，所以中老年人不宜长期饮用。

❷ 脾胃虚寒者不宜饮用。

【特效小偏方】

苦荞麦饼

对神经性头痛有效

原料：苦荞麦粉 250 克，白醋适量。

做法：❶ 将苦荞麦粉放入小盆内，加入白醋拌匀。

❷ 和成面团，制成小饼，放在平底锅上烙熟。

用法用量：将其用毛巾包好，贴在太阳穴上，凉后再放在铁锅上加热，如此反复多次。

清脑羹

适用于头痛、耳鸣等症

原料：生杜仲 10 克，水发银耳 50 克，冰糖适量。

做法：❶ 将生杜仲煎熬 3 遍，收取药液 2500 毫升备用；将水发银耳去杂洗净，撕成小块。

❷ 铝锅内放入杜仲药液，加入银耳大火烧沸，改为小火炖烧。

❸ 加入冰糖，视锅中情况可加入适量水，煮至银耳熟烂，即可出锅。

用法用量：佐餐食。每日 1 剂，分 2 次服用。

萝卜汁

适用于各种头痛

原料：白萝卜 1 个。

做法：将白萝卜洗净，放入榨汁机中，绞取汁液。

用法用量：若左侧出现头痛，将萝卜汁分数次滴入右侧鼻孔中；若右侧头痛就滴入左侧鼻孔中。每日 2 次，7 天为 1 个疗程。

都梁茶

用于外感风湿引起的头痛

原料：白芷 10 克，白糖少许。

做法：用白芷煎汤，加入白糖调匀即可。

用法用量：代茶饮。每日不超过 3 剂。

夏枯草茶

适用于风火上攻引起的头痛

原料：夏枯草 30 克（鲜品 50 克）。

做法：夏枯草洗净放入锅内，加水 500 毫升，煎取药汁 300 毫开。

用法用量：每次 100 毫升，每日服用 3 次。

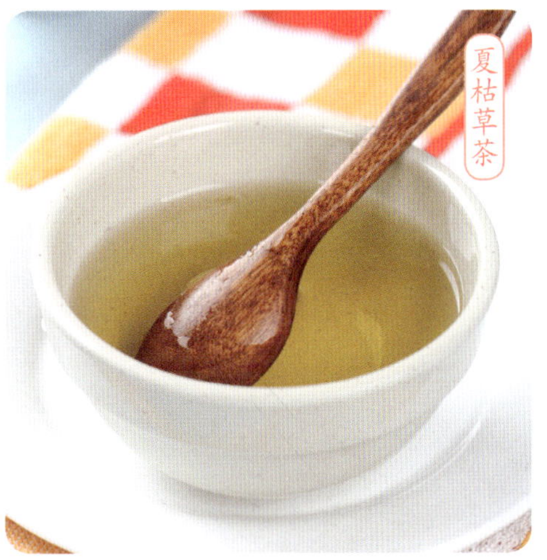

薄荷糖

治风热所致头昏头痛

原料：薄荷粉 30 克，白糖 500 克。

做法：❶ 将白糖放入锅内，加入清水少许，用小火炼稠。

❷ 加入薄荷粉，调匀，再继续炼至不粘手为止。

❸ 倒入涂有菜油的瓷盘内，待冷后切小块。

用法用量：含服。每日 5~6 次。

上火

麦冬冰糖饮可赶走虚火

经常烦躁、容易上火也是亚健康的常见症状。很多中老年人常因为一些小事儿，斤斤计较，就爱上火，胡乱发脾气。有的老年人上火时还会伴有眼睛红肿干涩、喉咙肿痛、牙痛、口腔溃烂等症状。一般来说，上火的中老年朋友多为虚火，阴虚则火旺，因此选择偏方上应以滋阴补气、清热滋腻为主。

麦冬具有滋阴润肺、生津解渴、清心除烦的养生功效，是养阴类中药里最常用的药物，可用于心烦失眠、咽喉疼痛、肠燥便秘等症，和冰糖一起服用，降火去燥的作用更强。中老年人如果觉得心烦失眠，或是喝很多水仍觉得口渴，大便又干又硬，甚至便秘，还有喉咙干咳，都可以饮用麦冬冰糖饮。

麦冬冰糖饮

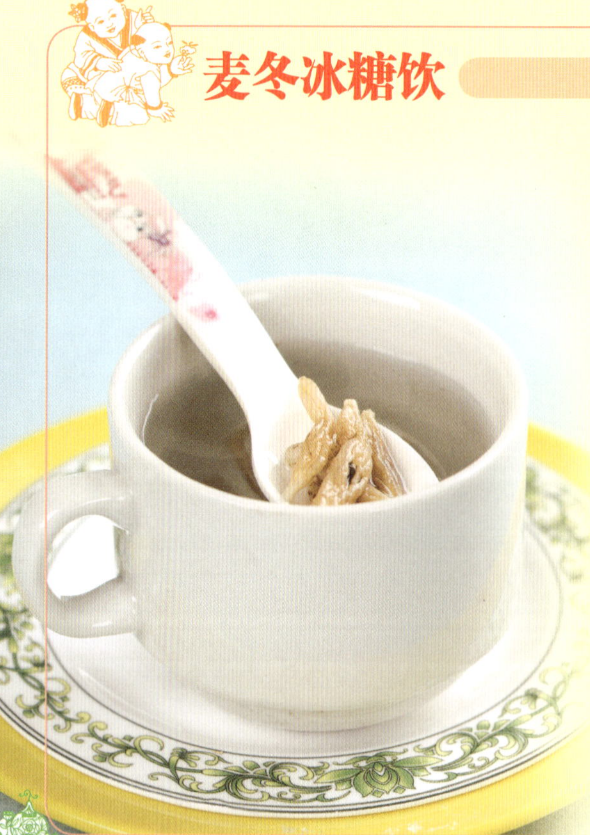

材料 麦冬 10 克，冰糖适量。

制法 ❶ 用少量温水冲泡麦冬 2~3 分钟，洗去杂质。

❷ 将麦冬放入茶杯中，冲入开水加盖泡 15~20 分钟即可。

服用方法 代茶频饮。

其他功效 麦冬冰糖饮还可用于津伤口渴、肺燥干咳、慢性咽炎等的饮食调养。

服用禁忌 麦冬药性偏凉，平时胃寒怕冷、咳嗽痰多或容易着凉腹泻的中老年人，不适合饮用此茶。

【特效小偏方】

牙痛口疮茶

养阴清热，散火止痛

原料：南沙参 12 克，细辛 3 克。

做法：❶ 将南沙参和细辛分别研成粗末，放入保温瓶中。

❷ 冲水沸水适量，盖闷 15 分钟。

用法用量：代茶饮。每日饮用 1 剂。

萝卜藕汁饮

治心胃火盛型口腔溃疡

原料：生白萝卜 2 个，鲜藕 500 克。

做法：❶ 将白萝卜洗净，捣烂取汁；鲜藕洗净，捣烂取汁。

❷ 将二者混合，搅拌均匀即可。

用法用量：每日饮用 1 剂，可常饮。

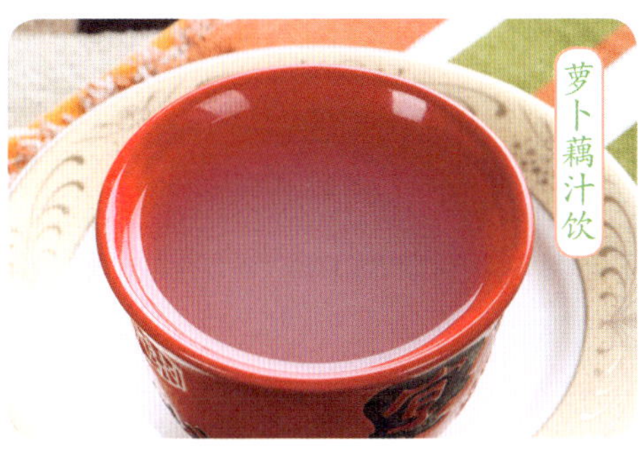
萝卜藕汁饮

柿霜糖

治心火上炎的口疮

原料：柿霜 100 克，白糖 250 克。

做法：❶ 将柿霜与白糖拌匀，放入锅内，加入清水适量。

❷ 用小火熬化白糖至黏稠起丝时，将糖倒入涂过熟植物油的搪瓷盘内，摊平，用刀切成小块。

用法用量：每日空腹时含服 2 次，每次 5 块。

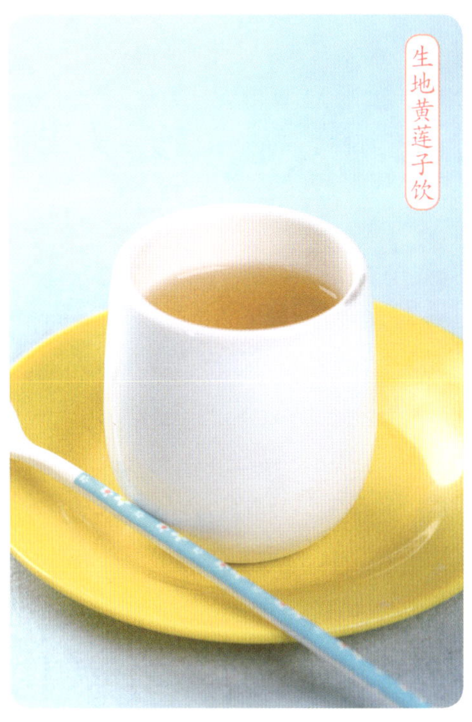
生地黄莲子饮

生地黄莲子饮

滋阴泻火效果好

原料：生地黄 9 克，莲子心、甘草各 6 克。

做法：将 3 者一同放入锅内，加入清水适量，水煎取汁即可。

用法用量：每日服用 1 剂，连服数剂。

垂杨柳根炖瘦肉

治虚火牙痛有效

原料：垂杨柳根 30 克，猪瘦肉 150 克，葱、姜、料酒、盐、味精各适量。

做法：❶ 将杨柳根洗净，切条；猪瘦肉洗净，切小块。

❷ 将二者一同放入砂锅内，加入葱、姜、料酒及清水适量。

❸ 先用大火烧开，再改为小火炖，待肉熟时捞出垂杨柳根，加入盐、味精调味即可。

用法用量：食肉饮汤，每日服用 1 剂。

失眠

酸枣仁让入睡变得更容易

中老年人或多或少有睡眠障碍问题。老年人睡眠减少与身体功能衰退带来全身和大脑皮质生理变化有关，主要表现为睡眠质量下降，轻者睡后易醒并难以再度入睡，严重者彻夜不眠。

大部分失眠是心神不安所致，需要安心宁神，可用单味酸枣仁来调理。中医认为，酸枣仁具有养肝、宁心、安神、敛汗的功效，常饮酸枣仁汤可有效改善虚烦不眠、惊悸怔忡、烦渴、虚汗等症状。

酸枣仁茶

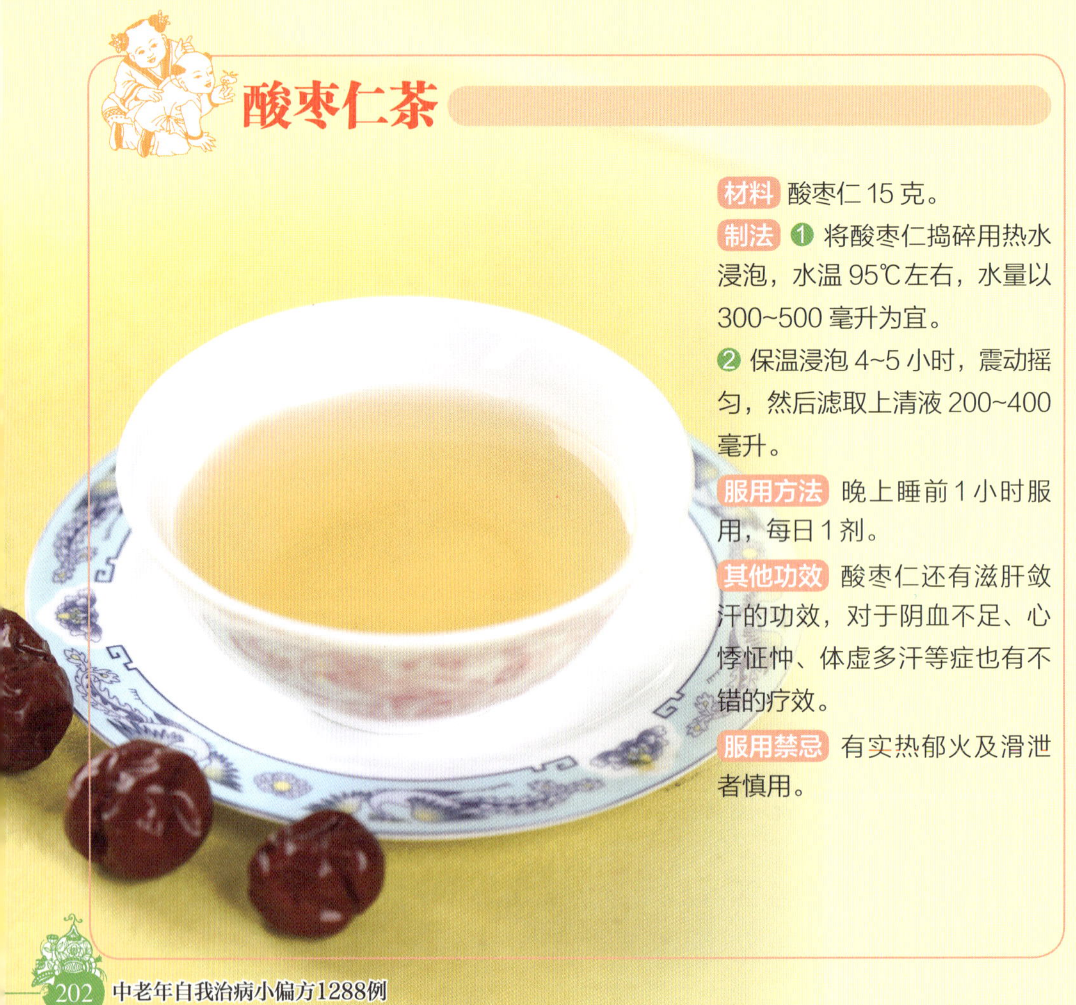

材料 酸枣仁 15 克。

制法 ❶ 将酸枣仁捣碎用热水浸泡，水温 95℃左右，水量以 300~500 毫升为宜。

❷ 保温浸泡 4~5 小时，震动摇匀，然后滤取上清液 200~400 毫升。

服用方法 晚上睡前 1 小时服用，每日 1 剂。

其他功效 酸枣仁还有滋肝敛汗的功效，对于阴血不足、心悸怔忡、体虚多汗等症也有不错的疗效。

服用禁忌 有实热郁火及滑泄者慎用。

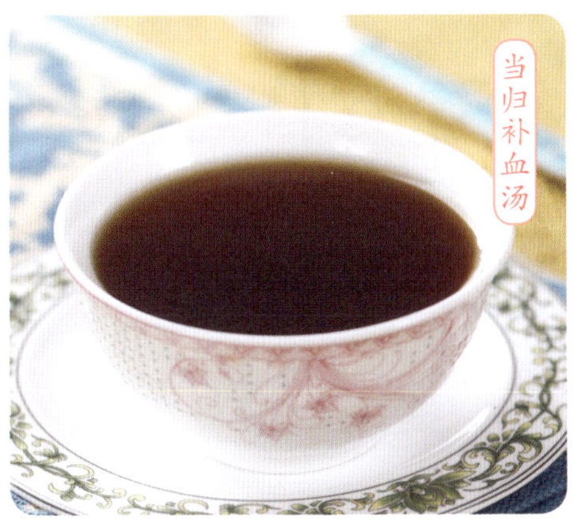

当归补血汤

适用于老年心悸失眠等症

原料：当归6克，黄芪30克。

做法：将二药一同研为粗末，加水煎服，去渣即可。

用法用量：空腹温服。每日1剂，分2次服。

五味子膏

调补气血，补益五脏

原料：五味子250克，蜂蜜半瓶。

做法：❶ 将五味子用清水泡半天，然后加水煎，大火烧开后再改用小火熬，使汁液慢慢浓缩。

❷ 加入蜂蜜，不断搅拌，直至浓缩成膏，收在容器中密封好，放入冰箱保存。

用法用量：每次取2小匙冲服，每日早、晚各1次，空腹服。

注意事项：五味子不宜长期服用。

菩提安神茶

镇静安神，改善失眠

原料：菩提子、薰衣草、薄荷各2克，蜂蜜适量。

做法：❶ 锅内加清水500毫升烧开，放入薰衣草、菩提子及薄荷，浸泡5分钟后取出渣。

❷ 加入蜂蜜搅拌至溶解，将汁倒入杯中即可。

用法用量：代茶饮。

栗子龙眼肉粥

适用于头晕目眩、心悸失眠

原料：栗子肉10克，龙眼肉15克，大米100克，白糖少许。

做法：❶ 大米淘洗干净，与栗子肉、龙眼肉一同入锅内。

❷ 加入适量的清水，一同煮粥，加入白糖调味即可。

用法用量：每日1剂，随餐食。

核桃仁芝麻桑叶丸

适用于心虚、阳亢失眠

原料：核桃仁、黑芝麻、桑叶各50克。

做法：将三者捣烂如泥状，做成丸，每丸重3克。

用法用量：每次服9克，每日2次。

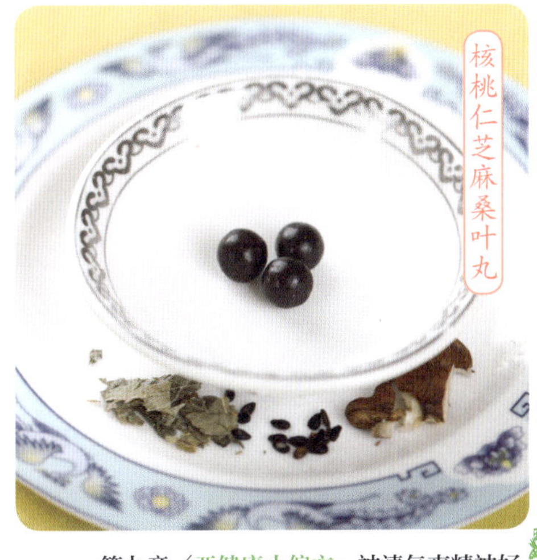

神经衰弱

枸杞子大枣泡水代茶饮松弛神经

神经衰弱是指一种以脑和躯体功能衰弱为主的神经症，是神经症中最常见的一种疾病。以精神兴奋却又容易疲劳为主要特征，主要表现有精神疲倦、神经过敏、紧张、焦虑忧郁、烦躁并伴有肌肉紧张性疼痛和睡眠障碍等生理功能紊乱症状。偏方调理神经衰弱以疏肝理气解郁、补益心脾、滋补肝肾、温补肾阳等为主。

中医认为，枸杞子有补肾益精、养肝明目、补血安神、生津止渴、润肺止咳的功效，可治肝肾阴亏、腰膝酸软、头晕、目眩、目昏多泪等症；而大枣有补中益气、养血安神的功效，用于脾胃气虚、血虚萎黄、血虚失眠多梦等症的治疗。二者合用对神经衰弱有很好的疗效。

枸杞子大枣茶

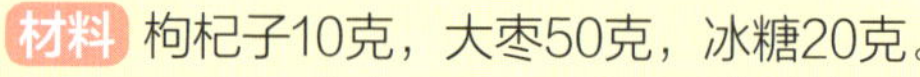

材料 枸杞子10克，大枣50克，冰糖20克。

制法 ❶ 将枸杞子、大枣洗净，放入锅内。
❷ 向锅内加入1500克清水，大火煮开，加入冰糖，溶化即可关火。

服用方法 每日饮服1剂，连用数剂。

其他功效 枸杞子加大枣还有养肝明目、润肺滋阴、补肾益精、健脾益胃的功效，可保肝、益发、补血，对头晕耳鸣、视力减退、失眠、畏寒怕冷、口干舌燥等症有很好的疗效，常饮还有抗衰老、延年益寿等作用。

服用禁忌 面红耳赤、口舌生疮、大便燥结、烦躁易怒者慎服，以免导致上火。

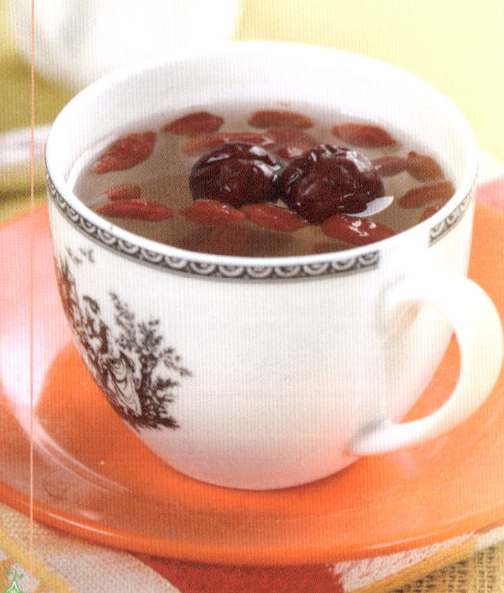

【特效小偏方】

龙眼肉莲子枣仁醋

补益心脾，宁心安神

原料：龙眼肉、莲子、酸枣仁各30克，米醋30毫升。

做法：❶ 将前三味入锅内，加入清水500毫升，一同煮熟。

❷ 然后倒入米醋，再煮3~5分钟即可。

用法用量：每天晚上1剂，经常服用有效。

丹参灵芝酒

补虚弱，益精神

原料：丹参30克，灵芝15克，白酒500毫升。

做法：❶ 将丹参、灵芝洗净切片，放入大酒瓶内，盖好塞子。

❷ 每日振摇1次，浸泡15天即可。

用法用量：每日饮用20~30毫升。

益智补肾茶

安神益智，补肾固精

原料：五味子、五加皮各6克，冰糖10克。

做法：❶ 将上述材料一同装入纱布袋中，扎紧口，放入茶杯中。

❷ 冲入沸水，盖上杯盖闷泡30分钟。

用法用量：代茶饮。

注意事项：咳嗽、实热证的中老年人不宜饮用。

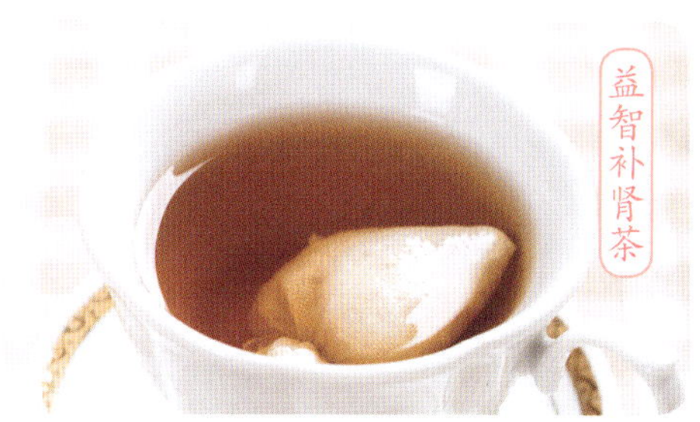
益智补肾茶

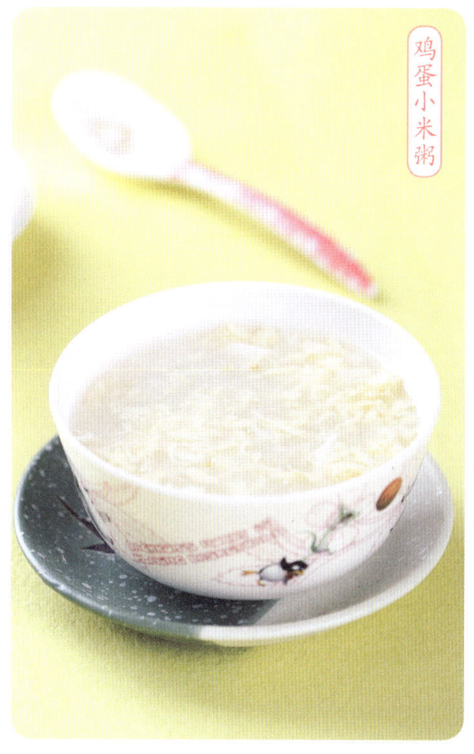
鸡蛋小米粥

鸡蛋小米粥

适用于神经衰弱之心血不足

原料：小米50克，鸡蛋1枚。

做法：❶ 先将小米淘洗干净，如常法煮粥。

❷ 再打入鸡蛋，稍煮片刻即可。

用法用量：每日晚上临睡前用热水泡脚半小时，然后饮此粥。

酸枣仁粥

养肝宁心

原料：酸枣仁15克，大米100克。

做法：❶ 酸枣仁研为末，大米淘洗干净。

❷ 大米入锅内，加水煮粥，快熟时，加入酸枣仁末，煮至粥熟即可。

用法用量：空腹食用。

功效：宁心安神。适用于神经衰弱引起的心悸、失眠、多梦、心烦。

健忘

远志和五味子让人记忆深刻

健忘也是亚健康一个常见症状。随着年龄的增长，记忆力会逐渐下降，再加上精神因素、疾病因素等，让健忘成了中老年人最常遇到的问题。除了饮食上多吃一些健脑的食物（坚果、鱼类等）外，还可以选用一些小偏方来调理。

远志有宁心安神、祛痰开窍、消肿止痛的功效，可用于心慌不安、惊悸、失眠、健忘等症。《神农本草经》中记载，远志能“益智慧，耳目聪明，不忘，强志倍力”。现代药理研究也发现，远志能够通过增加脑血流量、保护脑细胞等多方面机制达到增强记忆力的效果。

中医认为，五味子有益气生津、敛肺滋肾、安神的功效，可治久咳虚喘、津少口干、遗精久泻、健忘失眠等症。

五味远志饮

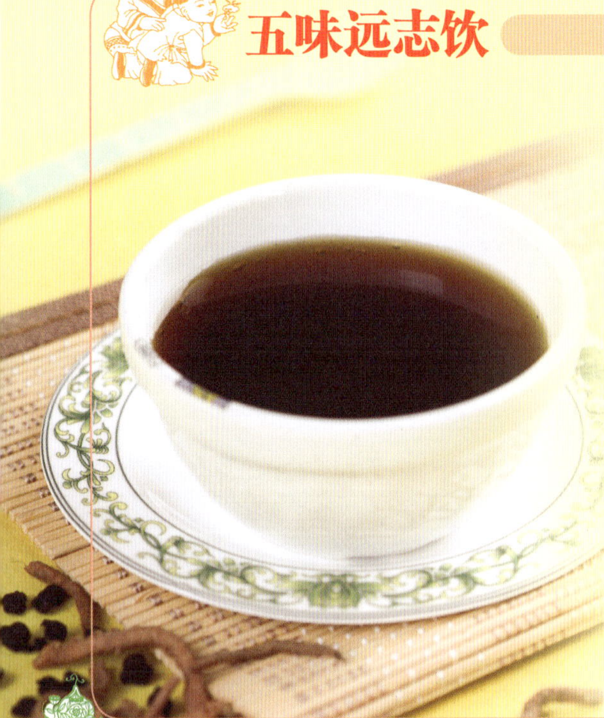

材料 远志9克，五味子6克。

制法 ❶ 将远志、五味子一同放入砂锅中，加入3碗水。

❷ 先用大火烧开，再转成小火，煎成1碗即可。

服用方法 每日服用1剂。或用远志100克，水煎3次，取汁浓缩，炼蜜为膏，每日早晚各服1汤匙，用温开水送服。

其他功效 本方还可用于中老年人心虚、心悸、怔忡等症。

服用禁忌 有胃炎及胃溃疡的中老年人慎用。

【特效小偏方】

玫瑰枣仁心

适用于心血不足所致的失眠健忘

原料：猪心1个，酸枣仁20克，玫瑰花10克。

做法：① 将猪心去脂膜，剖开，洗净。

② 将枣仁略炒，与玫瑰花一同研为末，纳入猪心内。

③ 将灌好药的猪心放入碗内，隔水蒸至猪心熟透。

用法用量：食用时去除心内药末，切片，拌调料食用。

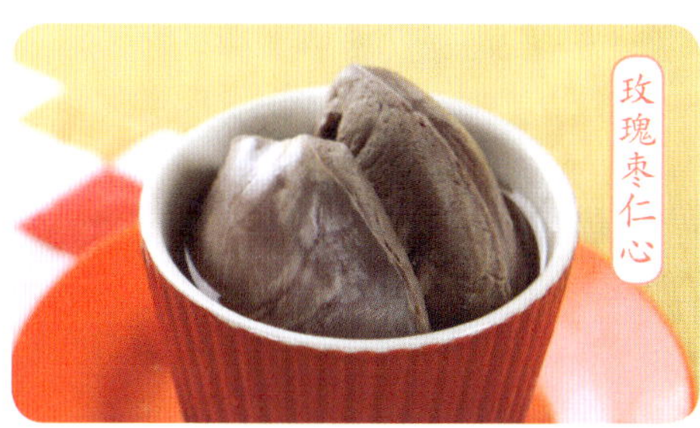

玫瑰枣仁心

茯苓三仁蜜饮

养心安神，养阴润肺

原料：白茯苓、松子仁、柏子仁各30克，砂仁25克，蜂蜜适量。

做法：① 将白茯苓、松子仁、柏子仁、砂仁分别去杂洗净；茯苓切为片。

② 将四味药一同放入锅内，先用大火烧沸，改为小火煮沸1小时，加蜂蜜煮沸即成。

用法用量：每日1剂，分次服用。

杞圆膏

安神益智，增强记忆

原料：枸杞子3000克，龙眼肉2500克。

做法：将枸杞子、龙眼肉加水煎成膏。

用法用量：不拘时频服2~3匙。

松子核桃膏

补脑的良方

原料：松子仁、核桃仁各30克，蜂蜜250克。

做法：① 松子仁、核桃仁用水浸泡片刻，去皮。

② 将二者研成末，加入蜂蜜和匀即可。

用法用量：用滚开水冲服。每日2次，每次1汤匙。

五味子酒

治疗神经症之健忘

原料：五味子50克，60度白酒500毫升。

做法：① 五味子洗净，装入细口瓶中。

② 注入白酒，密封瓶口，每日振摇1次，15天后开始饮用。

用法用量：每次3毫升，每日3次，饭后服用。

注意事项：五味子不宜长期服用。

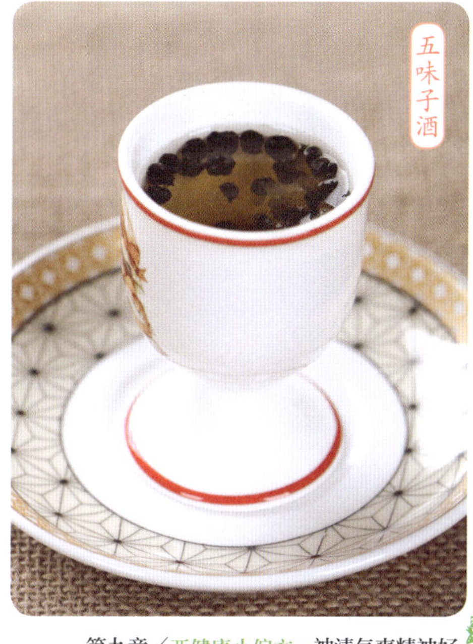

五味子酒

食欲不振
青梅煮酒“叫醒”你的胃

食欲不振（即食欲缺乏）也是亚健康的一个警报。当一些中老年人出现情绪不佳、睡眠不足、疲倦等亚健康状况的同时也会伴有食欲不振。食欲不振多与人体的脾胃功能失调有关，这时应用调理脾胃的小偏方会取得令人惊喜的效果。

青梅煮酒有醒胃的功效，对食欲不振有很好的治疗效果。青梅果实中含有的儿茶酸可促进肠蠕动，同时又有促进收缩肠壁的作用。其酸味能刺激唾液腺、胃腺等分泌消化液，促进消化，滋润肠胃，改善肠胃功能。

青梅煮酒

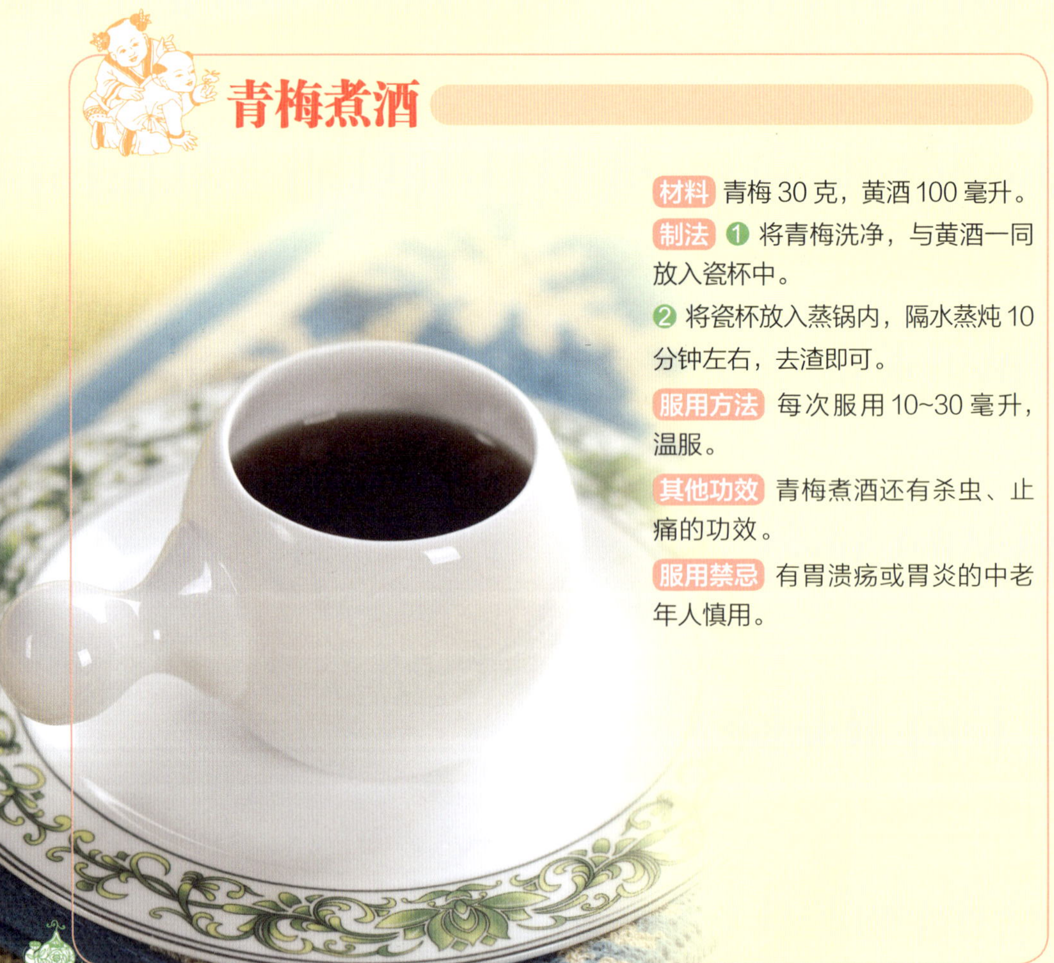

材料 青梅 30 克，黄酒 100 毫升。

制法 ❶ 将青梅洗净，与黄酒一同放入瓷杯中。

❷ 将瓷杯放入蒸锅内，隔水蒸炖 10 分钟左右，去渣即可。

服用方法 每次服用 10~30 毫升，温服。

其他功效 青梅煮酒还有杀虫、止痛的功效。

服用禁忌 有胃溃疡或胃炎的中老年人慎用。

【特效小偏方】

太子参乌梅饮

用于胃气不足所致的食欲不振

原料：太子参10克，乌梅10克，白糖适量。

做法：将乌梅用清水洗净，与太子参一起水煎，加适量白糖调匀即可。

用法用量：代茶饮。

桂花赤豆粥

强健脾胃，和血散瘀

原料：赤豆 30 克，糯米 100 克，糖桂花 10 克，白糖适量。

做法：❶ 将赤豆、糯米分别去杂质，洗净。

❷ 锅内放入适量的清水，加入赤豆，煮至皮破裂，再加入糯米煮成粥。

❸ 加入糖桂花和白糖稍煮即可。

用法用量：佐餐食。

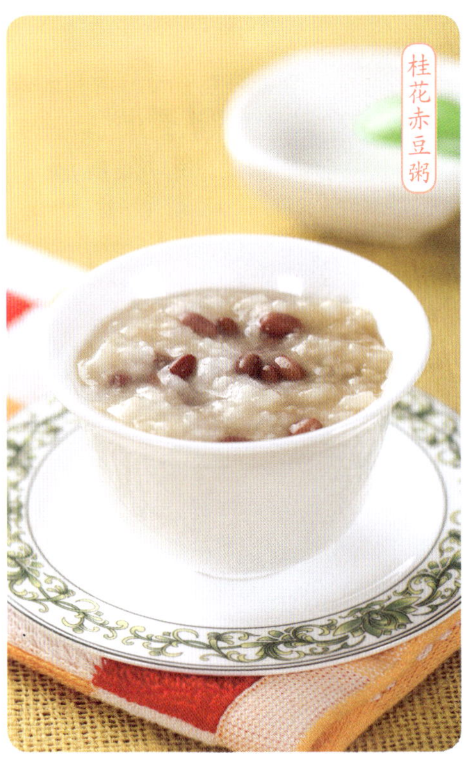
桂花赤豆粥

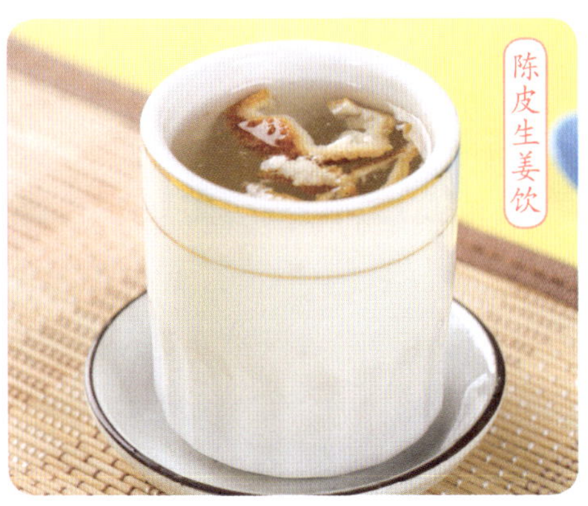
陈皮生姜饮

陈皮生姜饮

适用于食欲不振、胃胀打嗝

原料：陈皮6克，生姜3片。

做法：陈皮洗净，与生姜片一同放入茶杯中，冲入沸水，浸泡10分钟即可。

用法用量：每日饮用1剂。

陈皮红糖茶

适用胸腹胀满、食欲不振等症

原料：陈皮10克，红糖适量。

做法：❶ 把陈皮洗净切成小块，放入杯内，用开水冲沏。

❷ 将盖子盖严保温，使陈皮味道充分进入水中，过滤后得汁，加入红糖调匀即可。

用法用量：代茶饮。

芡实山药糊

开胃效果好

原料：芡实、山药、糯米粉各 50 克，白砂糖 25 克。

做法：❶ 将芡实、山药研成细粉，与糯米粉、白砂糖一同搅拌。

❷ 再加入冷开水，调成稀糊状，同时边加热边搅拌成糊状即可。

用法用量：温热服，每日 1 剂。

耳鸣

杜仲炒腰花，藏在家常菜里的聪耳方

人到中老年，耳鸣的问题便时常来困扰。耳鸣有实证和虚证之分。实证耳鸣常因风邪外侵、气滞血瘀所致，耳鸣多为隆隆状，声音大，频率低，多见于年轻人，起病较急，应去医院就诊治疗；虚证者多为肾精亏损或气血不足，常现耳鸣如蝉，声音弱，频率高，多见于中老年人，病程较长，反复发作，可选用具有补肾填精、益气健脾的中药偏方治疗。

中医认为，杜仲有补益肝肾、强筋壮骨的功效；而猪肾本身也有补肾滋阴的功效。因此，杜仲与猪肾合用，有补肝肾、强筋骨的功效，对于中老年人肝肾不足所致的头晕耳鸣有很好的功效。

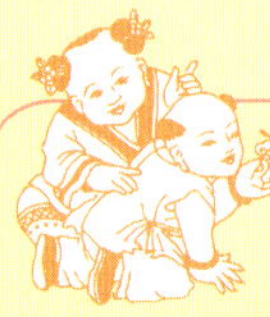

杜仲炒腰花

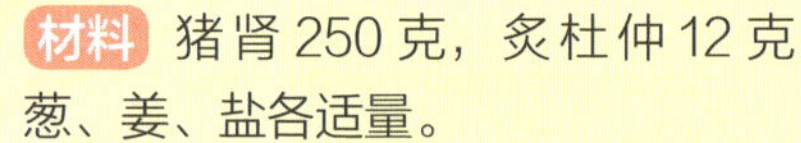

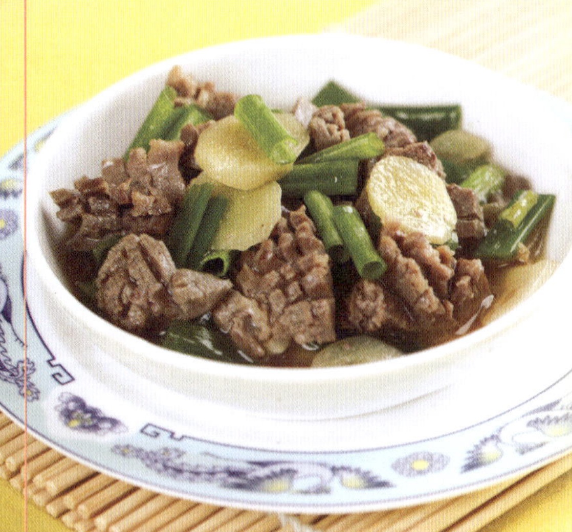

材料 猪肾250克，炙杜仲12克，葱、姜、盐各适量。

制法 ❶ 将猪肾剖开，挖去白色筋膜和臊腺，清洗干净，切成腰花。

❷ 杜仲洗净，放入锅内，加入适量清水，熬成浓汁30毫升，并加适量盐调匀，拌入腰花内，拌匀。

❸ 将猪油或菜油倒入铁锅内，用大火烧热，投入腰花、葱、姜，不断翻炒，待腰花炒熟后，当菜食用。

服用方法 食肾饮汤，分次空腹服。

其他功效 此菜对于中老年人肝肾不足所致的肾虚腰痛、腰膝无力、高血压等症也有一定的疗效。

服用禁忌 阴虚火旺的中老年人慎用。

【特效小偏方】

葱蒸猪皮

治过度疲劳引起的耳鸣

原料：猪皮100克，葱50克，盐适量。

做法：猪皮洗净，与葱一起蒸。加盐调味即可。

用法用量：每日1剂，连用3天。

人参黄芪菖蒲汤

补气升阳，利耳窍

原料：人参、石菖蒲各 18 克，黄芪 30 克。

做法：将三药一同入锅内，加入清水适量，水煎取汁。

用法用量：每日 1 剂，分 2 次服。

五味首乌蜜

适用于耳鸣耳聋

原料：北五味子、制何首乌各250克，蜂蜜500克，冰糖适量。

做法：❶ 将北五味子、制何首乌洗净，放入砂锅内，用冷水浸泡1小时，水煎取头汁1碗。

❷ 再加入冷水2大碗，煎二汁，约剩药液大半碗时，滤出，去渣。

❸ 将头汁、二汁、冰糖、蜂蜜一同倒入砂锅内，用小火煮15分钟，离火，冷却装瓶。

用法用量：随意饮服。

参须菖蒲茶

对耳鸣有效

原料：绿茶、人参须、石菖蒲各3克。

做法：将三者一同放入茶杯中，注入开水冲泡。

用法用量：代茶饮，每日1剂，以味淡为度。

黑豆双耳通耳方

改善老年耳鸣、耳聋

原料：猪耳1只，黑豆100克，黑木耳4克，木通3克，盐适量。

做法：❶ 将猪耳洗净切片；木耳放清水中泡发。

❷ 全部材料一起放入砂锅内，加盐、水适量，煮至烂。

用法用量：吃豆、木耳和猪耳，饮汤。每日2次，10天为1个疗程，一般1个疗程见效，以后每月再服1~2次巩固疗效。

骨碎补粥

用于链霉素所致的耳鸣、耳聋

原料：骨碎补10克，大米100克，白糖适量。

做法：❶ 将骨碎补煎煮，去渣取汁。

❷ 再将大米放入砂锅内煮粥，待粥将熟时，加入白糖稍煮即可。

用法用量：每日1剂。分次服。

二黄菖蒲汤

减轻阴虚火旺所致耳鸣症状

原料：熟地黄25克，黄柏、石菖蒲各5克。

做法：将三药同入砂锅内，加入适量的水，烧沸后继续以小火煎30分钟即可。

用法用量：分2次温服，每日1剂。

口臭

芦根汤让口齿生香

口臭是身体亚健康的信号。健康人的口腔气味清新，当口腔中有异常气味时，多是身体不正常的表现，除了口腔本身的毛病外，许多全身性疾病，如肝、肺、肾、胃有病也会引起口臭。因此，如果经常出现口臭应积极寻找病因，对症治疗。除此之外，还可以用一些小偏方来帮助消除口臭。

中医认为，脏腑积热是口臭的主要原因，患者在有口臭的同时，常会伴有口渴、口干、牙龈红肿、便秘等症状。因此选用偏方多以清热为主。芦根本身有清热泻火、除烦、止呕的功效，对于虚火引起的口臭有一定的缓解作用。

芦根汤

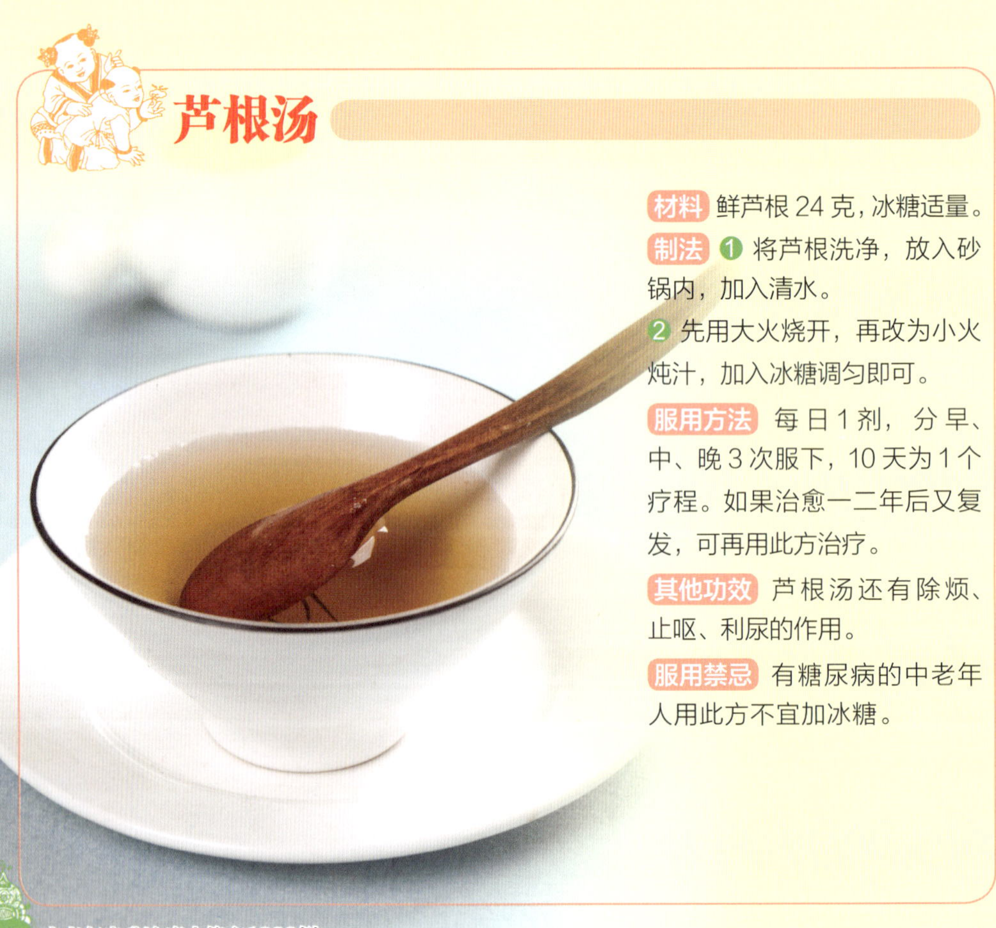

材料 鲜芦根24克，冰糖适量。

制法 ❶ 将芦根洗净，放入砂锅内，加入清水。

❷ 先用大火烧开，再改为小火炖汁，加入冰糖调匀即可。

服用方法 每日1剂，分早、中、晚3次服下，10天为1个疗程。如果治愈一二年后又复发，可再用此方治疗。

其他功效 芦根汤还有除烦、止呕、利尿的作用。

服用禁忌 有糖尿病的中老年人用此方不宜加冰糖。

【特效小偏方】

薄荷粥

利咽喉，令人口香

原料：鲜薄荷叶30克（干品15克），大米50克。

做法：❶ 将鲜薄荷叶洗净，放入锅内，加入适量的清水，水煎取汁。

❷ 将大米淘净，加入适量清水，煮至米熟，再加入薄荷叶汁，煮1~2沸即可。

用法用量：每日1剂。

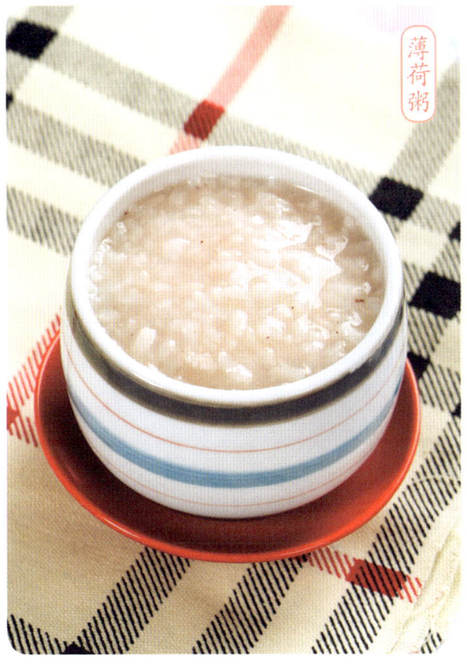

藿香佩兰水

清热解毒，芳香化浊

原料：藿香、佩兰、金银花、甘草各10克。

做法：将四者一同放入茶杯中，用200~300毫升开水冲泡，盖好盖，闷泡15~20分钟即可。

用法用量：用此水漱口，或代茶饮。

厚朴水

燥湿行气，除口臭

原料：厚朴10克。

做法：❶ 厚朴入砂锅内，加入清水500毫升。

❷ 用大火煮沸7~8分钟后，去药渣取汁，放于干净瓶中备用。

用法用量：每日用厚朴水漱口3~5次，每次含2~3分钟后吐出即可。

含香丸

适用于口腔疾病引起的口气臭秽

原料：丁香15克，甘草90克，细辛、桂心各45克，川芎30克。

做法：将上药研为细末，蜜丸如弹子大小。

用法用量：每日晚上临睡前服用2丸。

藿香茶

适用于胃热口臭

原料：金银花、藿香叶各6克，生甘草5克，云参10克。

做法：将上药放入茶杯中，用开水冲泡。

用法用量：代茶频饮，不拘时。

麦冬粥

养胃清心

原料：麦冬20克，大米100克，冰糖适量。

做法：❶ 将麦冬洗净，入锅内，水煎取汁。

❷ 大米淘净，放入锅内，加水适量，再将麦冬汁和冰糖入锅内煮熟即可。

用法用量：佐餐食。

注意事项：气弱、胃寒的中老年人忌食。

手脚冰冷
一碗当归生姜羊肉汤，浑身暖洋洋

每到寒冷的冬天，很多中老年人会特别怕冷，觉得手脚冰凉。此时如喝一碗当归生姜羊肉汤，对改善这些症状有明显的效果。

羊肉是滋补佳品，有养肝补虚的功效，善治虚劳羸瘦、产后虚冷、腹痛、寒疝等症；当归可补血调经、活血行滞，增强羊肉补虚温肝之力；生姜能助羊肉散寒暖胃，又可辟除羊肉的膻味。三者合用有补气养血、温中暖肾的作用，尤其对于中老年女性手脚冰冷等症有良好的功效。

当归生姜羊肉汤

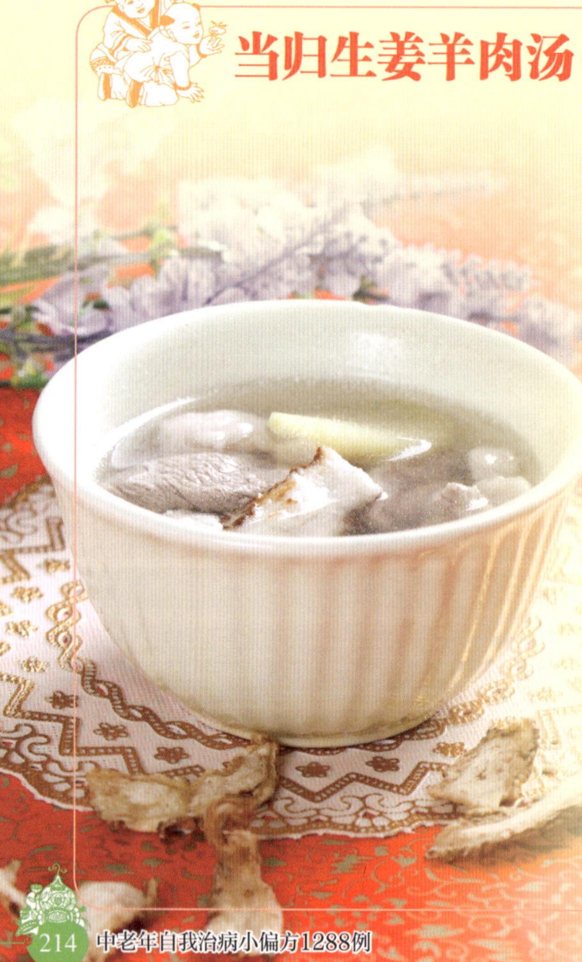

材料 当归20克，生姜30克，羊肉500克，料酒、盐各适量。

制法 ❶ 把当归洗净，加入清水浸软，切片；生姜洗净，切片。

❷ 将羊肉剔去筋膜，洗净，放入开水锅中略焯，去血水后捞出，切片。

❸ 将当归、生姜、羊肉一同放入砂锅内，加入清水和料酒。

❹ 先用大火烧沸，去浮沫，改为小火炖至羊肉熟烂，加入盐调味即可。

服用方法 食肉饮汤，分2次温服。

其他功效 ❶ 此汤还可用于女性血虚寒凝的月经不调、痛经、经期头痛、头晕、面色苍白等症。

❷ 此汤也可用于形体消瘦、面色无华、头晕目眩、心悸失眠者的滋补之用。

服用禁忌 发热、上火、咽喉疼痛的中老年人忌用。

【特效小偏方】

柠檬红茶

促进血液循环，增加身体热量

原料：柠檬片2片，红茶5克，白糖适量。

做法：❶ 将红茶放入茶中，用开水冲泡。

❷ 加入柠檬片、白糖搅匀即可。

用法用量：代茶饮。

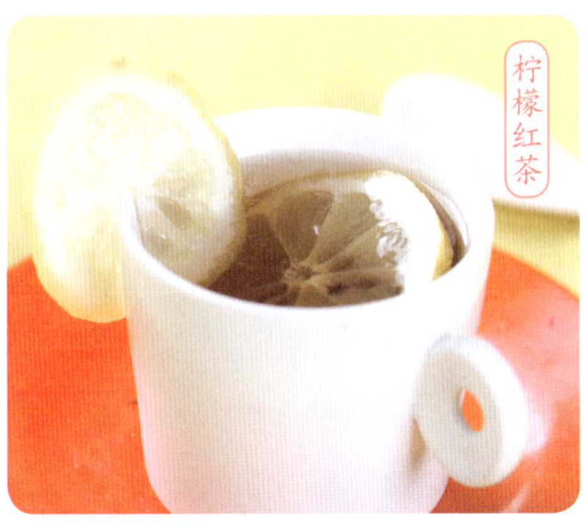
柠檬红茶

玫瑰花红茶

适用于手脚冰冷体虚者

原料：干玫瑰花5克，红茶3克，冰糖适量。

做法：❶ 将玫瑰花与红茶一同放入茶杯内，用开水冲泡。

❷ 加入冰糖调匀即可。

用法用量：代茶饮。

姜糖苏叶饮

温经散寒，养血和胃

原料：生姜3克，紫苏叶3克，红糖15克。

做法：❶ 将生姜洗净，切成细丝，与紫苏叶一同放入茶杯内。

❷ 加红糖，用开水冲泡，盖上盖温浸10分钟即可。

用法用量：趁热服用。代茶饮。

迷迭香姜茶

暖身效果好

原料：迷迭香、生姜各适量。

做法：将生姜去皮切片，与迷迭香放入茶杯中，加入开水盖上盖闷5分钟左右即可。

用法用量：代茶饮。

羊肉陈皮当归汤

适用于脾肾阳虚导致的手脚冰冷

原料：鲜羊肉250克，陈皮、当归各3克，肉桂5克，葱、姜、盐各少许。

做法：❶ 羊肉洗净去筋膜，切为块。

❷ 然后与陈皮、当归一同放入煲内，焖煮至熟烂。

❸ 再放入肉桂，煲10分钟左右，起锅前加入葱、姜、盐调味即可。

用法用量：佐餐食。

大枣生姜汤

让手脚不再冰冷

原料：大枣10枚，生姜5片，红糖适量。

做法：❶ 将大枣、生姜洗净，一同入锅内，加入适量的清水。

❷ 先用大火烧开，再转为小火，煮汤，加入红糖调匀即可。

用法用量：代茶饮，每日1剂。

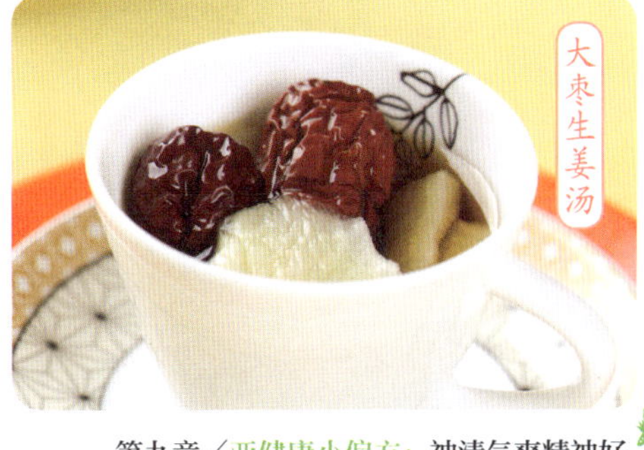
大枣生姜汤

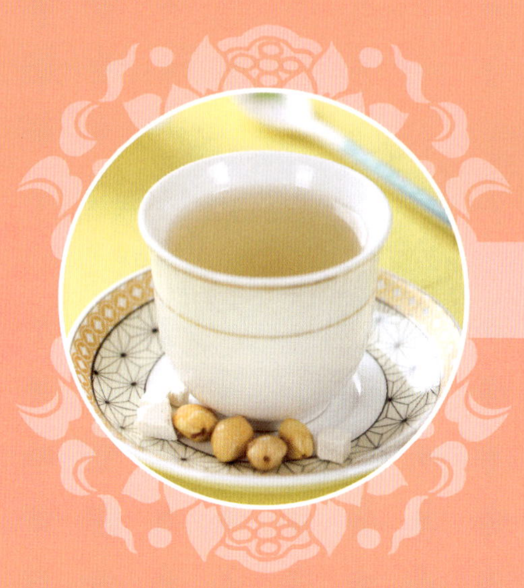

第十章

男女保健小偏方

让人生自信、生活和谐

男性到了中年以后会出现性功能障碍、前列腺疾病等，而月经不调、痛经、阴道炎、外阴瘙痒等女性疾病也同样困扰着中老年女性。中老年人应根据自己的生理特点，养成良好的个人生活习惯，多进行体育运动，保持良好的睡眠，做到劳逸结合，合理、对症使用小偏方来调理自己的身体状态，远离疾病。

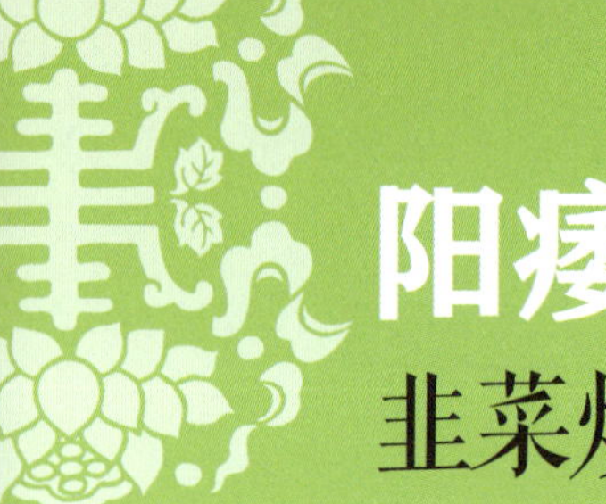

阳痿

韭菜炒河虾，家常菜让你重振雄风

中老年男性在性生活中有时会显得力不从心。健康的中老年人发生阳痿多为功能性的，精神受刺激（精神过度紧张、过度悲伤、过分忧愁等）、身体过度疲倦、神经衰弱及房事过度等，都能引起阳痿。除了心理治疗外，还可适当选用一些偏方来调理。

韭菜有温中行气、散瘀活血、补肝益肾的功效，可用于肝肾阴虚盗汗、尿频、遗尿、阳痿、遗精等多种疾病的治疗，尤其适宜男女房事后补益食用。河虾有补肾壮阳、养血固精等功效。二者合用是一道非常好的补肾壮阳菜。

韭菜炒河虾

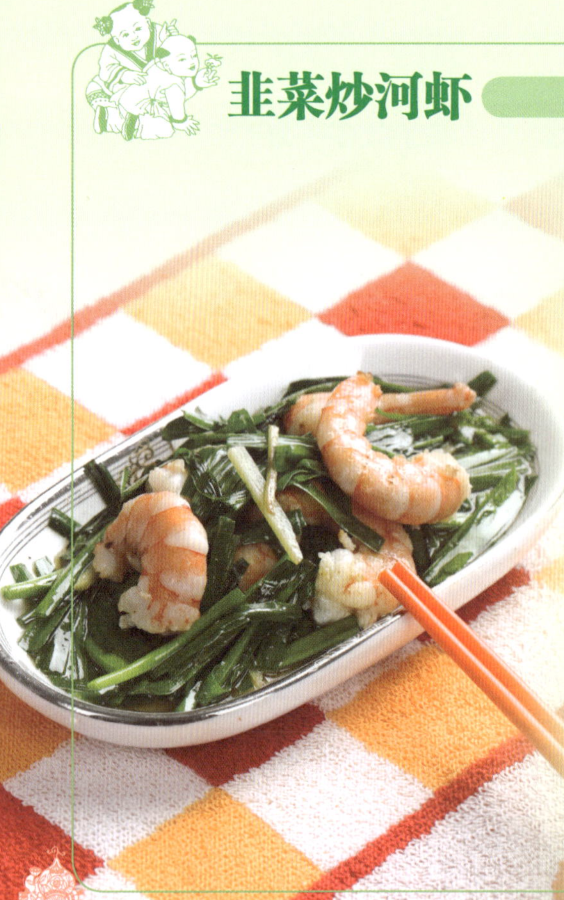

材料 韭菜100克，河虾200克，青红椒丝、食用油、盐、生抽各适量。

制法 ❶ 先将河虾剪去尖嘴，用淡盐水泡泡再反复冲洗干净，滤干水。

❷ 韭菜洗净切段。

❸ 锅中放入适量食用油，油热后，放入河虾煸炒至红色。

❹ 放入青红椒丝和韭菜段翻炒均匀，放入盐和生抽调味，翻炒几次即可。

使用方法 佐餐食。

其他功效 ❶ 有心血管病的患者、男性不育症、腰脚无力的人也适合食用此菜。

❷ 中老年人缺钙致小腿抽筋者也可以食用。

使用禁忌 患有皮肤病（如银屑病、白癜风、疱疹、酒渣鼻等）以及容易过敏的中老年人忌用。

【特效小偏方】

胡芦巴补肾茶

补肾助阳

原料：胡芦巴60克，补骨脂、菟丝子各30克，山茱萸适量。

做法：❶ 将胡芦巴、补骨脂、菟丝子切剁压成粗末，混匀。

❷ 每次取30克，加入山茱萸适量，放入茶壶中，冲入沸水，加盖闷20分钟即可。

用法用量：代茶饮。

淫羊藿水

治阳痿有奇效

原料：淫羊藿 120 克。

做法：❶ 将上药洗净加清水适量，煎煮 30 分钟，去渣取汁。

❷ 与 2000 毫升开水一起倒入脚盆内，先熏蒸阴部，待温度适宜时泡洗双脚。

用法用量：每日早晚各熏泡 1 次，每次熏泡 40 分钟，10 天为 1 个疗程。

核桃仁炒韭菜

适用于肾阳亏虚、阳痿不举

原料：核桃仁30克，韭菜150克，盐少许。

做法：❶ 韭菜洗净，切为段。

❷ 与核桃仁一起放油锅内炒熟，加入盐调味即可。

用法用量：佐餐食。每日1次，5天为1疗程。

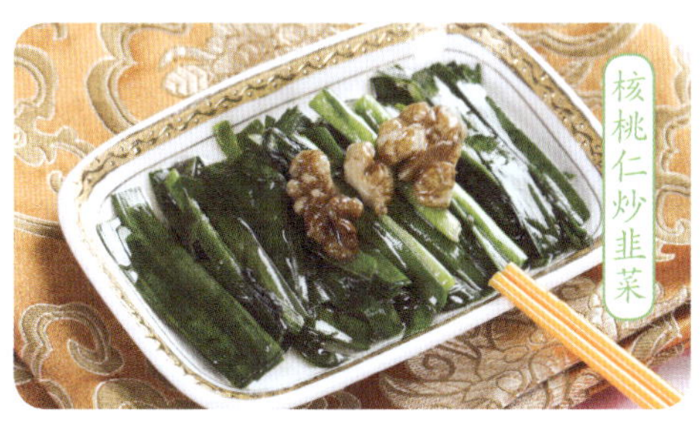
核桃仁炒韭菜

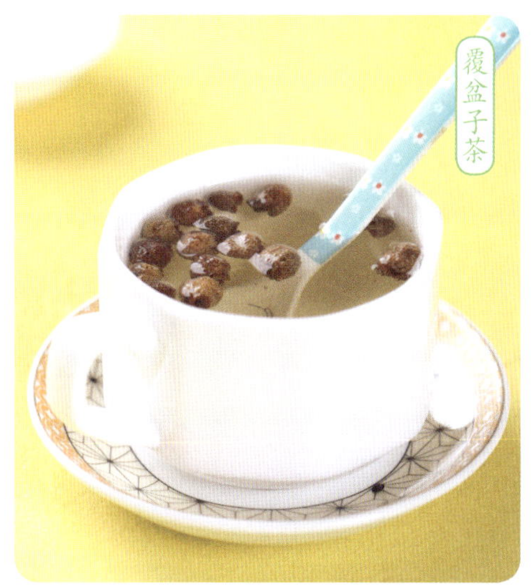
覆盆子茶

覆盆子茶

适用于遗精、阳痿等症

原料：覆盆子3克，冰糖适量。

做法：将覆盆子洗净，放入茶杯中，加入开水冲泡5分钟，放入冰糖调味即可。

用法用量：代茶饮。

猪肾枸杞汤

治阳痿效果好

原料：猪肾2个，枸杞子30克，盐适量。

做法：将猪肾去筋膜，切片，入枸杞子同煮汤，加盐调味食用。

用法用量：吃猪肾、枸杞，饮汤，每日1次，10天为1个疗程。

吴茱萸、白胡椒敷脐方

主治阳痿

原料：吴茱萸、白胡椒各等份。

做法：原料研末，取混合物适量，用唾液调成糊状。

用法用量：每晚临睡前敷于肚脐，次晨除去。

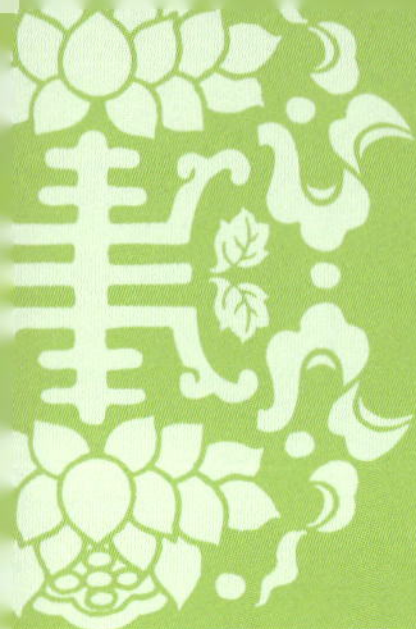

早泄

五倍子熏洗可降低敏感度

中老年人随着年龄的增长，各种生理功能慢慢退化，性能力也会有一定程度的减弱。其中，早泄就是让很多中老年男性颇为尴尬的难言之隐。一般来说，龟头过于敏感是导致早泄的一个重要因素，而用五倍子熏洗可以降低龟头的敏感度。

现代医学研究发现，五倍子富含鞣酸，而鞣酸对蛋白质有沉淀作用。当皮肤或黏膜接触到鞣酸后，其表面的蛋白质被凝固，从而在皮肤或黏膜表面形成一层薄膜；同时局部神经末梢的蛋白质也被凝固，致使局部出现微弱的麻醉现象，这样就大大地降低了龟头的敏感度。

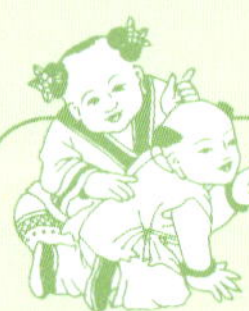

五倍子熏洗方

材料 五倍子20克。

制法 ❶ 五倍子放入锅内，加入适量清水。
❷ 先用大火烧开，再转为小火水煎30分钟左右，取药液即可。

使用方法 ❶ 使用时，先加入适量的温开水，趁温热时熏洗龟头数分钟。
❷ 等到水温降到30~40℃，再将龟头浸泡到药液中约5~10分钟。
❸ 每日晚上进行1次，15~20天为1个疗程。一般1~2个疗程后即可有效缓解早泄问题。

其他功效 五倍子水外洗还可用于脚癣脚气，并有缓解血肿外伤的作用。

使用禁忌 ❶ 外感风寒或有肺火的咳嗽患者不宜用此方。
❷ 积滞未清的泻痢者忌用。

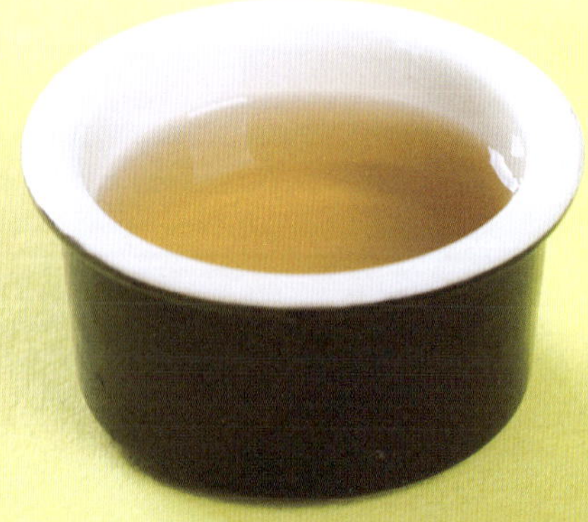

【特效小偏方】

益智枸杞红枣茶

温肾固精

原料：益智仁 10 克，巴戟天 18 克，枸杞子 12 克，生姜 2 片，大枣 2 枚。

做法：将上述材料洗净，放入炖盅内，盖上盖，隔水用小火炖 1 小时即可。

用法用量：早、晚饮用，每次 150~200 毫升。

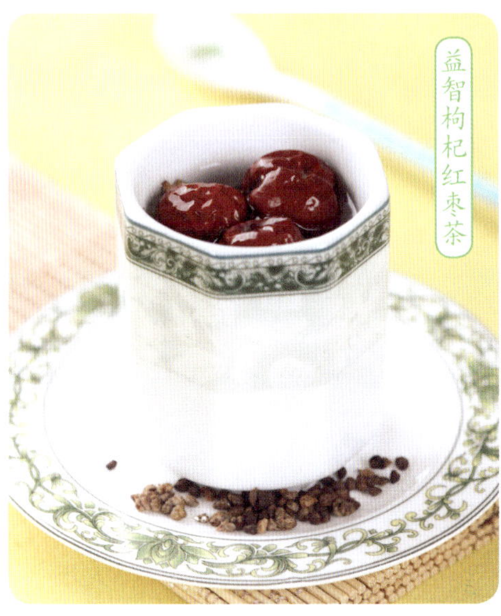
益智枸杞红枣茶

鱼鳔蒸莲须

治疗早泄

原料：鱼鳔15克，莲须20克，盐、味精、麻油各适量。

做法：❶ 鱼鳔先下油锅炸泡后，用清水浸发除去火气。

❷ 莲须洗净装入纱布袋中，同放于大瓷碗中，加清水400毫升，盖好隔水蒸熟，取出药纱袋，下精盐、味精，淋麻油，调匀。

用法用量：早晚各服1次，连服3~5天。

杜仲红茶

用于肾肝阳虚所致的阳痿早泄

原料：杜仲叶12克，红茶3克。

做法：将杜仲叶与红茶放入茶杯中，用沸水冲泡10分钟即可。

用法用量：代茶饮。

狗鞭散

治疗阳痿早泄

原料：狗鞭10条。

做法：放于热砂中炒至松脆，研成细末。

用法用量：每日服2~3次，每次5克，用黄酒送服。

五倍子白芷

治早泄效果好

原料：五倍子15克，白芷10克，醋适量。

做法：将二药一同研为细末，用醋和水各等份，调成面团状，备用。

用法用量：每日晚上临睡前敷肚脐，外面用纱布盖上，用胶布固定。每日1次，3~5天为1个疗程。

三子熏洗液

缓解早泄症状

原料：五倍子、金樱子、覆盆子各20克。

做法：将三药入锅内，加入清水适量，水煎30分钟。

用法用量：趁热熏洗阴茎及龟头部，待水温不烫手时，将龟头浸泡于药液中，每日晚上洗1次，14次为1个疗程。

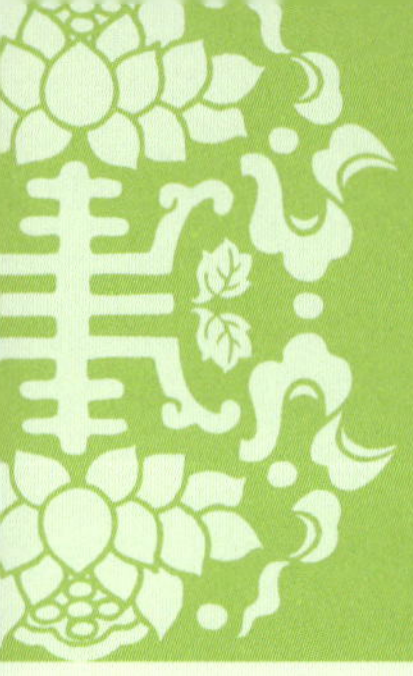

前列腺炎

用生大黄汤熏洗会阴，为前列腺“灭火”

前列腺炎是中老年男性非常常见的一种疾病，主要症状表现为尿频、尿急、尿痛、排尿困难、盆腔疼痛等，如果治疗不及时，还会出现性功能障碍、慢性肾炎等并发症。外用偏方生大黄汤可以有效治疗慢性前列腺炎。

中医认为，大黄具有攻积滞、清湿热、泻火、凉血、祛瘀、解毒的功效。临床研究显示，大黄外用可以有效治疗湿热蕴结型、气滞血瘀型前列腺炎，不仅具有散瘀活血的作用，还可以解毒消肿，总体疗效不错。再加上熏洗时可以促进盆腔的血液运行，改善微循环，尤其对充血性前列腺炎有不错的疗效。

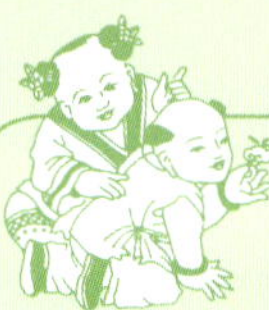

生大黄汤熏洗方

材料 生大黄50克。

制法 ① 将生大黄放入砂锅内，加入清水500毫升。

② 先用大火烧开，再转为小火，煎煮至200毫升左右即可。

使用方法 ① 将药液倒入小盆内，熏蒸会阴部；待药液不烫时，用干净的纱布浸湿，擦洗会阴。

② 每晚1次，每次10分钟左右，7天为1个疗程。

其他功效 此汤还有泻火、凉血、祛瘀、解毒的功效，对于热毒痈肿、痔出血、水火烫伤都有一定的效果。

使用禁忌 脾胃虚寒的中老年人不宜用此方。

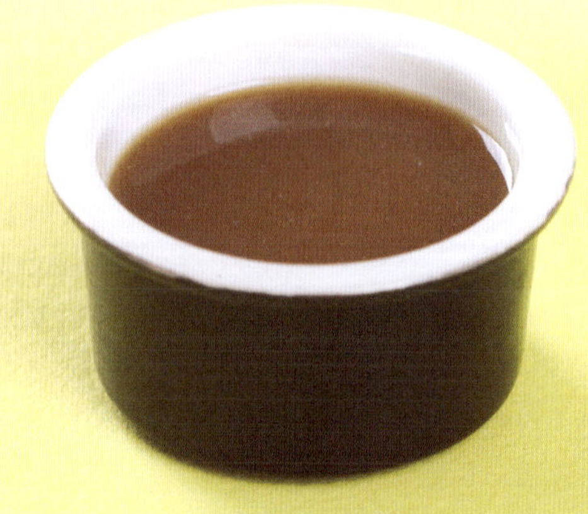

【特效小偏方】

苹果片绿茶饮

抑制前列腺炎症状发作

原料：1/4个到半个苹果，绿茶适量。

做法：每天早上，冲泡一杯500毫升左右的绿茶水，将苹果切成薄片，放入茶杯中，浸泡15分钟后可开始饮用。

用法用量：每天冲泡1次，可续杯2~3杯，将苹果片和茶叶倒掉。1周后症状基本能控制，之后仍坚持饮用。

萝卜浸蜜

缓解腰酸乏力、尿血等症状

原料：萝卜1500克，蜂蜜、盐适量。

做法：❶ 将萝卜切片，加蜂蜜浸泡10分钟。❷ 取出萝卜放在瓦上焙干，再浸再焙，不要焙焦，连焙3次。

用法用量：每日嚼服4~5次，每次数片。

劳淋汤

治阴虚火旺型前列腺炎

原料：生山药30克，生芡实9克，知母9克，生白芍9克。

做法：水煎服。

用法用量：每日1剂。

栗子炖乌鸡

补益脾肾，适用于前列腺炎

原料：栗子仁60克，海马1对，乌鸡1只，盐、姜各适量。

做法：❶ 将乌鸡洗净，切块。❷ 与栗子仁、海马、盐、姜一同放入锅内，加入清水适量，蒸熟即可。

用法用量：随餐食，分2~3次吃完。

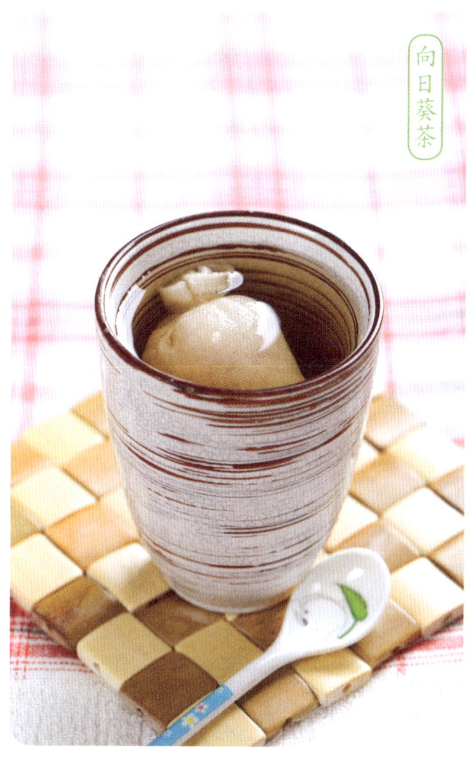

向日葵茶

改善前列腺炎症状

原料：去掉子的干向日葵盘1个。

做法：❶ 用凉水将干向日葵盘洗净，晾干，研成细末。❷ 将向日葵盘粉末按每15克一包的分量用干净的细纱布包起，每次取1包，锅中加适量水，将茶包放入煎煮5分钟。

用法用量：温服代茶饮。连续饮用5天。

甘蔗白藕汁

适用于湿热壅滞型前列腺炎

原料：鲜甘蔗、白藕各500克。

做法：❶ 甘蔗去皮，洗净，切碎，绞汁。❷ 白藕去节洗净，切碎，用甘蔗汁浸泡半日，再绞为汁。

用法用量：1天内分次饮服。

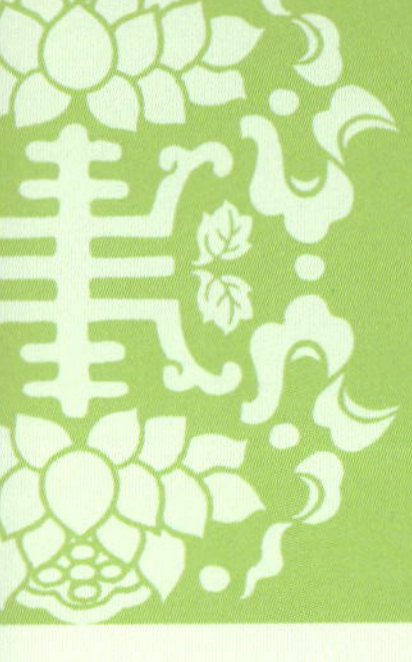

前列腺肥大

车前草肉桂粥可助前列腺“瘦身”

前列腺肥大是中老年男性比较常见的一种慢性病，以排尿不畅、小便量少或点滴而出为主要特征。中医认为，前列腺肥大多与肾和膀胱气化失职有关，可选择偏方车前草肉桂粥来调理。

中医认为，车前草具有清热利尿、凉血解毒的作用；肉桂具有温肾助阳、暖脾胃、除积冷、通血脉的功效。二者合用具有温补脾胃、通利小便的功效，对脾肾阳虚型的前列腺肥大（主要表现为小便次数多、腰酸膝软、食少便溏、面色苍白、便秘尿少、舌质淡胖或有齿痕等）有缩小肿块、消炎止痛的作用。

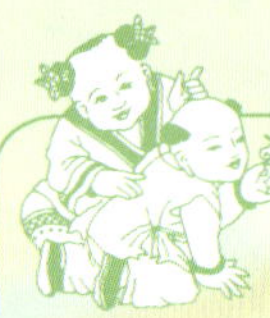

车前草肉桂粥

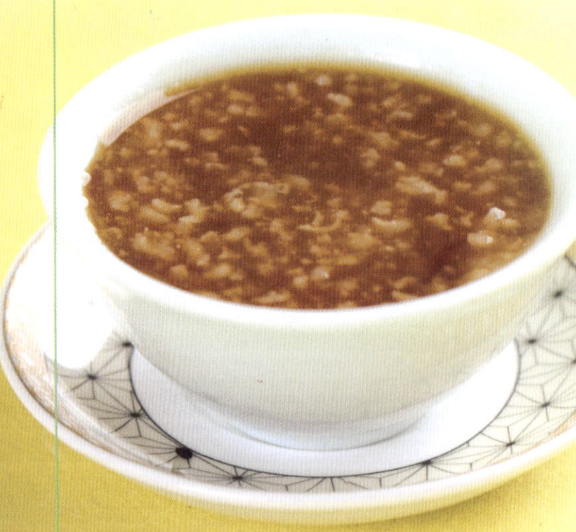

材料 肉桂6克，新鲜车前草30克，大米50克，红糖适量。

制法 ❶ 将肉桂、车前草洗净，放入锅内，加入适量的清水，水煎取汁。

❷ 将大米淘洗干净，入另一锅内，倒入煎好的药汁，加入清水适量，煮至成粥。

❸ 待粥成时，加入红糖煮几沸即可。

使用方法 空腹食用。每日吃2次，10天为1个疗程。

其他功效 此粥还有温煦肾阳的功效。

使用禁忌 ❶ 阴虚火旺，内有实热的中老年人慎用此粥。

❷ 遗精、遗尿的中老年人慎用。

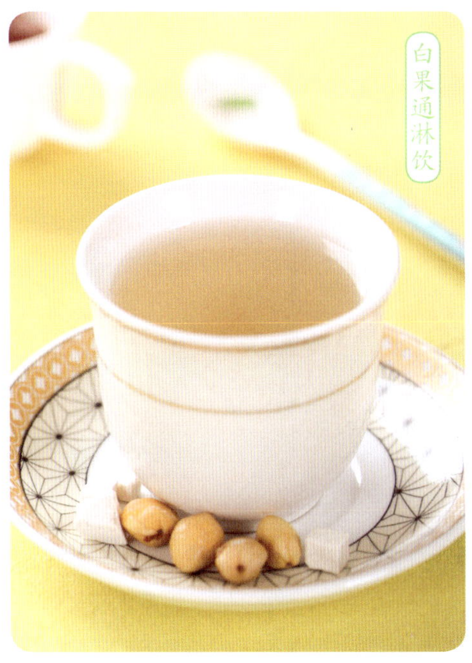

白果通淋饮

通淋利湿

原料：白果30克，茯苓、冬瓜子各10克。

做法：❶ 将白果、冬瓜子、茯苓分别洗净，放入锅内，加入清水500毫升。

❷ 先用大火烧开5分钟，再改为小火煮20分钟，滤渣取汁即可。

用法用量：每日1剂，分3次饮用。

胡椒葱泥

除寒湿，通阳气

原料：胡椒5粒，葱适量。

做法：将以上两味药一同捣为泥。

用法用量：将药泥纳入肚脐内，用医用胶布固定。每日1次。

田螺外敷方

治前列腺肥大，排尿困难

原料：大田螺1个，麝香0.3克。

做法：将田螺捣烂，加入麝香，调匀。

用法用量：敷石门穴（脐下2寸）。

盐葱泥

减轻前列腺肥大症状

原料：盐500克，生葱250克。

做法：将生葱切碎后，与盐一起入锅炒热。

用法用量：趁热包裹，熨烫小腹部，冷后再炒再包熨，连熨数次，约2~4小时即可见效。

向日葵根煎

利尿通淋

原料：向日葵根9~15克。

做法：❶ 向日葵根洗净，入锅内，加入清水2碗。

❷ 先用大火烧开，再转为小火煎至1碗。

用法用量：温服。

蟋蟀丁桂敷脐方

利尿消肿，清热化滞

原料：蟋蟀 2 只，丁香 3 克，肉桂 6 克。

做法：将上三味共捣碎，研细，用白酒少许调和均匀，敷贴于肚脐部，外用消毒纱布覆盖，胶布固定。

用法用量：每 2 天换药 1 次，每日用热水袋热敷 15~30 分钟。一般 1~2 次即可。

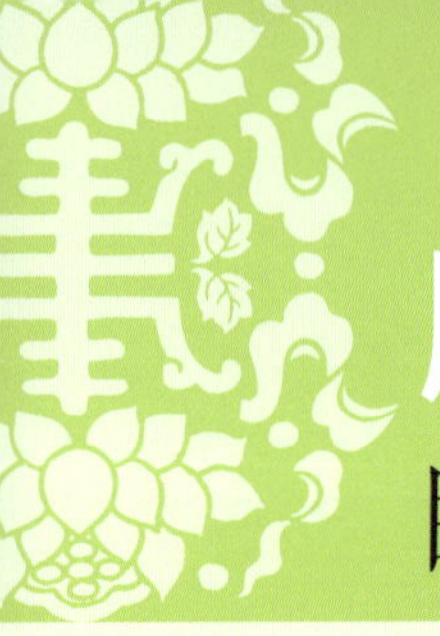

尿频

睡前一碗益智仁粥，不再受尿频困扰

尿频是老年人常见症状之一。老年人由于脏器衰弱、肾阳不足、中气下陷、膀胱失约，导致尿频；再加上某些疾病，如高血压病、糖尿病、前列腺疾病，也会让尿频不请自来。而且，中老年人尿频多在晚上变得更加严重，常常弄得整晚睡不好。

对于尿频者来说，睡前服用一碗益智仁粥，效果是不错的。中医认为，益智仁有温肾助阳、涩精缩尿的功效，常用于腰部虚冷、脾寒泄泻、腹中冷痛、尿频、遗尿及白浊等症。

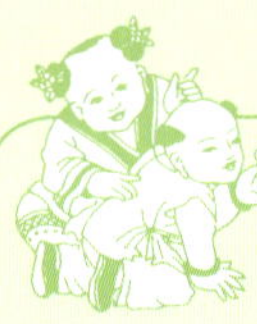

益智仁粥

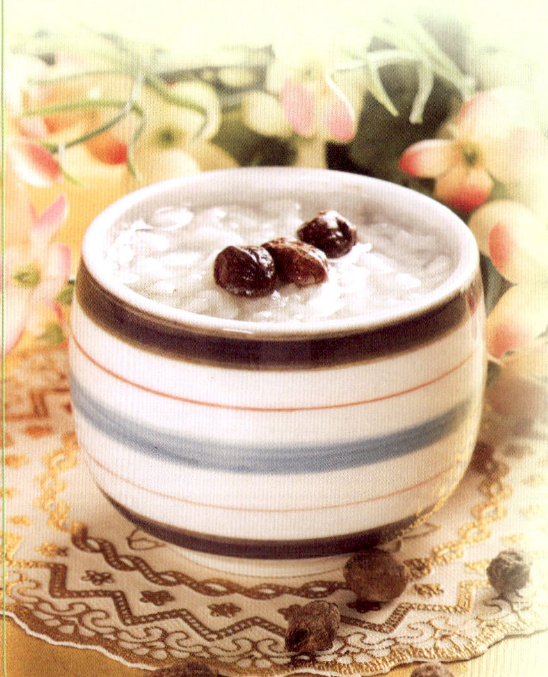

材料 大米50克，益智仁5克，盐少许。

制法 ❶ 将益智仁洗净，沥干。

❷ 将大米淘洗干净，放入砂锅内，加入益智仁和适量清水。

❸ 先用大火煮沸，再转为小火，熬成稀粥。

❹ 然后加入盐，稍煮片刻即可。

服用方法 每日临睡前1小时服用1次。

其他功效 此粥还可用于治疗脾肾虚寒、腹痛腹泻等症。

服用禁忌 阴虚火旺或热证尿频、遗精、多涎的中老年人不宜食用。

【特效小偏方】

益智仁覆盆子汤

缓解尿频症状

原料：益智仁 20 粒，覆盆子 10 粒。

做法：① 益智仁用盐水拌匀，微炒，取出放凉。

② 与覆盆子一同入砂锅内，水煎取汁。

用法用量：每日1剂，连服数剂。

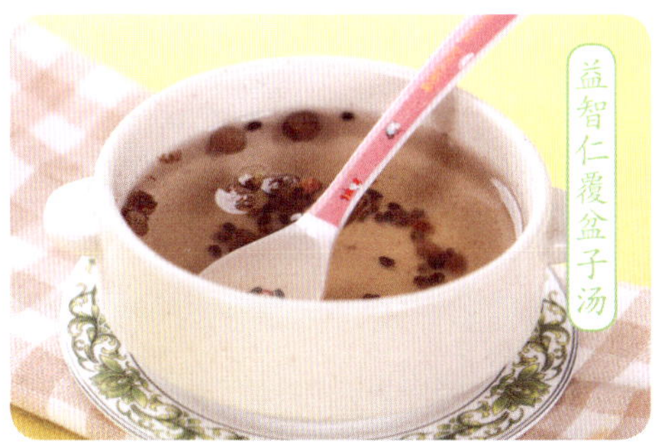
益智仁覆盆子汤

生姜附子补骨脂膏

治疗中老年人夜尿过频

原料：生姜30克，炮附子6克，补骨脂12克。

做法：将上药研成细末，混合成为膏状。

用法用量：将药膏填入肚脐中，用干净的纱布盖住，再加胶布固定。2天换药1次。

猪肾白果粥

减轻尿频症状

原料：猪肾1对，白果仁15克，大米100克。

做法：① 将猪肾对半剖开，取出筋膜，洗净后切成薄片。

② 白果仁捣碎和大米同放砂锅内，加水适量小火煮粥，待米将熟时放入猪肾，大火烧开后改小火再煮20分钟即可。

用法用量：每日1剂，分2次吃完，7天为1个疗程。

莲子芡实粥

减少小便次数

原料：莲子、芡实、枸杞子各30克，龙眼肉20克，小米100克。

做法：① 将莲子、芡实洗净，捣碎；龙眼肉去壳，洗净。

② 小米淘洗干净，将以上食材一同放入砂锅内，加水适量，用小火煮粥即可。

用法用量：代早餐食。

炒鸡肠

治尿频、夜尿多

原料：鸡肠1~2条，米酒适量，盐少许。

做法：① 将鸡肠洗净切为段，用油炒熟。

② 加入米酒、盐调味即可食用。

用法用量：每日1次，佐餐食。

大枣干姜汤

对尿频有很好的疗效

原料：大枣30克，干姜3片，红糖15克。

做法：① 将大枣洗净，与干姜一同入锅内，加入适量的清水。

② 用小火把大枣煮烂，加入红糖调味即可。

用法用量：每日服用1剂，10天为1个疗程。

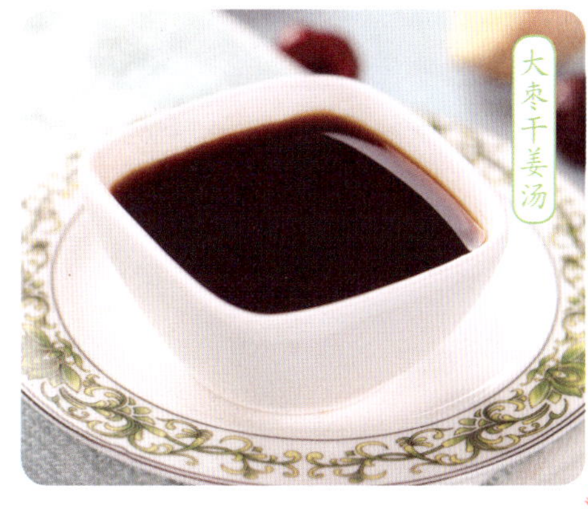
大枣干姜汤

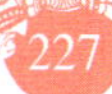

痛经

益母草代替茶叶煮茶蛋可行气养血

很多人以为痛经多发生于年轻女性，事实上一些中老年女性也会受到痛经的困扰。中医认为，痛经病位在胞宫，变化在气血，表现为痛证，多因气血运行不畅，不通则痛。因此，选择偏方应以活血化瘀、通经止痛为主。

益母草与延胡索一同煮鸡蛋，可以改善痛经。益母草有活血、祛瘀、调经的作用，是妇科常用药。延胡索具有行气活血、散瘀止痛的作用。李时珍在《本草纲目》指出，延胡索有“活血，理气，止痛，通小便”四大功效。鸡蛋可补益元气。以上三药合用可起到疏肝行气、养血活血、祛瘀、止痛的作用。对气滞血瘀型痛经疗效显著。这类患者的典型表现是，月经周期不太规律，经前有心烦、胸闷等症状，并伴有乳房及胸胁部胀痛，经前或经期小腹胀痛，经量少，色黯有块等。

益母草煮蛋

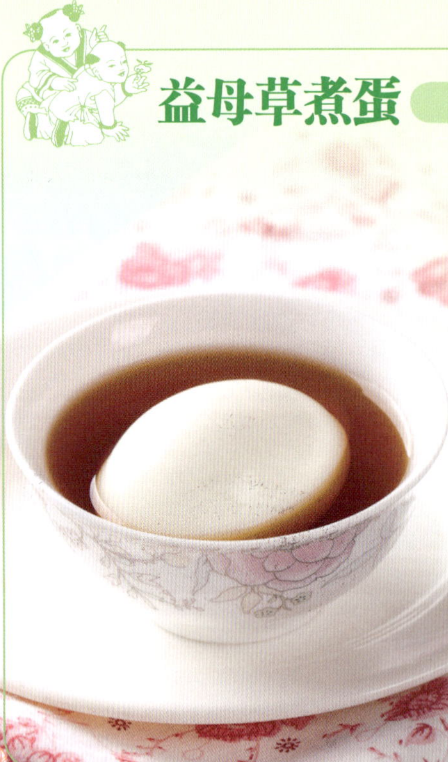

材料 鸡蛋2枚，益母草30克，延胡索15克。

制法 ❶ 先将益母草择去杂质，清水洗净，用刀切成段，沥干；鸡蛋洗净。

❷ 将鸡蛋与益母草、延胡索一同放入砂锅内，加入适量的清水。

❸ 先用大火烧开，再转为小火，煮至蛋熟。

❹ 取出鸡蛋去壳，再煮片刻，去药渣即可。

服用方法 食蛋饮汤。每日服用1剂，从经前数日开始食用，直到月经来潮止。

其他功效 此方因有活血化瘀的功效，所以对跌打损伤也有一定的功效。

服用禁忌 本方只适用于原发性痛经，对继发性痛经没有明显效果。

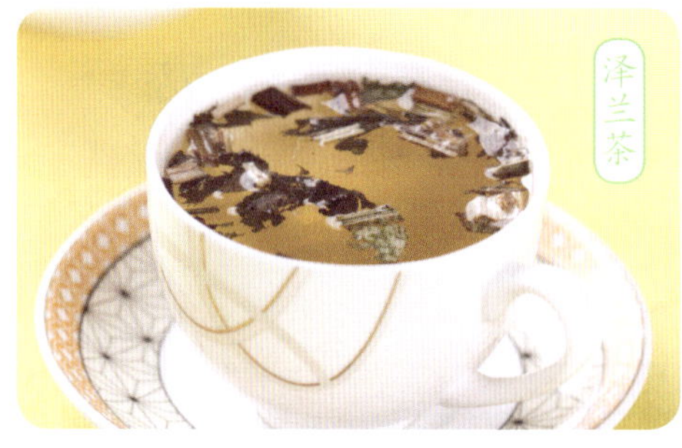

泽兰茶

活血化瘀，通经止痛

原料：泽兰10克，绿茶1克。

做法：将泽兰、绿茶一同放入茶杯内，用开水冲泡，加盖泡5分钟即可。

用法用量：代茶饮。于月经前2天饮用。

黑豆蛋酒汤

适用于气血两虚型痛经

原料：黑豆60克，鸡蛋2枚，米酒120毫升。

做法：❶ 将黑豆、鸡蛋洗净，放入锅内，加入适量的清水。

❷ 用小火煮至鸡蛋熟，取出去壳，再放入锅内煮片刻即可。

用法用量：吃蛋饮汤。饮汤时加入米酒。每日2次。

红花山楂酒

活血化瘀效果好

原料：红花15克，山楂30克，白酒250毫升。

做法：将上药一同放入大酒瓶内，注入白酒，浸泡1周即可。

用法用量：每日饮用2次，每次饮服15~30毫升，月经期间暂停服用。

当归艾叶汤

温经散寒，行血止痛

原料：当归30克，生艾叶15克，红糖60克。

做法：❶ 将上三味一同放入锅内，加入适量的清水。

❷ 先用大火烧开，再转为小火，煎至3碗。

用法用量：每日1剂，分3次温服，在月经期服用。

桂浆粥

温中补阳，散寒止痛

原料：肉桂2克，大米100克，红糖适量。

做法：❶ 将肉桂入砂锅内，水煎，去渣取浓汁。

❷ 将大米淘洗干净，放锅内，加水适量。

❸ 煮沸后，加入肉桂汁及红糖，一同煮为粥。

用法用量：每日2次，3~5天为1个疗程。

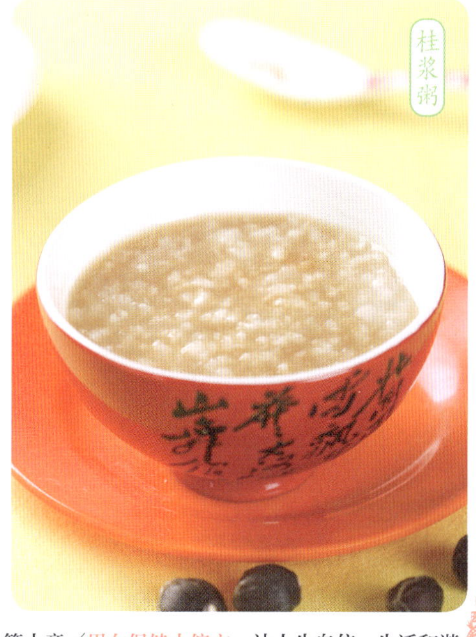

月经失调

玫瑰、月季合用，调经有奇效

女性大约从40岁以后，卵巢功能逐渐衰退，生殖器官开始萎缩。这一阶段被称为围绝经期。此期的长短不一，一般历时10年甚至20年。在此阶段中最明显的表现是，以往月经很规则的女性，月经周期开始变得不规律了，直到最后绝经。此时还会伴有失眠、体力下降、记忆力减退、骨质疏松等更年期症状。

中医认为，玫瑰花可行气解郁、调经止痛；月季花有活血调经、消肿解毒的功效，可以治月经不调，经来腹痛。二者用来泡茶饮可祛瘀调经。

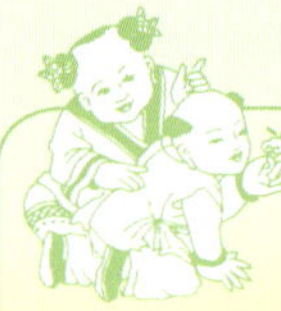

玫月茶

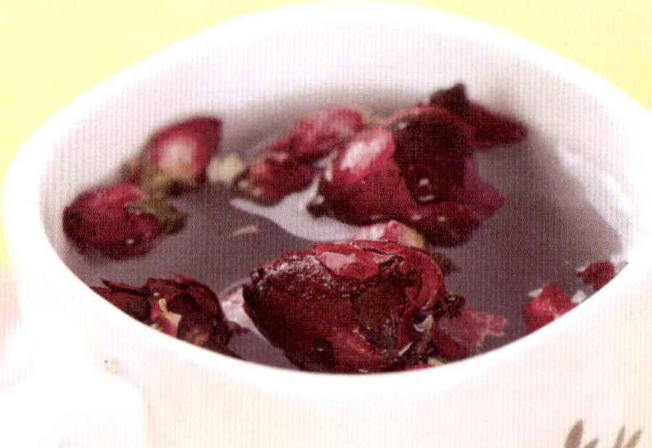

材料 玫瑰花、月季花各9克，红茶3克。

制法 ❶ 将玫瑰花、月季花、红茶一同放入保温杯中，冲入适量沸水。

❷ 盖上杯盖，浸泡15分钟左右即可饮用。

服用方法 1日内饮尽。最好在经期前3~5天开始饮用，这样疗效更好。

其他功效 对于爱美的中老年女性来说，此茶还可以清除宿便，维持新陈代谢的功能正常，可让皮肤看起来更加细嫩，而且也不容易在体内堆积肥肉，有一定的减肥效果。

服用禁忌 ❶ 月经量多者慎用此茶。

❷ 血热、血虚者不要饮用。

【特效小偏方】

桃仁炖墨鱼

通经活血效果好

原料： 桃仁6克，墨鱼15克，姜、葱、盐各适量。

做法： ① 将墨鱼用水泡发，去皮，撕去黑膜后洗净。

② 桃仁洗净，与墨鱼一起放入锅内，加入姜、葱、盐、水各适量。

③ 将锅放在大火上烧沸，再改用小火炖熬，直到墨鱼熟透即可。

用法用量： 佐餐食。每日食用1~2次。

芎麻煮鸡蛋

调理月经

原料： 川芎10克，天麻5克，鸡蛋3枚。

做法： ① 将川芎、天麻去杂，分别洗净。

② 将二者与鸡蛋一同放入砂锅内，加水适量，一同煮至蛋熟。

③ 捞出鸡蛋去壳，再放入锅中煮3~5分钟，出锅即可。

用法用量： 食蛋饮汤。每日1次。

母鸡胶艾汤

治月经淋漓不断、崩漏

原料： 母鸡半只（去头爪），艾叶15克，阿胶15克。

做法： ① 母鸡去内杂，洗净，加水煮熟。取鸡汤1碗。

② 艾叶加水500毫升，煎煮至150毫升，加入熬好的鸡汤。

③ 小火续煮5分钟后，下阿胶，待阿胶溶化后立即饮服。

用法用量： 每日1次。

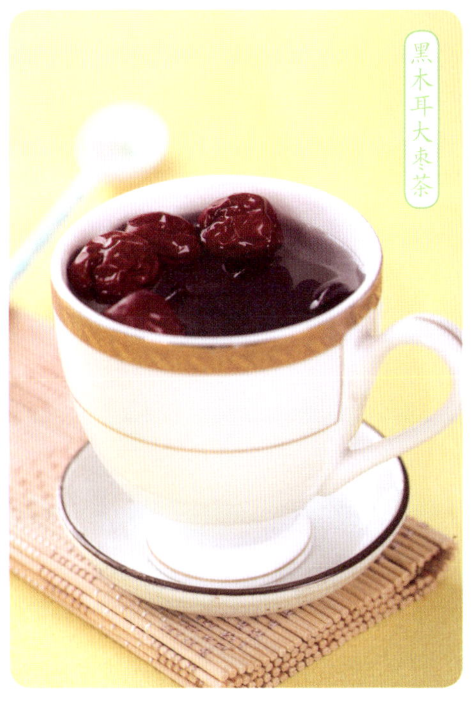

黑木耳大枣茶

治气虚型月经过多

原料： 黑木耳（泡发）30 克，大枣 20 枚。

做法： ① 大枣洗净，与黑木耳一同放入锅内，加入适量的清水。

② 先用大火烧开，再转为小火，煮熟即可。

用法用量： 每日服用 1 剂，连服 7 剂。

艾姜饮

温经止血，散寒止痛

原料： 干艾叶15克（鲜品30克），生姜10克，红糖适量。

做法： ① 将生姜、艾叶入砂锅内，加入适量清水，水煎取浓汁。

② 加入红糖调味即可。

用法用量： 月经过后3天服，月经来潮前3天停。每日服用2次，早晚温服。

乳腺增生

小小金橘叶有效缓解乳腺增生

不少中老年女性由于心理生理等因素，如退休后不适应突然失去工作的生活、平时容易心理压力大、爱着急生气等，这些都会导致肝气瘀滞。

对于女性来说，乳房与肝经和胃经两个经脉的关系最为密切。肝经布于胸胁，乳房属肝。肝疏泄条达，乳汁才能分泌而不瘀滞。肝失疏泄，则乳房气血瘀滞，导致痰阻乳络，出现乳腺增生。治宜选择疏肝通乳的偏方。可根据乳腺疾病的不同症状表现，使用中药进行调理，在月经周期的前半期调补肝肾。

有乳腺增生的人平时可以喝点金橘叶茶。金橘叶具有疏肝理气、解郁散结的功效，用金橘叶泡茶对于肝郁气滞型乳腺增生有非常好的疗效。

金橘叶茶

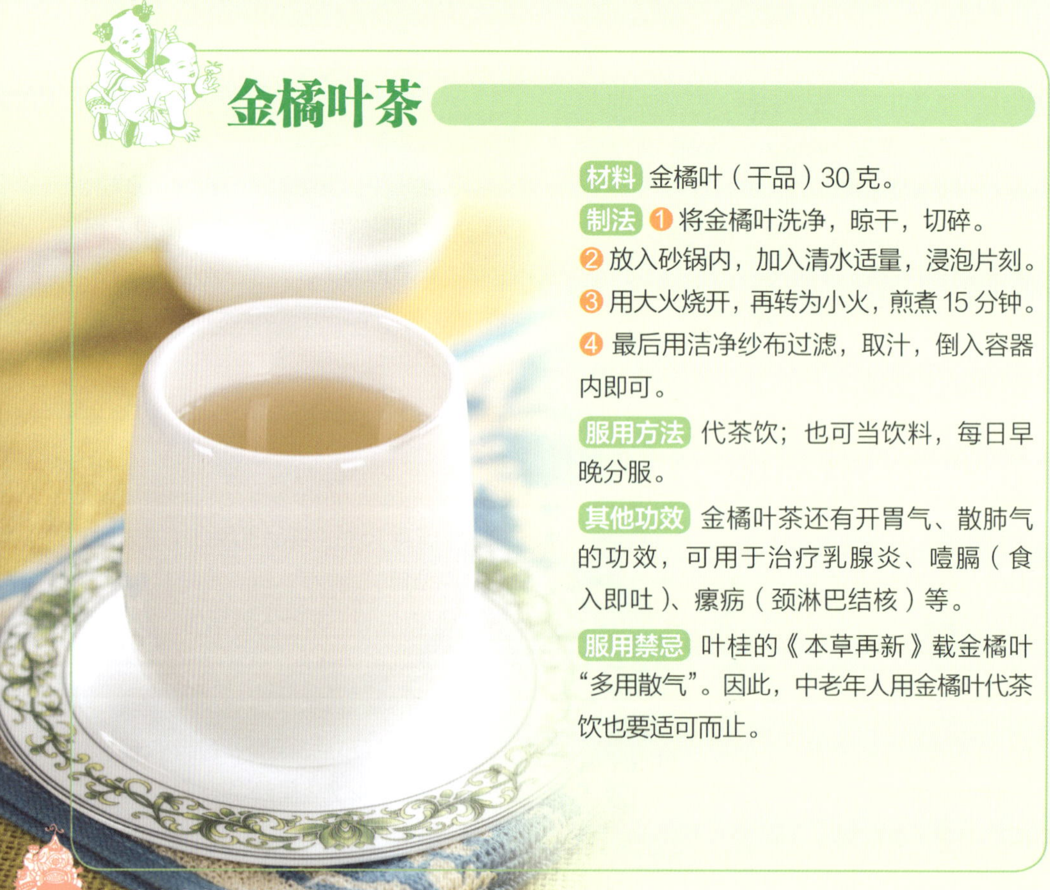

材料 金橘叶（干品）30克。

制法 ❶ 将金橘叶洗净，晾干，切碎。
❷ 放入砂锅内，加入清水适量，浸泡片刻。
❸ 用大火烧开，再转为小火，煎煮15分钟。
❹ 最后用洁净纱布过滤，取汁，倒入容器内即可。

服用方法 代茶饮；也可当饮料，每日早晚分服。

其他功效 金橘叶茶还有开胃气、散肺气的功效，可用于治疗乳腺炎、噎膈（食入即吐）、瘰疬（颈淋巴结核）等。

服用禁忌 叶桂的《本草再新》载金橘叶“多用散气”。因此，中老年人用金橘叶代茶饮也要适可而止。

【特效小偏方】

夏枯草当归粥

缓解乳房胀痛

原料：夏枯草、当归、香附各10克，红糖各适量。

做法：❶ 将三者一同放入砂锅内，加入清水适量。

❷ 先用大火烧开，再转为小火，水煎20分钟取汁。

用法用量：在吃粥时，加入药汁、红糖拌服。每周2次。

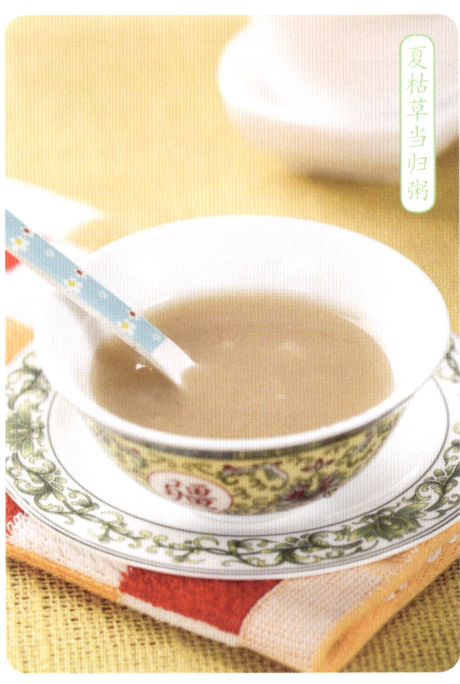

橘核橘络饮

散结通络

原料：橘核10个，橘络1~3克。

做法：将二者一同放入茶杯中，加入开水，冲泡5分钟左右即可饮用。

用法用量：代茶饮，7天为1个疗程。

蒸天冬

适用于肝郁气滞型乳腺增生

原料：鲜天冬60克。

做法：鲜天冬剥去外皮，隔水蒸熟即可。

用法用量：每日1剂，分3次服用。

鸭蛋蒸蓖麻子

治乳腺小叶增生

原料：青壳鸭蛋2枚，蓖麻子6粒。

做法：❶ 将二者分别洗净，再将每枚鸭蛋大头开一小孔，塞入蓖麻子3粒。

❷ 将二者一同放于碗中，隔水蒸熟。

用法用量：早晚各服1次，鸭蛋与蓖麻子同时食用。一般连服鸭蛋50枚左右乳痛消失。

玫瑰蚕豆花茶

疏肝理气，解郁散结

原料：玫瑰花6克，蚕豆花10克。

做法：❶ 将玫瑰花、蚕豆花分别洗净，沥干。

❷ 二者一同放入茶杯中，加开水冲泡，盖上盖，闷泡10分钟即成。

用法用量：代茶饮，或当饮料，早晚饮用。

山楂青皮茶

缓解增生肿痛

原料：生山楂10克，青皮7枚，蜂蜜1~2匙。

做法：❶ 将二者洗净，一同放入茶杯中，用沸水冲泡。

❷ 待茶温热时，再加入蜂蜜，调匀即可。

用法用量：代茶饮。

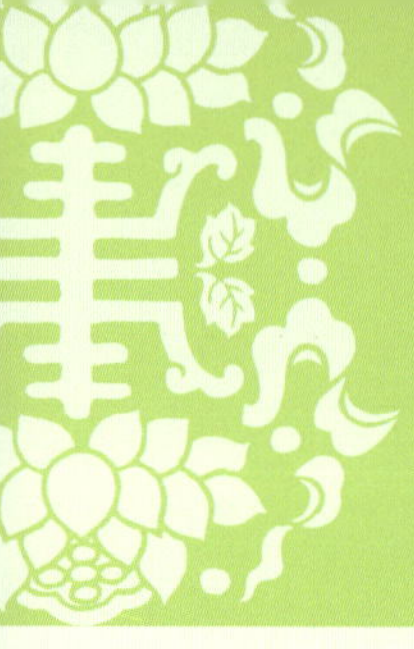

老年性阴道炎

龙胆草抗菌消炎效果好

老年性阴道炎多见于绝经后的老年女性。一般是由于阴道内环境改变引起的。由于老年人处于停经状态，体内的激素分泌失调，导致阴道内酸碱平衡失调，引起细菌等感染。主要症状表现为外阴灼热、痒痛不适、白带增加、色黄质稀、味臭，经常出现尿频、尿痛或小便失禁等症状。

选择偏方宜以清热解毒、杀虫止痒为主。中医认为，龙胆草具有清热燥湿、泻肝定惊的作用，对于小便淋痛、阴肿阴痒、湿热带下等有一定的功效。《本草纲目》记载：龙胆草“性味苦，涩，大寒，无毒。主治骨间寒热、惊病邪气，继绝伤，定五脏，杀虫毒”。

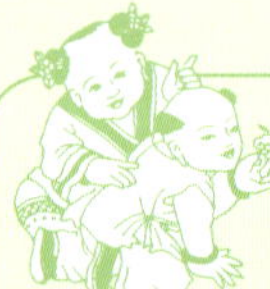

龙胆草汁外洗方

材料 龙胆草25克。

制法 ❶ 将龙胆草放入锅内，加入清水1000毫升。

❷ 先用大火烧开，再转为小火，煎至500毫升即可。

使用方法 用药汁外洗阴道，每日洗1~2次，10天为1个疗程。

其他功效 本方外用还可治疗皮肤与黏膜的创伤感染及溃疡、轻微的烫伤、口唇疱疹、鹅口疮、外阴炎等。

使用禁忌 外用忌随意增加药量。

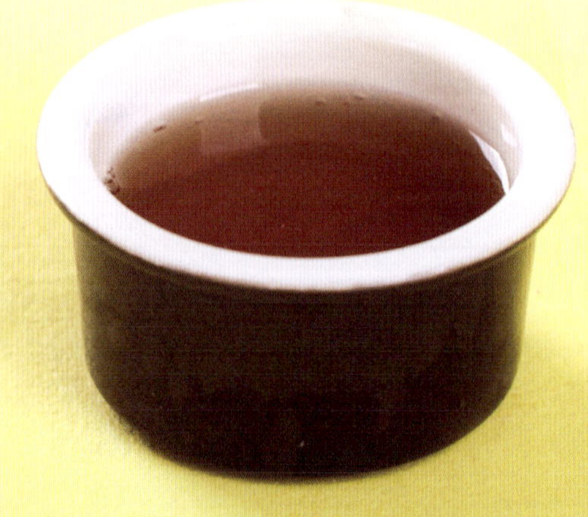

【特效小偏方】

香椿叶汁

消炎效果好

原料： 香椿叶100克。

做法： ❶ 将香椿叶放入锅内，加入适量清水。

❷ 先用大火烧开，再转为小火，水煎取汁。

用法用量： 清洗阴部，每日2次。

生萝卜汁

缓解阴道炎症状

原料： 生萝卜500克。

做法： 生萝卜洗净，绞取汁液。

用法用量： 用消毒纱布浸萝卜汁塞入阴道内，每半小时换1次。

淡菜韭菜汤

补肾止带

原料： 淡菜 60 克，韭菜 120 克，黄酒适量。

做法： ❶ 韭菜洗净，切段备用。淡菜洗净。

❷ 油锅置大火上，加入淡菜迅速炒片刻，加水 2 碗，煮沸。

❸ 锅中加入洗净切好的韭菜，再加入黄酒，略煮 1~2 沸即可。

用法用量： 每日 1 剂，1 次服完，5~7 天为 1 个疗程。

蛇床子黄柏苦参汤

清热燥湿，杀虫止痒

原料： 蛇床子30克，黄柏、苦参各12克，雄黄、鹤虱各10克。

做法： 将上药一同入锅内，加入清水2500毫升，水煎取汁2000毫升。

用法用量： 每日用1剂，分2次外洗。

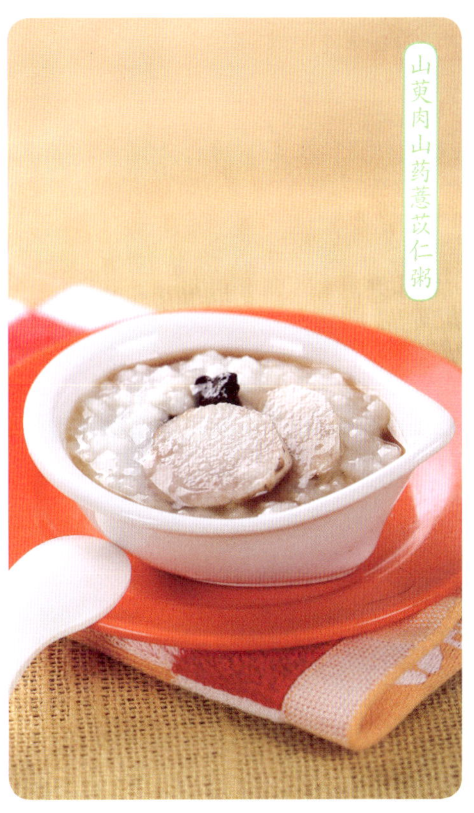

山萸肉山药薏苡仁粥

补肾健脾燥湿

原料： 山茱萸10克，山药、薏苡仁各适量。

做法： 将上三味入锅内，加入适量清水，一同煮为粥。

用法用量： 每日1~2次，2周为1个疗程。

莲子薏苡仁蚌肉汤

清热、燥湿、止带

原料： 莲子、薏苡仁各60克，蚌肉120克。

做法： ❶ 将莲子去皮、心，薏苡仁洗净，蚌肉切成薄片。

❷ 将三者一同放入砂锅，加入清水750毫升，用小火煮1小时左右即可。

用法用量： 每日1剂，连服7~10天可见效。

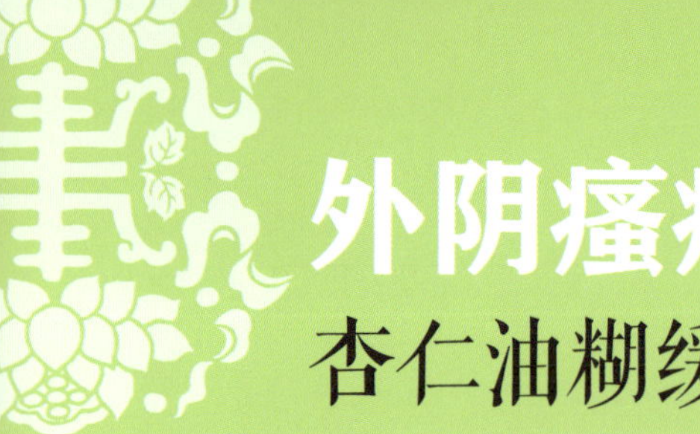

外阴瘙痒

杏仁油糊缓解瘙痒有良效

外阴瘙痒是中老年女性最常遇到的一种症状，发作起来常让人坐立不安。严重者可波及肛门周围。症状可以时轻时重。若反复搔抓会出现皮肤增厚、抓痕、血痂及苔藓样硬化等改变。这是由于人到中年后，体内雌激素水平下降，导致外阴皮肤结缔组织皱缩或皮肤变脆变薄，易于损伤、皲裂和末梢神经过敏而发生瘙痒。

中医认为外阴瘙痒多因湿热虫蚀所致，苦杏仁可杀虫。《本草纲目》指出，苦杏仁能“杀虫，治诸疮疥”。现代医学研究表明，苦杏仁还有驱虫、杀菌作用，可抗蛲虫和滴虫感染。

杏仁油糊

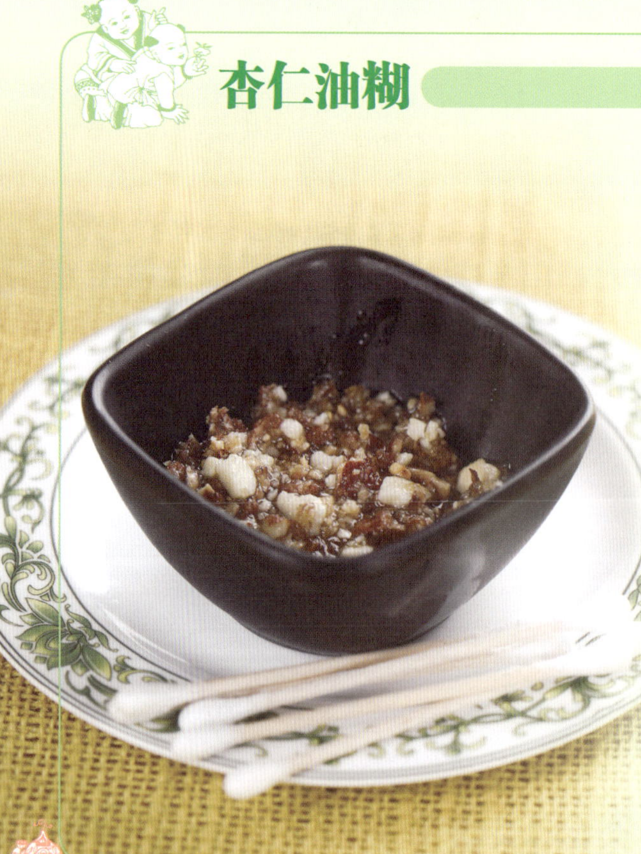

材料 苦杏仁150克，麻油75克，桑叶适量。

制法 ❶ 将桑叶洗净，放入锅内，加入清水适量，水煎取汁。

❷ 将苦杏仁洗净，沥干，炒枯，研为细末。

❸ 加入麻油，调成糊状。

使用方法 使用时先用桑叶水冲洗外阴和阴道，然后用杏仁油糊涂搽，每日1次；或者用带线消毒棉球蘸杏仁油糊塞入阴道，24小时后取出。

其他功效 本方外用对于滴虫性阴道炎、黄水疮也有很好的治疗效果。

使用禁忌 使用本方前一定要做好消毒工作，以防感染。

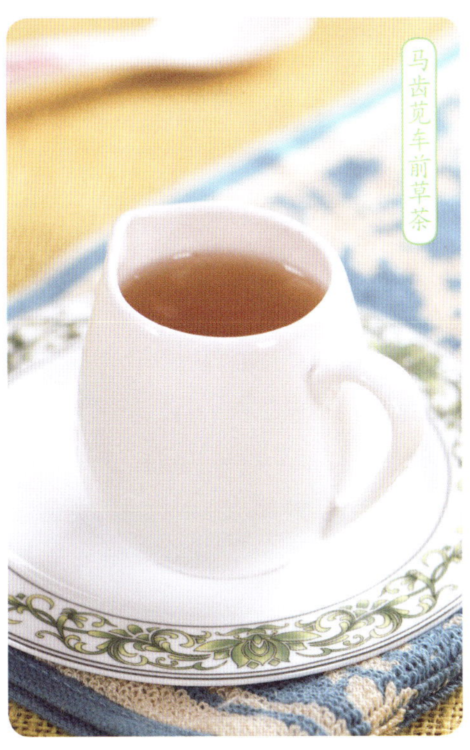

马齿苋车前草茶

适用于湿热型外阴瘙痒

原料：马齿苋60克，车前草15克。

做法：① 将二者一同放入砂锅内，加入清水适量。

② 先用大火烧开，再转小火，去渣取汁。

用法用量：代茶饮，每日服用1剂，5~7天为1个疗程。

葵荷糖浆

适用于湿热型外阴瘙痒

原料：向日葵根、荷叶各12克，红糖适量。

做法：① 将向日葵根、荷叶一同放入砂锅内，加入3碗水，煎至半碗。

② 加入红糖，熬化成糖浆即可。

用法用量：饭前空腹饮，每日饮用2次。

鲜桃叶汤

杀菌止痒

原料：鲜桃叶500克。

做法：① 鲜桃叶洗净放入砂锅内，加入适量的清水。

② 水煎取汁，倒入盆内。

用法用量：趁热熏洗患部，每日2次，7天为1个疗程。

生姜艾叶汤

缓解瘙痒症状

原料：生姜120克，艾叶90克（鲜者200~250克）。

做法：① 生姜洗净连皮打碎，与艾叶一同入砂锅内，加水1500毫升。

② 煎沸后20分钟去渣，将药液倒入盆内。

用法用量：坐在盆上令蒸气先熏阴部，待水温度适宜，洗10~15分钟，每日1~2次，3天为1个疗程。

蛤粉冰片末

治阴痒有皮肤破损者

原料：蛤粉3克，冰片0.3克，香油适量。

做法：将蛤粉与冰片一同研为细末。

用法用量：用香油调和外敷，每日1~2次，10次为1个疗程。

冬瓜子散

适用于湿热下注所致阴痒者

原料：冬瓜子仁 60 克，冰糖 40 克。

做法：将冬瓜子仁与冰糖一同捣成末，混匀。

用法用量：每日服用 2 次。

乳腺癌

一杯全橘饮，乳房保安康

乳腺癌也是中老年女性的高发癌症之一，以乳房肿块为首发症状，有时还会出现乳头与乳晕异常（如乳头回缩、乳头瘙痒、乳头溢液），乳房皮肤也会发生改变，如出现小凹陷，就像小酒窝一样。

平时适当多饮全橘饮，对于防治乳腺癌具有积极的作用。橘叶有行气疏肝、消肿散结的功效；橘皮有行气疏肝、消积化滞的作用；橘核善于行气散结止痛；橘络可行气、通络、化痰。四味合用具有疏肝理气、解郁抗癌的功效，尤其适合乳腺癌初起未溃者。柑橘的果肉、果皮和种子也富含多种预防和对抗乳腺癌的营养物质，中老年女性平时也可以常吃柑橘。

全橘饮

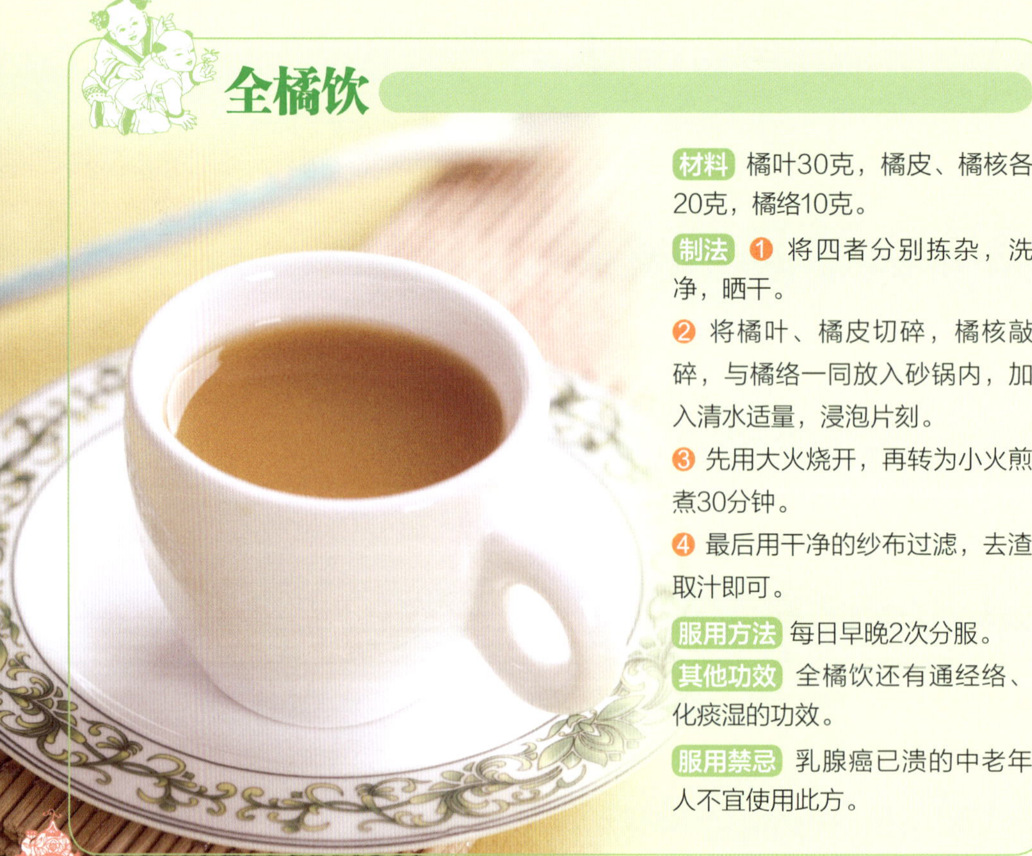

材料 橘叶30克，橘皮、橘核各20克，橘络10克。

制法 ❶ 将四者分别拣杂，洗净，晒干。

❷ 将橘叶、橘皮切碎，橘核敲碎，与橘络一同放入砂锅内，加入清水适量，浸泡片刻。

❸ 先用大火烧开，再转为小火煎煮30分钟。

❹ 最后用干净的纱布过滤，去渣取汁即可。

服用方法 每日早晚2次分服。

其他功效 全橘饮还有通经络、化痰湿的功效。

服用禁忌 乳腺癌已溃的中老年人不宜使用此方。

【特效小偏方】

蛇舌草茯苓蜜饮

解毒抗癌，清热健脾

原料：白花蛇舌草30克，茯苓15克，蜂蜜20克。

做法：❶ 将白花蛇舌草洗净，晒干，切小段，备用。

❷ 将茯苓洗净，晒干，切为片。

❸ 将茯苓片与白花蛇舌草一同放入砂锅内，加水浸泡片刻，水煎30分钟。

❹ 然后去渣取汁，再用小火浓缩至300毫升，待其温热时加入蜂蜜，调匀即可。

用法用量：早晚2次分服，或每日2次，每次150毫升，温服。

生蟹壳末

化瘀软坚

原料：生蟹壳数十枚，黄酒适量。

做法：将生蟹壳放在瓦上，焙干，研为细末，备用。

用法用量：每取药末2克，用黄酒30毫升冲服，每日服用2~3次。

玫茉抗癌保健茶

清热解毒，理气活血，扶正抗癌

原料：云南抗癌保健茶（含云南大叶绿茶和绞股蓝）10克，茉莉花5克，玫瑰花瓣10克。

做法：将上述原料以沸水冲泡。

用法用量：代茶每日频饮。连服4~6周为1个疗程。适宜于乳腺癌患者及康复期日常服用。

夏枯草天冬蜜饮

辅助治疗肝郁化火型乳腺癌

原料：夏枯草20克，天冬、蜂蜜各15克。

做法：❶ 将夏枯草、天冬洗净，放入锅内，加入清水适量。

❷ 水煎2次，每次30分钟，合并2次滤液，待药转温时加入蜂蜜，调匀即可。

用法用量：每日上下午分服。

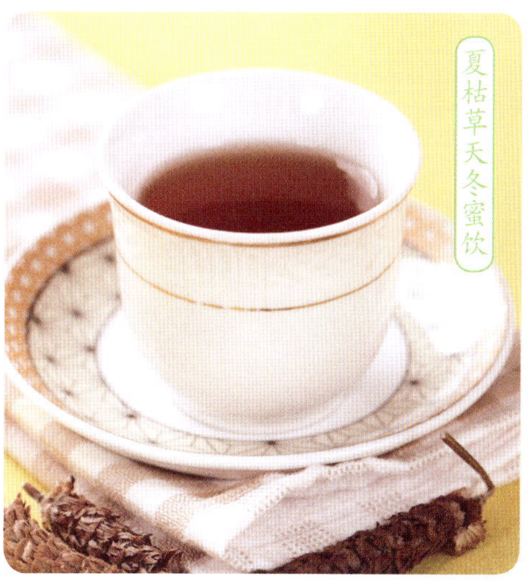

夏枯草天冬蜜饮

胡芦巴方

适用于乳腺癌

原料：胡芦巴120克，盐、黄酒适量。

做法：将胡芦巴放于盐水中，炒干研为末。

用法用量：每日服用10克，每日1次，用黄酒送服。

南瓜蒂末

对乳腺癌有缓解作用

原料：南瓜蒂2个，黄酒100毫升。

做法：将南瓜蒂烧黄，研成细末。

用法用量：用黄酒送服，每日早晚各1次。

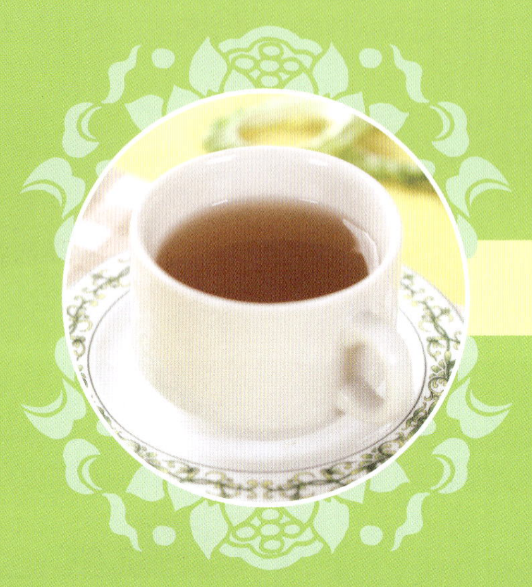

第十一章

差旅、应酬小偏方

你的健康是对家人最好的回报

现在越来越多的中老年人不愿意守在家里，总是找机会去外面玩一玩，转一转，感受一下自然风光。有的人则由于工作原因，不得不整日应酬赴宴，或是出差在外，车船颠簸，难免会遇到一些小麻烦，如晕车晕船、中暑、腹泻等问题，总会不期而至。这些小麻烦看似小事，但是会影响正常生活起居规律，影响心情。倘若学会应用小偏方，可以随时应付这些小麻烦。

晕车晕船

肚脐上贴生姜片可止吐

很多中老年人坐车或坐船总会出现晕车晕船症状。刚开始感觉上腹部不舒服，继而会有恶心、面色苍白、出冷汗，旋即有眩晕、精神抑郁、唾液分泌增多和呕吐等症状。这时用生姜片贴穴位就能解决这个问题。

现代医学认为，生姜中的姜酚、姜烯酮有很强的末梢性镇吐作用；而且姜酚、姜烯酮还有很好的镇静作用，可以通过肚脐到达全身，进而起到防治晕车的作用。

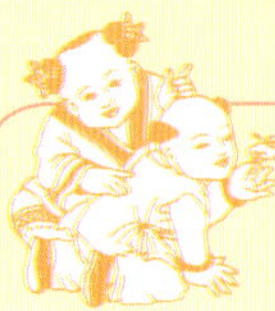

姜片贴脐方

材料 新鲜生姜2片。

使用方法 ❶ 将新鲜生姜片贴于肚脐眼处（神阙穴），然后用医用防过敏胶布或伤湿止痛膏固定。

❷ 按男左女右的原则，在手上内关穴处再贴上生姜片，再用医用防过敏胶布或手帕包扎固定。

❸ 使用此法时，一定要在上车或上船前半小时或1小时使用才会取得最佳效果。如果乘车时间超过10小时，可中途更换1次。

其他功效 生姜贴肚脐还有散寒解表、健胃消食的作用。

使用禁忌 ❶ 选择的生姜片一定要新鲜，切片时要稍厚一点，太薄了会很快干掉，起不到作用。

❷ 肚脐上贴生姜片并不是万能的。生姜对于素体脾胃虚寒者预防效果比较明显，而对于那些平素被上火症状困扰的胃火较盛者，效果并不理想。

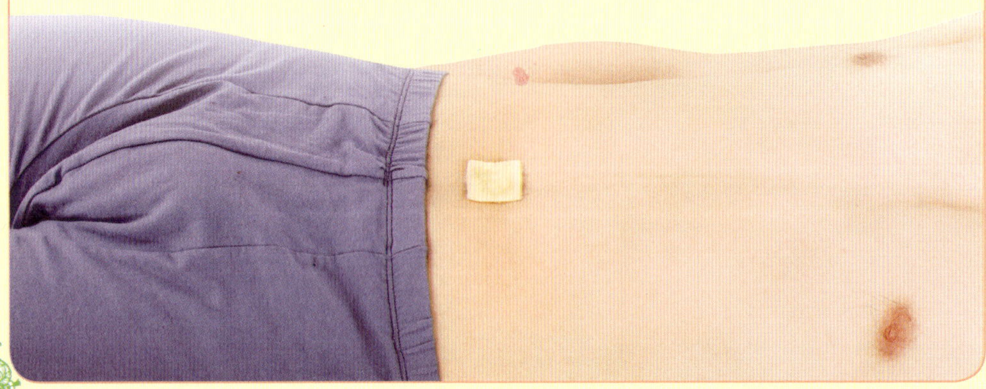

【特效小偏方】

吸闻橘皮

止呕有奇效

原料： 新鲜橘皮适量。

用法用量： 在坐车或坐船前1小时左右，将橘皮表面朝外，并向内对折，然后对准两鼻孔挤压，吸入橘皮喷射出带芳香味的油雾。

生食芦荟

消除晕车的恐惧感

原料： 芦荟鲜叶3~9克。

做法： 将芦荟鲜叶去刺，洗净，备用。

用法用量： 上车前15分钟生吃。

饮醋

减轻晕车、晕船症状

原料： 醋 50 克。

用法用量： 坐车或坐船前半小时，用温开水冲服醋。

注意事项： 有胃溃疡和胃酸过多的中老年人不宜食醋，以免使溃疡症状加重。

嚼生姜

健胃止呕，预防晕车、晕船、晕机等运动性呕吐

原料： 生姜50克，水果糖1块。

做法： 将生姜洗净，切成薄片即可。

用法用量： 在临行前口嚼服下，然后口里含1块水果糖。

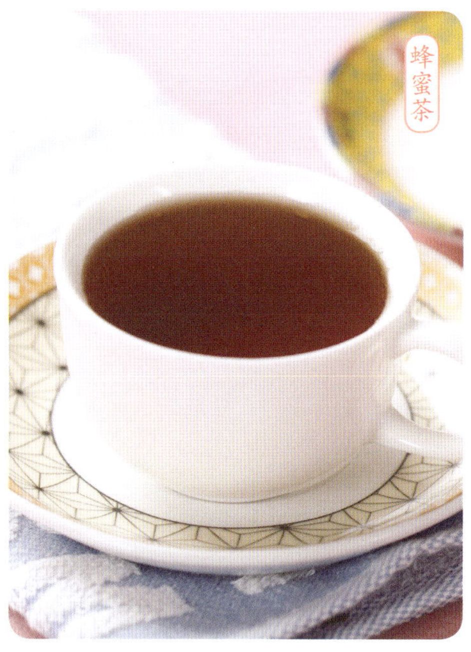

蜂蜜茶

预防晕车或晕船

原料： 蜂蜜 20 克。

做法： 将蜂蜜加入 1 杯温茶水中，搅匀即可。

用法用量： 在上车或船前 1 小时服下。

风油精

缓解晕车、晕船不适

原料： 风油精2滴。

用法用量： 坐车或船时，将风油精搽于太阳穴或风池穴上。

药膏外贴

对晕车晕船有很好的效果

原料： 麝香虎骨膏或伤湿止痛膏1张。

用法用量： 将麝香虎骨膏或伤湿止痛膏于上车或船前半小时贴于肚脐上，以不脱落为度。

中暑

绿豆汤里加金银花，夏季消暑不用愁

中老年人在炎炎夏日差旅期间及外出游玩时，由于气温过高，空气湿度大，倘若没有做好防暑准备，很容易发生中暑。先兆中暑的人会出现口渴、多汗、头痛、头晕、四肢无力、注意力难集中、动作不协调等症状。轻症中暑时会出现体温升高，除头晕、口渴外，往往伴有大量出汗、面色潮红、皮肤灼热等表现，或出现四肢湿冷、面色苍白、血压下降、脉搏增快等表现。

绿豆汤是人人皆知的夏季较好的解暑饮料。中医认为绿豆性凉，味甘，有清热解毒、止渴消暑、利尿润肤的功效。金银花有生血、止渴、清热、散风、解表等功效，是不可多得的消夏解渴良药。二者合用清热效果非常不错。

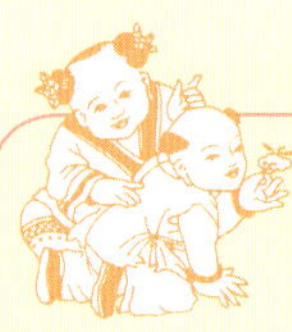

银花绿豆汤

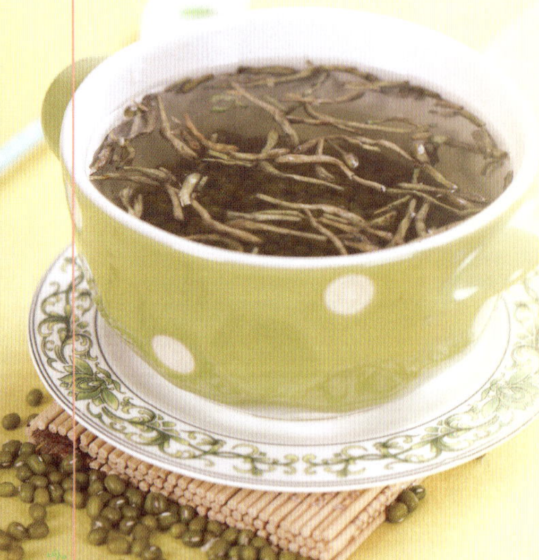

材料 绿豆100克，金银花30克。

制法 ❶ 将绿豆洗净，提前浸泡一夜，放入锅内，加入适量的清水。大火煮至绿豆爆裂。

❷ 加入金银花，用大火续煮5分钟左右即可，时间不宜太长。

服用方法 以消暑为目的喝绿豆汤时，不要把豆子一起吃进去，只要光喝清汤。

其他功效 ❶ 绿豆配金银花还可抗炎消肿、保肝明目、降低血压和胆固醇。

❷ 如果把绿豆煮得时间长一点，会有很好的清热解毒功效，对热肿、热渴、热痢、痈疽、痘毒等有一定的疗效，但久煮的绿豆汤消暑效果要差一些。

服用禁忌 绿豆和金银花性寒凉，脾胃虚寒、肾气不足、体质虚弱者不宜多饮。

特效小偏方

苦瓜绿茶

缓解中暑症状

原料：鲜苦瓜1个，绿茶3克。

做法：❶ 切开苦瓜上端，去瓤，装入绿茶，挂于通风处，阴干。

❷ 使用时，洗净，晾干，与茶叶一同切碎，混匀，备用。

用法用量：每取10克，放入茶杯内，用沸水冲泡，盖严闷20~30分钟，代茶饮。

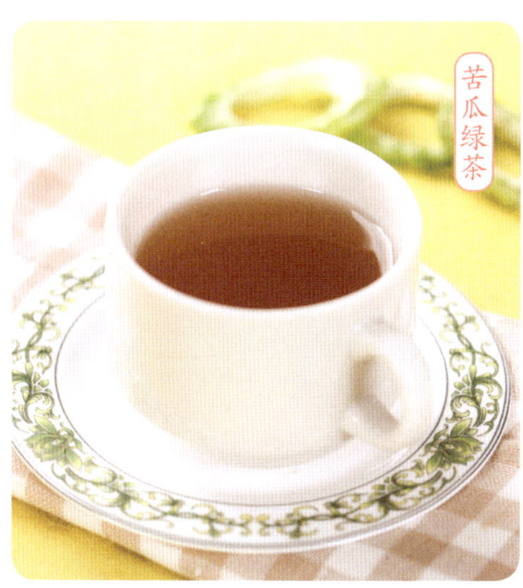

苦瓜绿茶

双花饮

解暑热，清头目

原料：金银花、白菊花各 30 克，生山楂 50 克，蜂蜜 50 克。

做法：❶ 山楂洗净，切片，与金银花、菊花一起放入锅内，加水 2000 毫升。

❷ 水煎半小时，滤过煎汁，然后再煎煮一次，合并 2 次药汁。

❸ 将有药汁的砂锅再置火上，加入蜂蜜搅匀，烧至微沸即可。

用法用量：代茶饮。

金银花茶

清热解暑

原料：金银花 10~20 克。

做法：金银花放入砂锅内，加入适量的清水。先用大火烧开，再转为小火，煎 10 分钟左右即可。

用法用量：暑热天每日饮用 2 次。

枇杷叶汤

用于治疗中暑后口渴、呃逆等症

原料：枇杷叶 2~3 片，红糖适量。

做法：❶ 将枇杷叶上绒毛刷掉、洗净，放入锅内，加入适量清水。

❷ 用小火熬至水量为最初的一半，然后加入红糖调匀即可。

用法用量：每日 1 剂，分次饮用。

酸梅汤

夏季解暑、解疲劳的最佳饮料

原料：乌梅10枚，白糖适量。

做法：❶ 将乌梅洗净，放锅内加适量水煮沸30分钟。

❷ 滤去乌梅渣，加入白糖搅匀时即可。

用法用量：当饮料饮用。

消暑饮

清热解毒，生津止渴

原料：金银花10克，乌梅5克，白糖适量。

做法：❶ 将乌梅洗净放入砂锅内，加水适量煮沸。

❷ 放入金银花一同煮20分钟左右，去渣取汁，加入白糖即可。

用法用量：高温季节代茶饮。

感染性腹泻

番石榴叶水煎服，再也不拉肚子

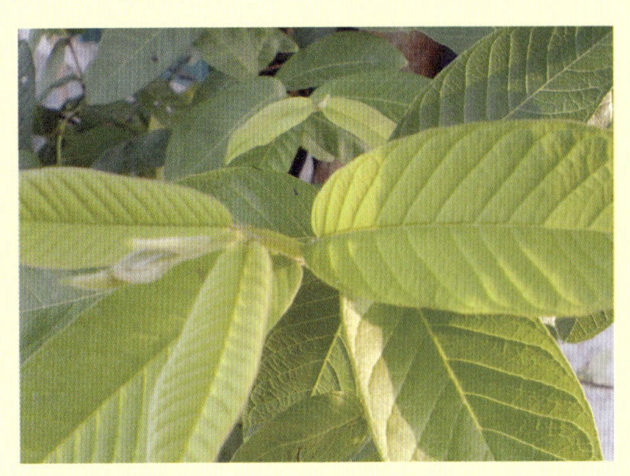

中老年人常会因为在外面吃了不干净的食物或生冷食物，导致寄生虫、细菌、病毒等病原物进入肠胃，出现感染性腹泻，也就是俗称的“拉肚子”。这些病原物本身或者它们的毒素，通过食物、水、苍蝇或蟑螂、不清洁的手，从口进入人体，即所谓“病从口入”。在人体内继续繁殖，引起肠道的病理改变及功能改变，出现主要表现为腹泻的一系列症状及体征。老年人的感染性腹泻，一般以细菌引起者最常见。

患者起病时有畏寒、发热，发热或高或低，伴随发热的还有呕吐、成阵的腹痛和腹泻。此外还有食欲下降、无力等表现。

通常，老年人在餐后数小时至一日，突然出现腹泻，大便次数较多，每次量也较多，呈水样，这种情况是由于进食了被细菌或其毒素污染了的食物，称食物中毒。如果进食了被细菌污染的食物，且出现血黏液便和里急后重时，患者还会有明显的发热和不适，称细菌性痢疾。长期反复发作的慢性黏液血便，有可能是阿米巴(原虫)痢疾。

中老年人旅行时，常有可能进食被细菌污染的食物，引起水样便腹泻，称旅游者腹泻。

当中老年人患感染性腹泻时，应及时治疗，搞清是哪一类病原体引起的，并采用药物抗炎止泻，还要严格控制饮食。此外，腹泻时应用一些偏方也能收到不错的效果。

中医认为，番石榴叶具有涩肠止泻、收敛止血的功效，入胃能抑制胃酸分泌，入肠能保护肠黏膜，并可抑制细菌及病毒生长繁殖。因而能迅速止泻、止腹痛，常用于治疗急性肠炎、慢性肠炎、痢疾、小儿消化不良或伤食泄泻不止等症。

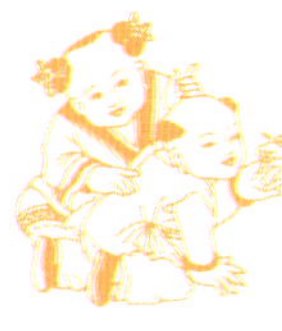

番石榴叶煎方

材料 番石榴叶30克。

制法 ❶ 将番石榴叶洗净，放入砂锅内，加3碗水。

❷ 大火烧开，然后转成小火，煎至1碗即可。

服用方法 每日服1剂，3天为1个疗程。

其他功效 番石榴叶不仅对泻痢腹痛有效，对食积腹胀也有很好的疗效。

使用禁忌 ❶ 合并有心脑血管疾病、肺部疾病、肝脏疾病、肾脏疾病、造血系统疾病等严重疾病中老年人不宜用此方。

❷ 霍乱、痢疾、伤寒、其他肠道传染病及有中毒症状的中老年朋友不宜使用此方。

❸ 体弱、年龄在65岁以上的老年人不宜使用此方。

❹ 大便秘结、泻痢积滞未清的中老年人不宜使用此方。

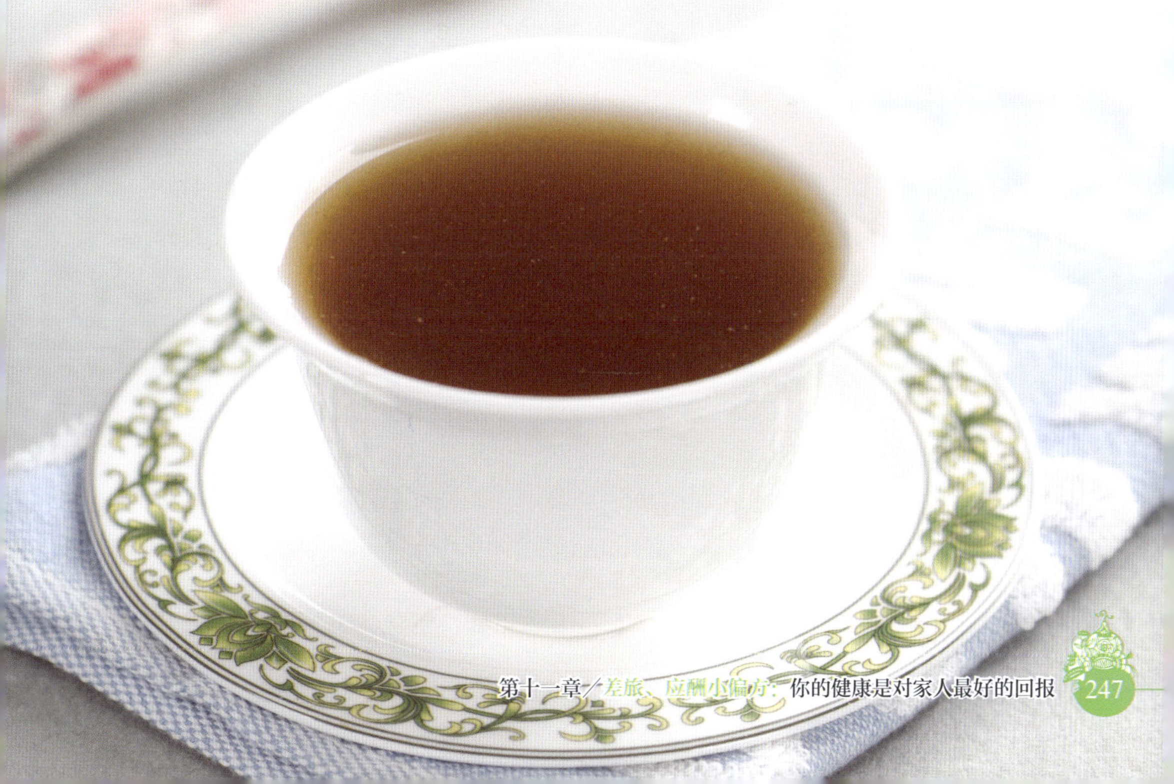

【特效小偏方】

柚皮茶姜方

清热止痛，收敛止泻

原料：老柚皮9克，细茶叶6克，生姜2片。

做法：将上药一齐煎水，或将柚皮(柚子壳)、茶叶等量，研成细末，用生姜煮水送服均可。

用法用量：每日3次，每次6克。

止泻茶

消炎抗菌，收敛固肠，理气止痛

原料：绿茶、金银花各9克，玫瑰花、陈皮各6克，茉莉花、甘草各3克。

做法：将上药用沸水浸泡（加盖封闭，勿令泄气），10～12分钟后方可服用。

用法用量：每天可分3～5次频频饮之。小儿用量酌减。

鲜松叶煎

祛风燥湿、杀虫、止痒

原料：干净的鲜松叶400克。

做法：鲜松叶以木棒捣烂，与两碗半水煎浓汁。

用法用量：分两次服用，时隔1小时服1次。

注意事项：鲜松叶须是长在新枝下方的尾状叶，落到地上的不能作为药用。

葛根黄连汤

治急性肠炎引起的腹泻

原料：葛根20克，黄连5克，黄芩10克，生甘草7.5克。

做法：水煎服。

用法用量：顿服，每日1剂。

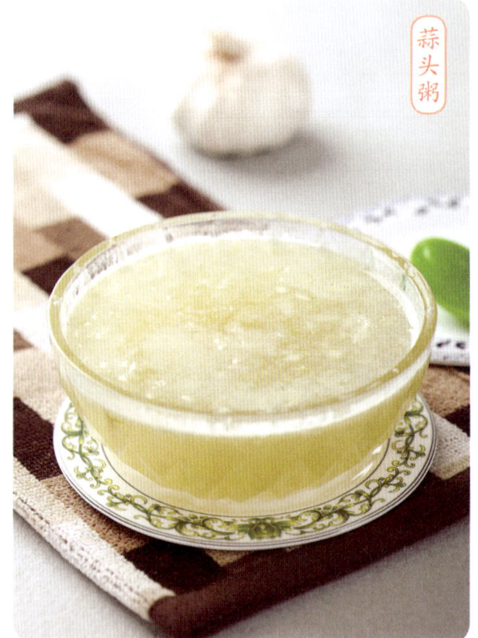
蒜头粥

蒜头粥治肠炎

除湿解毒，温中消积

原料：紫皮蒜1~2头，面粉50克。

做法：❶ 大蒜去皮洗净，捣成蒜泥，面粉加清水和成糊状。

❷ 锅内加水200毫升，待水开时将面糊缓缓搅入，边倒边搅，然后放入蒜泥、盐调味。

用法用量：每日1剂，于早、晚餐佐餐服食。也可做平时预防保健用。

大蒜银花茶

适用于急性细菌性痢疾引起的腹泻

原料：大蒜15克，金银花9克，甘草3克，白糖适量。

做法：❶ 将大蒜去皮，捣烂。

❷ 与金银花、甘草一起用沸水冲泡，加入白糖调匀即可。

用法用量：代茶饮。连服3日。

车前草粥

清热祛湿、抗菌消炎

原料：鲜车前草50克，或在中药房买干车前草15克，大米50克。

做法：车前草洗净切碎，煮20分钟后，去渣取汁，加入大米50克，大火烧开后改小火煮至米烂粥熟。

用法用量：每日1剂。

莱菔山楂粥治急性腹泻

治因饮食不节所致的急性感染性腹泻

原料：莱菔子15克，山楂20克，生姜3片，红糖15克，大米250克。

做法：❶ 先将莱菔子、山楂、姜片加水适量煎煮40分钟。

❷ 去渣取其汁液，放入淘洗净的大米煮作粥，临熟时下，红糖调味。

用法用量：1天内分3次服下，可连服5天。

槟榔粥

杀虫消积，用治饮食不洁所致感染性腹泻

原料：槟榔片15克，粳米100克。

做法：将槟榔片水煎取渣，再入粳米同煮为粥。

用法用量：每日1~2剂。

红旱莲草煎

主治细菌性痢疾

原料：鲜红旱莲草100克，白糖适量。

做法：❶ 红旱莲草洗净，捣烂取汁。

❷ 加白糖少许调匀服。

用法用量：每日2次，连服2～3日。

胡萝卜马齿苋煎

清热解毒，用治细菌性痢疾初期

原料：胡萝卜、马齿苋各50克，白糖20克。

做法：将前两味水煎取汁，加入白糖调服。

用法用量：顿服，每日1剂。

葡萄姜茶

主治菌痢

原料：鲜葡萄150克，生姜30克，绿茶5克，蜂蜜10克。

做法：❶ 鲜葡萄、生姜洗净，分别捣烂绞汁。

❷ 另以沸水冲泡浓绿茶1杯，兑入葡萄汁、姜汁各50毫升，加入蜂蜜搅匀即可。

用法用量：趁热顿服，连服2次。

马齿苋金针茶

清热利湿，凉血解毒

原料：马齿苋、金针菜各50克，红糖30克。

做法：❶ 将前2味煎汁。

❷ 加入红糖调服。

用法用量：每日1剂，分2次服。

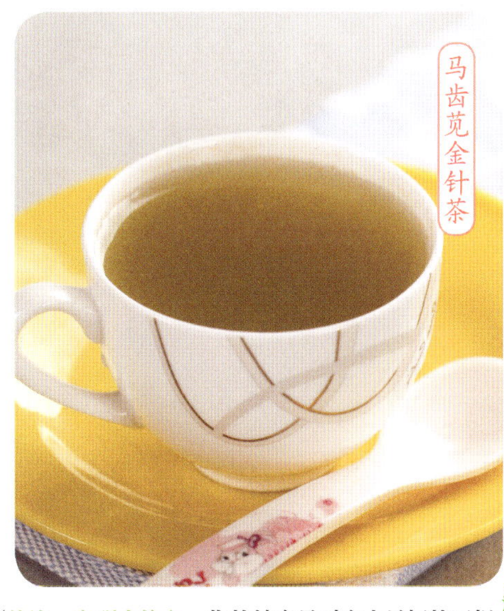

马齿苋金针茶

宿醉

葛花蜂蜜茶是好酒者的救星

过了40岁以后，很多中老年人不仅体力、精力有明显下降，而且每次喝完酒后也特别难受。这是身体在“诉苦”，它已经不能承受宿醉之害了。宿醉现象是因为饮酒过多，肝已经无法将酒中的有害物质乙醛全部处理，从而造成的一种急性中毒症状。

对于经常饮酒的人来说，葛花是最好的救星。民间素有“千杯不醉葛藤花”之说，这里说的葛藤花就是葛花，它可解酒醒脾、清热解毒，最适用于饮酒过度，出现头痛、头昏、烦渴等症。另外，蜂蜜本身也含有大量的果糖，可以加速乙醇代谢，迅速分解代谢体内的酒精。

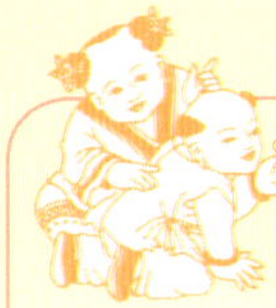

葛花蜂蜜茶

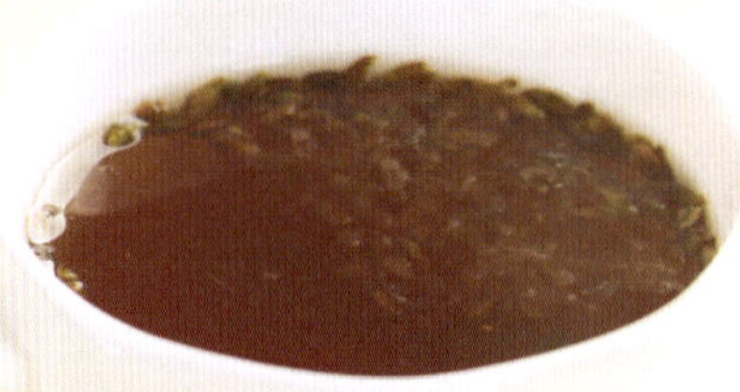

材料 葛花10克，蜂蜜适量。

制法 ❶ 将葛花放入茶杯中，加入开水冲泡5分钟左右。

❷ 再加入蜂蜜，调匀即可饮用。

服用方法 喝酒前15分钟饮用效果最好。

其他功效 葛花蜂蜜茶除了能解酒外，还有清热、护肝、醒脾、健胃的功效。

服用禁忌 葛花性凉，脾胃虚寒的中老年人不宜多饮。

【特效小偏方】

葛根茶

解酒效果好

原料： 葛根10~15克。

做法： 将葛根洗净，放入茶杯内，冲入沸水，泡5分钟左右即可饮用。

用法用量： 代茶饮。

注意事项： 葛根性凉，胃寒者慎用。

糖醋萝卜丝

开胃醒酒

原料： 白萝卜400克，白糖50克，白醋40克，盐少许。

做法： ❶ 萝卜用水洗净，去皮，切细丝，装入盘中，撒上盐。

❷ 再放入白糖、白醋，拌匀即可。

用法用量： 随意食用。

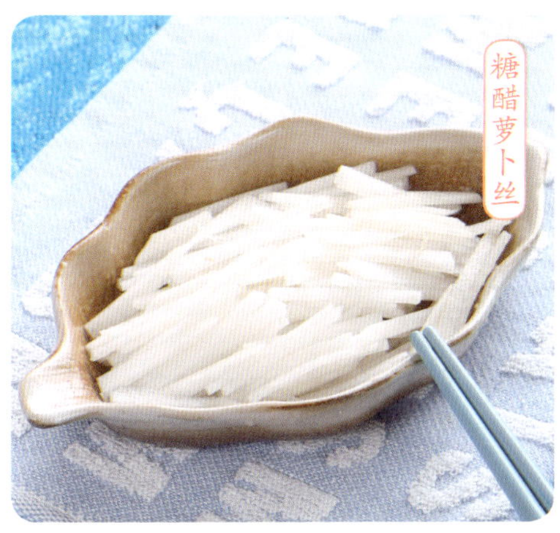

葛花甘草茶

解酒毒

原料： 葛花 3 克，甘草 5 片。

做法： 将葛花和甘草一同放入茶杯中，加入开水，闷泡 3~5 分钟后即可。

用法用量： 代茶饮。

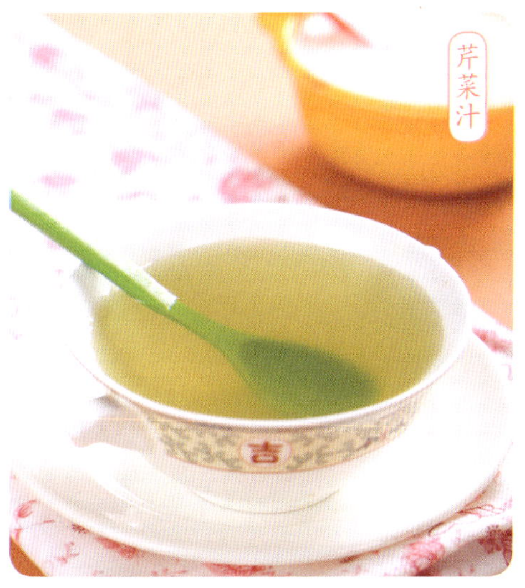

芹菜汁

缓解酒后头痛

原料： 芹菜适量。

做法： 将芹菜洗净，用榨汁机取汁 1 小碗。

用法用量： 1 次饮服完毕。

菊花解酒茶

散风清热，解酒毒

原料： 菊花10克，冰糖适量。

做法： 将菊花放入茶杯中，加入开水冲泡5分钟，放入冰糖即可饮用。

用法用量： 代茶饮。

金橘绿茶

清除体内的酒毒与酒气

原料： 金橘干12克，绿茶6克，冰糖适量。

做法： ❶ 将金橘干洗净，切细丝。

❷ 将金橘丝和绿茶一同放入茶杯内，加开水冲泡，加入冰糖调味。

用法用量： 代茶饮。

注意事项： 脾弱气虚的中老年人不宜多饮。

附录：中老年其他疾病小偏方

股骨头坏死

杜仲肉鳝羹

可补肝肾，祛风通络

原料 黄鳝250克，猪肉100克，杜仲15克，香菜、葱、姜、料酒、醋、胡椒粉各适量。

做法 1.杜仲水煎，去渣取汁；将黄鳝宰杀，清理干净，切段；香菜洗净切小段。

2.将猪肉洗净，剁成末，放入油锅内煸炒。

3.加入适量清水、杜仲汁，放入鳝鱼段、葱、姜、料酒，烧沸。

4.改为小火煮至鱼酥，加醋、胡椒粉，起锅，撒上香菜。

用法用量 佐餐食用。

桃仁莪术汤

适用于早期股骨头缺血性坏死

原料 桃仁、莪术、水蛭、牛膝、鸡血藤、大黄各等量。

做法 将上药研成细末，装袋。

用法用量 每袋40克，每次1袋，涂敷于患髋处。3天换药1次，10次为1个疗程。

老年性青光眼

羌活饮

适用于急性青光眼

原料 羌活9~12克。

做法 羌活水煎服。

用法用量 每日1剂，连服7天为1个疗程。

杜仲蒸甲鱼

适用于开角型青光眼伴耳鸣者

原料 杜仲10克，甲鱼1只。

做法 1.甲鱼活杀去内脏，清理干净。

2.杜仲用纱布包好，与甲鱼共入碗，用料酒、盐调味，隔水蒸熟，去杜仲服。

用法用量 食甲鱼喝汤。

中耳炎

紫花地丁饮

适用于急性中耳炎

原料 紫花地丁30克。

做法 将紫花地丁用水煎服。

用法用量 每日2次。

虎耳草冰片

适用于耳内流脓者

原料 鲜虎耳草适量，冰片1.5克。

做法 鲜虎耳草挤汁，与冰片溶化。

用法用量 将耳内脓水拭净，取汁滴耳。

牙周炎

地榆大黄粉

适用于牙龈出血

原料 地榆、大黄各10克。

做法 将地榆和大黄一同炒炭，研为粉。

用法用量 搽牙龈出血处，每日数次。

黄柏大枣水

适用于牙龈发炎疼痛不止者

原料 黄柏6克，大枣3枚。

做法 大枣去核，与黄柏置于杯内，加水少许，在笼上蒸熟，取药汁。

用法用量 用药汁搽于患处。

膀胱炎

玉米须茶

对膀胱炎有效

原料 玉米须1把。

做法 1.先将玉米须阴干，备用。

2.放入砂锅内，加水适量，煎煮1小时取汁。

用法用量 代茶饮。

龙葵根猪骨汤

缓解膀胱炎症状

原料 鲜龙葵根60克，猪骨头100克。

做法 1.鲜龙葵根和猪骨头入锅内，加水1000毫升。

2.先大火烧开，再转为小火煎至500毫升。

用法用量 分2次服，每日1剂。

子宫脱垂

金樱子根饮

对子宫脱垂有效

原料 鲜金樱子根120克（干品60克），糯米酒120克。

做法 鲜金樱子根入砂锅内，加水3大碗共煎至半碗。

用法用量 用糯米酒冲服，每日1次（重症可连服3~4次）。

龟肉枳壳汤

适用于胃下垂、子宫脱垂等症

原料 乌龟肉250克，炒枳壳20克。

做法 乌龟肉和炒枳壳共煨汤，汤成后去药留汤。

用法用量 食肉饮汤，可酌加盐调味。

贫血

蒸花生米桂圆肉

养血生血

原料 花生仁15克，桂圆肉15克。

做法 上述材料放入碗中加水蒸20分钟，即食。

用法用量 每日1剂。连用10剂。

黄酒煮猪皮

滋阴养血

原料 猪皮150克，黄酒1000毫升，红糖50克。

做法 1.砂锅内放入洗净切块的猪皮，加黄酒及适量水炖煮。

2.待猪皮烂透，趁热调入红糖。冷却后，切成小块即可。

用法用量 佐餐服食。每日2次，连用3日。

红枣花生米羹

生血养血，治疗贫血

原料 大枣50克，花生仁100克，红糖50克。

做法 1.将大枣洗净用温水浸泡；花生仁加适量清水略煮5~10分钟，稍凉后捞出取皮，把皮及枣放入煮花生仁的水中同煮。

2.去掉皮，加红糖，大火收汁至汁浓。

用法用量 饮汤汁，吃花生仁、大枣。宜常服。

心肌梗死

薤白陈皮粥

缓解心肌梗死引起的疼痛

原料 薤白20克，陈皮20克，大米50克。

做法 将薤白、陈皮水煎取汁，加入大米，一同煮粥。

用法用量 分次服用。

山楂丹参茶

活血化瘀

原料 山楂10克，丹参6克，白糖20克。

做法 1.把山楂去核洗净切片，丹参洗净切片。

2.放入炖锅内，加入清水200毫升，用小火煎煮15分钟。

3.最后去渣取汁，加入白糖拌匀即可。

用法用量 每日代茶饮。

更年期综合征

羊心玫瑰花餐

理气解郁，养心安神

原料 羊心2只，玫瑰花30克，食盐3克。

做法 1.先将玫瑰花、食盐加水煎煮10分钟，候凉备用。

2.将羊心洗净，切成小块，用叉子叉起放在炭火上边蘸玫瑰盐水边烤，熟后食用。

用法用量 每日1剂。连服7~10剂。

鲜藕山药汤

改善更年期阴虚烦渴

原料 鲜藕、鲜山药各100克，蜂蜜适量。

做法 1.将藕和山药洗净切块，加水600毫升，用小火煮至酥烂。

2.依个人口味调入蜂蜜即可。

用法用量 每日分2次服。可常服。

小麦龙枣汤

改善更年期心悸乏力，汗多

原料 小麦30克，龙眼肉、红枣、甘草各10克，红糖适量。

做法 1.以上4味加清水400毫升，煎至250毫升。

2.加红糖煎溶。

用法用量 每日分2次趁热服。连服3~5天。

足跟痛

仙人掌贴敷方

有效消除足跟痛

原料 仙人掌1片。

做法 1.将仙人掌两面的刺刮去，剖成两片，晚上睡觉前把脚洗净擦干，将仙人掌片贴于足跟痛处，再用布条固定后睡觉。

2.保持仙人掌在痛处12小时以上，次日用同样的方法换上第2片仙人掌。

用法用量 连续贴敷7天。

食醋浴足方

用于治疗足跟痛

原料 食醋1千克。

做法 1.将醋加热至50℃左右。

2.醋倒在脚盆内，每日浸脚半小时至1小时，如果醋温度下降，应再加热。

用法用量 一般浸10天至半个月以后，足跟痛开始逐渐减轻，连续浸1个月，足跟痛即消失。

水肿

猪肚大蒜汤

健脾益气，通阳利水

原料 猪肚1个，大蒜50克，姜、盐、味精各适量。

做法 按常法煮汤食用。

用法用量：每日或隔日1剂。

炭烤鲤鱼

逐水消胀，用于治疗水肿腹胀

原料 黑鲤鱼1条（300~500克），葱白60~100克。

做法 1.将鲤鱼剖杀，去鳞、肠杂洗净，葱白洗净切碎，塞满鱼腹，外用荷叶包裹，黄胶泥封严。

2.置木炭火上（禁用煤火）煨熟后去泥及荷叶即成。

用法用量 将鱼1次吃下。每日1剂，连服3剂。

肾结石

草珊瑚煎

有效改善肾结石

原料 草珊瑚30克。

做法 水煎服。

用法用量 每日1剂，分2次服，也可用酒泡服。

鸡内金方

化石通淋

原料 鸡内金1个。

做法 将鸡内金晒干，捣碎，研末。

用法用量 温开水送服。每日早晚各1次，可连续服用。

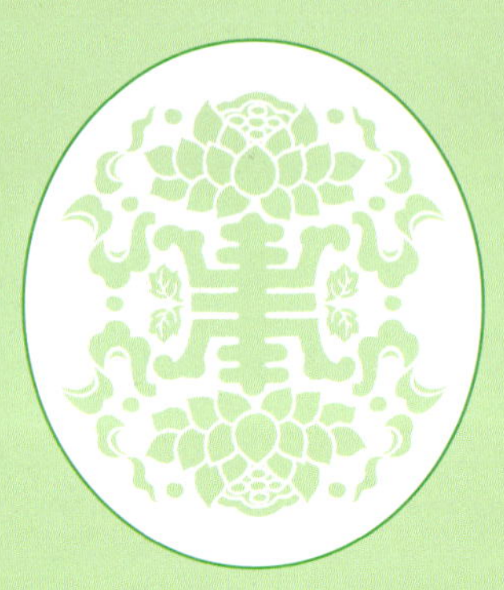